性激素与前列腺癌

SEX HORMONES AND PROSTATE CANCER

第 2 版

主　编　苏元华　周文龙

主　审　刘定益　叶章群　祝　宇

副主编　张朝晖　赵建华　吴振启

上海科学技术出版社

图书在版编目(CIP)数据

性激素与前列腺癌 / 苏元华,周文龙主编. —2 版.
—上海:上海科学技术出版社,2020.1
ISBN 978 - 7 - 5478 - 4680 - 3

Ⅰ.①性…　Ⅱ.①苏…②周…　Ⅲ.①前列腺疾病—
癌—性激素—激素疗法　Ⅳ.①R737.250.5

中国版本图书馆 CIP 数据核字(2019)第 248213 号

性激素与前列腺癌(第 2 版)

主　编　苏元华　周文龙
主　审　刘定益　叶章群　祝　宇
副主编　张朝晖　赵建华　吴振启

上海世纪出版(集团)有限公司
上海科学技术出版社　出版、发行
(上海钦州南路 71 号　邮政编码 200235　www.sstp.cn)
浙江新华印刷技术有限公司印刷
开本 787×1092　1/16　印张 17　插页 2
字数:280 千字
2012 年 8 月第 1 版
2020 年 1 月第 2 版　2020 年 1 月第 3 次印刷
ISBN 978 - 7 - 5478 - 4680 - 3/R·1973
定价:68.00 元

内容提要

　　本书从细胞学及分子生物学水平出发,系统阐述了雄激素、雌激素等性激素对前列腺癌发生和发展的影响及其机制,以及前列腺癌抗雄激素治疗的方法、原理、适应证、治疗时机、副作用及其处理。同时简要介绍了前列腺的解剖、生理及前列腺癌的病理、诊断与治疗,以及中医对性激素与前列腺癌的认识。本书参考了国内外最新文献资料,对前列腺及前列腺癌进行了从基础到临床的详细阐述,图文并茂,比较全面地反映了当前性激素与前列腺癌的基础与临床研究及应用情况,适合各级泌尿外科临床医师参考。

编　委　会

袁　泉　复旦大学附属中山医院青浦分院

袁　菲　上海交通大学医学院附属瑞金医院

夏　宇　上海交通大学医学院附属瑞金医院卢湾分院

夏维木　上海市浦东新区浦南医院

葛旻垚　上海中医药大学附属曙光医院

蒋　文　上海交通大学医学院附属瑞金医院

曾建钢　华润武钢总医院

楚晨龙　上海交通大学医学院附属瑞金医院卢湾分院

前　言

　　前列腺癌是男性生殖系统最常见的恶性肿瘤之一,其在欧美是占第二位的常见男性恶性肿瘤。近年来,我国前列腺癌的发病率逐年增加,其占泌尿外科住院患者或外科肿瘤的百分比均明显上升。目前国内外对于前列腺癌的相关研究也是日趋深入,特别是对前列腺癌与雄激素之间的关系及内分泌治疗的研究更是热点。

　　在过去的几年里,前列腺癌的激素治疗出现了许多新的问题,国内、国际的泌尿外科工作者也进行了大量的相关研究,这些新的知识进一步分析了前列腺癌的发生与激素调节之间的关系,以及前列腺癌发展、转移过程中激素调节的改变等。同时,前列腺癌激素治疗时机的探讨及新的治疗方法的出现,如根治性前列腺切除术前新激素辅助治疗及前列腺切除术后辅助雄激素剥夺治疗、长期辅助治疗或间歇性雄激素剥夺治疗、前列腺癌近距离放疗前辅助雄激素剥夺治疗等,进一步更新了我们对于前列腺癌治疗的认识。此外,一些新的治疗药物及药物剂型的出现,也不断地挑战着前列腺癌治疗的现有模式。

　　一直以来,性激素与前列腺癌的关系很神秘,从生物学表象上来看它似乎相关。然而,临床上很多时候它很难证明它的生物学现象,它的未知与神秘引起人们极大的兴趣并积极探索。《性激素与前列腺癌》第一版自 2012 年 8 月出版以来,备受大家关注和爱护。2013 年、2014 年我们举办两期“性激素与前列腺癌”全国医学继续教育学习班,对于这个话题,学员们进行了热烈讨论并提出:既然前列腺癌与雄性激素升高有关,那么为什么青壮年期男性雄性激素高峰期前列腺癌发病率没有老年高? 而随着年龄的增长,老年男性雄性激素中、低峰期反而前列腺癌发病率增多? 这使得人们怀疑雄性激素与前列腺癌到底有否关系。如果没有,那么为什么使用抗雄治疗又出现显著的临床效果呢? 抗雄治疗期间为什么又会出现去势抵抗性前列腺癌(CRPC)呢? CRPC 与脑垂体、肾上腺、睾丸与前列腺癌之间又是一种什么样的关系呢? 这些疑问,给我们提出了更多的研究课题。

　　几个月前,笔者与几位泌尿外科同道一起讨论了这个主题,大家一致认为现在对这些知识作一个归纳与总结,对帮助广大一线泌尿外科医师了解目前前列腺癌基础研究与治疗方面的最新进展,是一个很好的时机。

　　本书紧密结合当前国内与国际的研究进展,重点介绍了前列腺癌与激素调节的关系,以及内分泌治疗新观点、当前的研究状况,并详细介绍了目前激素治疗的最新药物及治疗策略等,同时提出了编者自己的一系列见解。本书内容新颖,同时又紧密结合临床,实用性强。希望本书的出版,对促进国内前列腺癌的研究、治疗能发挥积极的推动作用。

　　本书在编写过程中得到华中科技大学同济医学院附属同济医院叶章群教授、上海科学技术出版社编辑的热情帮助与支持,在此对他们表示衷心感谢。由于编者水平有限,本书可能存在疏漏之处,敬请读者斧正,以便再版时修正。

苏元华　周文龙

2019 年 8 月

目　录

第一章　前列腺的解剖 ……………………………………………………… 1

　第一节　前列腺的组织学结构 ……………………………………………… 1

　第二节　前列腺的形态与毗邻 ……………………………………………… 2

　第三节　前列腺上皮 ………………………………………………………… 3

　第四节　前列腺的血管、淋巴管及神经 …………………………………… 4

第二章　前列腺的生理 ……………………………………………………… 7

　第一节　前列腺的生理功能 ………………………………………………… 7

　　一、外分泌功能 …………………………………………………………… 7

　　二、内分泌功能 …………………………………………………………… 10

　　三、参与控制排尿和射精功能 …………………………………………… 10

　第二节　前列腺的神经生理 ………………………………………………… 10

第三章　前列腺的病理诊断 ………………………………………………… 13

　第一节　病理分级 …………………………………………………………… 13

　　一、概述 …………………………………………………………………… 13

　　二、组织学分级标准 ……………………………………………………… 13

　第二节　前列腺癌的临床病理分期 ………………………………………… 14

　第三节　前列腺癌危险因素分析 …………………………………………… 16

第四章　前列腺癌的临床诊断 ……………………………………………… 17

　第一节　前列腺癌的症状与临床诊断 ……………………………………… 17

　　一、直肠指检 ……………………………………………………………… 18

　　二、实验室检查 …………………………………………………………… 18

　　三、经直肠超声检查 ……………………………………………………… 19

　　四、前列腺穿刺活检 ……………………………………………………… 19

五、CT 和 MRI ……………………………………… 20

六、X 线检查 ……………………………………… 21

七、放射免疫显像 ……………………………… 21

八、潜在的前列腺癌诊断标记物 ……………… 21

九、临床核医学分子探针与前列腺癌的诊断 …………… 22

第五章　前列腺的激素调节 …………………………… 24

第一节　正常前列腺旁分泌雄激素的作用机制 ………… 26

第二节　正常前列腺组织上皮干细胞单位 ………… 29

第三节　前列腺癌细胞的起源 …………………… 31

第四节　雄激素受体 ……………………………… 34

第五节　雌激素受体 ……………………………… 37

第六章　非激素性前列腺癌的分子特征 ………………… 42

第一节　前列腺癌中的雄激素受体 ……………… 43

一、AR 的结构和功能 …………………………… 44

二、AR 的信号通路及调控 ……………………… 45

三、雄激素受体在前列腺癌中的作用及相关分子特征 …… 47

第二节　雄激素受体和致癌基因的关系 ………… 51

一、雄激素受体信号 ……………………………… 52

二、信号传导系统 ………………………………… 52

三、受体酪氨酸激酶信号 RTK ………………… 52

四、凋亡调节异常 ………………………………… 53

五、雄激素非依赖性前列腺癌（AIPC）的治疗研究进展 …… 53

六、*TMPRSS2*：*ERG* 基因融合到跨膜丝氨酸蛋白酶 2 …… 53

第三节　进展期前列腺癌中的雄激素水平 ……… 58

一、睾酮、双氢睾酮 ……………………………… 58

二、前列腺癌相关因子的 SUMO 化 …………… 59

第七章　非激素性前列腺癌的分子特征与药物的作用 … 65

第一节　雄激素轴的分子特征 …………………… 65

一、AR 介导的转录起始调控 …………………… 66

二、AR 核转运调控 ……………………………… 66

　　三、AR 与其他信号转导途径的交联 ……………… 67

　　四、AR 与致癌基因 ……………………………………… 67

第二节　激素性前列腺癌向非激素性前列腺癌转变过程的分子

　　　　改变 …………………………………………………… 68

第三节　化疗时非激素性前列腺癌的分子改变 ……………… 69

第四节　针对雄激素合成药治疗时非激素性前列腺癌的分子

　　　　改变 …………………………………………………… 70

第五节　针对雄激素受体抑制剂治疗时非激素性前列腺癌的分子

　　　　改变 …………………………………………………… 71

第六节　雄激素受体剪接变异体 ……………………………… 72

第七节　交叉耐药时的分子改变 ……………………………… 73

第八节　新型治疗方法的分子改变 …………………………… 74

第九节　总结 …………………………………………………… 74

第八章　雌激素在前列腺癌中的作用 …………………………… 78

第一节　雌激素与前列腺癌的关系 …………………………… 79

　　一、子宫内雌激素对于前列腺癌产生的影响 ………… 79

　　二、出生雌激素对于前列腺癌的影响 ………………… 79

　　三、雌激素引起前列腺癌变的机制 …………………… 79

第二节　雌激素受体(ER)的分类与结构 …………………… 81

　　一、经典的雌激素受体(ER) ………………………… 81

　　二、ER 的作用机制 …………………………………… 82

　　三、ER 在前列腺组织中的分布和作用 ……………… 83

第三节　雌激素受体信号通路与肿瘤免疫应答间的交互作用 … 85

　　一、ER 通路通过调节 STAT3 活性影响肿瘤的发生发展

　　　　进程 ………………………………………………… 86

　　二、ER 通路通过调节 NF - κB 活性影响肿瘤的发生发展

　　　　进程 ………………………………………………… 86

　　三、肿瘤细胞 ER 信号通路与免疫细胞功能间的交互作用 …… 87

第四节　雌激素受体(ERα、ERβ)与前列腺癌的关系 …… 88

第五节　雌激素与前列腺癌的治疗 …………………………… 89

第六节　总结 …………………………………………………… 90

延伸阅读 ………………………………………………………… 95

第九章　内分泌治疗的适应证 …………………………………………… 100

第一节　转移患者 …………………………………………………………… 100

　　一、有症状的转移患者 …………………………………………………… 101

　　二、无症状的转移患者 …………………………………………………… 101

　　三、盆腔淋巴结阳性患者 ………………………………………………… 102

第二节　局部晚期前列腺癌 ………………………………………………… 103

第三节　根治性前列腺切除术前新激素辅助治疗 ………………………… 104

　　一、降低临床分期 ………………………………………………………… 104

　　二、降低前列腺切缘肿瘤阳性率 ………………………………………… 104

　　三、降低局部复发率 ……………………………………………………… 104

第四节　根治性前列腺切除术后或根治性放疗后辅助内分泌
　　　　治疗 ……………………………………………………………………… 106

第五节　雄激素剥夺辅助治疗联合外照射治疗 …………………………… 106

第六节　近距离放射治疗的辅助治疗 ……………………………………… 108

第七节　治愈性治疗后 PSA 复发 ………………………………………… 109

第八节　总结 ………………………………………………………………… 111

第十章　雄激素剥夺治疗时机 …………………………………………… 114

第一节　早期或延迟使用雄激素剥夺治疗 ………………………………… 115

　　一、早期或延迟使用雄激素剥夺治疗的一些争议 …………………… 115

　　二、早期或延迟使用雄激素剥夺治疗的时机问题的相关
　　　　研究 ………………………………………………………………… 116

第二节　生化复发对雄激素剥夺治疗时机的影响 ………………………… 119

第三节　局限性前列腺癌的早期雄激素剥夺治疗 ………………………… 120

第四节　总结 ………………………………………………………………… 120

第十一章　前列腺癌的内分泌治疗 ……………………………………… 122

第一节　睾丸切除术 ………………………………………………………… 122

第二节　雌激素 ……………………………………………………………… 123

第三节　雄激素剥夺治疗 …………………………………………………… 125

　　一、LHRH 激动剂 ……………………………………………………… 125

　　二、LHRH 拮抗剂 ……………………………………………………… 130

　　第四节　抗雄激素治疗 ……………………………………………… 132

　　　一、非甾体类抗雄激素药 …………………………………………… 132

　　　二、甾体类抗雄激素药 ……………………………………… 135

　　第五节　雄激素生物合成抑制剂治疗 ………………………………… 137

　　第六节　最大限度雄激素阻断治疗 …………………………………… 138

　　第七节　间歇内分泌治疗 ……………………………………………… 140

　　第八节　药物雄激素剥夺治疗后睾丸激素的恢复 …………………… 140

　　第九节　总结 ………………………………………………………… 141

第十二章　间歇性雄激素剥夺疗法 ……………………………………… 144

　　第一节　晚期前列腺癌的间歇性雄激素剥夺疗法 ……………… 145

　　第二节　间歇性雄激素剥夺疗法的一些临床研究 …………………… 147

　　　一、雄激素剥夺疗法和代谢综合征 ……………………………… 147

　　　二、间歇性雄激素剥夺疗法对副作用和生活质量的影响 …… 148

　　　三、关于间歇性雄激素剥夺疗法的其他二期临床研究 …… 149

　　　四、间歇性雄激素剥夺疗法(IAD)的三期试验 …………… 151

　　　五、治疗间歇期使用5α-还原酶抑制剂 ………………… 153

　　第三节　间歇性雄激素剥夺疗法使用原则 …………………………… 154

　　　一、应注意以下使用情况 …………………………………… 154

　　　二、干预 ………………………………………………………… 155

　　　三、监测 ………………………………………………………… 155

　　第四节　总结 ………………………………………………………… 155

第十三章　前列腺癌根治术的新辅助与辅助激素治疗 ……………… 157

　　第一节　前列腺癌根治术的新辅助雄激素剥夺疗法 ……………… 158

　　第二节　前列腺癌根治术后的辅助雄激素剥夺疗法 ……………… 158

　　第三节　总结 ………………………………………………………… 160

第十四章　放射治疗的新辅助及辅助激素治疗 ……………………… 162

　　第一节　新辅助雄激素剥夺疗法对前列腺癌放射疗法的作用 …… 163

　　　一、前列腺体积缩小和辐射量的关系 …………………… 164

　　　二、新辅助雄激素剥夺疗法和放射治疗的试验模型 ……… 164

　　　三、新辅助雄激素剥夺疗法和放射疗法的相关临床试验 …… 165

四、新辅助雄激素剥夺疗法的疗程 ·················· 169
　第二节　辅助雄激素剥夺疗法对前列腺癌放射疗法的作用 ········ 170
　第三节　抗雄激素药物治疗及联合放疗的疗效分析 ·········· 174
　第四节　总结 ····························· 175

第十五章　激素治疗副作用的处理 ····················· 177
　第一节　潮热 ····························· 177
　第二节　疲劳和整体改变生活质量 ················· 178
　第三节　对认知功能和情感冲击力的感受 ············· 180
　第四节　贫血 ····························· 180
　第五节　性副作用 ························· 181
　第六节　骨骼系统副作用：雄激素剥夺对骨密度的负面影响 ···· 182
　第七节　雄激素剥夺治疗与骨折风险 ··············· 183
　第八节　雄激素剥夺治疗骨骼系统副作用的预防、监测及治疗 ··· 183
　第九节　心血管和代谢方面的副作用 ··············· 186
　第十节　总结 ························· 189

第十六章　睾酮补充治疗在前列腺癌患者中的应用 ············ 192
　第一节　历史上对睾酮与前列腺癌的认识 ············· 193
　第二节　饱和模型的提出 ····················· 194
　第三节　睾酮水平与前列腺癌的风险关系 ············· 195
　第四节　前列腺癌治疗后睾酮替代疗法 ·············· 196
　第五节　睾酮替代疗法在观察等待的前列腺癌患者的应用 ······ 197
　第六节　睾酮替代疗法在 CRPC 阶段前列腺癌患者的应用 ······ 198
　第七节　对睾酮替代治疗患者的监测 ··············· 199
　第八节　总结 ························· 201

第十七章　5α-还原酶抑制剂对前列腺癌的预防作用 ············ 203
　第一节　5α-还原酶与前列腺疾病 ················· 203
　第二节　5α-还原酶抑制剂对前列腺癌的影响 ············ 204
　　延伸阅读 ···························· 209
　第三节　总结 ························· 218

第十八章 内分泌治疗的未来展望 ······················· 221

　第一节　传统内分泌治疗与演进 ······················· 221

　第二节　"去势"与"抗雄"的挑战与应对 ················· 222

　第三节　个体精准化治疗和组合治疗 ··················· 225

　第四节　总结 ····································· 225

　延伸阅读 ······································· 226

第十九章 前列腺癌生物学标志物的最新进展 ············· 230

　第一节　PSA 衍生的 PCA 生物学标志物 ················· 231

　　一、前列腺健康指数 ····························· 231

　　二、4K 评分系统 ······························· 232

　　三、PSA 糖链异质体 ····························· 233

　第二节　生物学分子标志物 ························· 234

　　一、PCA3 ··································· 234

　　二、*TMPRSS2*：*ERG* 融合基因 ··················· 235

　　三、MicroRNA ······························· 236

　　四、CTC ··································· 237

　　五、雄激素受体 ······························· 237

　　六、PTEN ··································· 238

　第三节　预后相关的生物标志物 ····················· 239

　第四节　总结 ································· 240

第二十章 性激素与前列腺癌的中医学认识 ············· 242

　第一节　祖国医学对于性激素的认识 ················· 242

　第二节　祖国医学对于前列腺癌的认识 ··············· 244

　　一、中医病因病机研究 ························· 244

　　二、中医辨证论治临床研究 ····················· 245

　　三、中医药防治前列腺癌基础研究 ················· 247

专业名词缩略语 ····························· 252

第一章 前列腺的解剖

第一节 ｜ 前列腺的组织学结构

1912 年，Lowsley 根据其组织学的研究将前列腺分为五叶，即两侧叶、前叶、中叶、后叶，并认为前列腺五叶胚胎期的来源不同，而出生后逐渐融为一个腺体。此后(1968 年)，McNeal 通过比较发现前列腺可分为四个不同的区，各区来自前列腺尿道的不同部位，这些区域分别称之为中央区、外周区、纤维肌肉基质、移行区。目前 McNeal 四区分法已得到全世界范围的认同。现将 McNeal 四区分法介绍如下。

（一）中央区

中央区的腺体占前列腺腺体的 25%，此区类似楔形并包绕射精管，而其楔形尖部位于精阜处，楔形的底部位于膀胱颈之下。由此中央区的远端被外周区包裹，该区腺体导管开口于近精阜外的尿道前列腺部。中央区也似漏斗状环绕尿道前列腺部的近段，与外周区类似，两区的腹侧均缺失并由纤维肌肉基质占据。

（二）外周区

此区组成了前列腺的外侧、后侧或背侧部分，占前列腺腺体成分的 70%。外周区的腺导管开口于尿道前列腺部的远端。该区的形态类似漏斗，其尖端组成前列腺的尖部与楔状的中央区远端邻接。

（三）前部纤维肌基质

为前列腺最大的组成部分，约占前列腺的 1/3，主要位于前列腺的腹侧。

（四）移行区

移行区仅占前列腺腺体的 5%～10%，在前列腺各区中最小。移行区成树枝状分布于前列腺前括约肌外的膀胱颈并向两侧呈扇形展开，主要导管向两侧环绕此括约肌的远端。该区由两个独立的小叶组成，两侧小叶腺体导管起自尿道壁后外侧邻近前列腺前括约肌下缘的隐窝处及尿道前弯部位。移行区近腺体及中央的导管在中线处穿入前列腺前括约肌。

前列腺的分区有助于研究各种前列腺疾病与前列腺不同部位的关系及各区腺体对激素依赖的情况(图 1-1)。

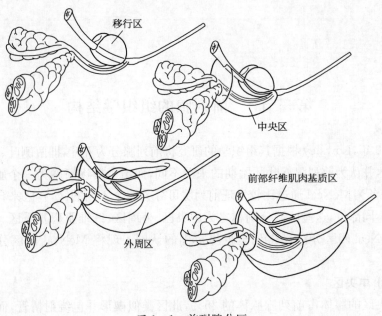

图 1-1　前列腺分区

第二节 │ 前列腺的形态与毗邻

男性成年前列腺重约 20 g,为一纤维肌肉腺体器官,其形态类似一个倒置的椎体,椎体的底部称前列腺底部,底部邻接膀胱颈,椎体的尖端称前列腺尖部,指向前下。底部与尖部之间称前列腺体部。体部的后面较平坦,正中央有一纵行浅沟,称前列腺中央沟。前列腺位于膀胱及盆底之间并包绕尿道前列腺部。前列腺底部的宽度约为 3.5 cm,前后径及上下径约 2.5 cm。前列腺的外下侧被肛提肌托起,而后侧紧邻直肠下段的前壁并有直肠,膀胱筋膜将两者分开。射精管由前列腺的后方邻近膀胱处穿入前列腺,并斜行通过腺体约 2 cm,最后开口于精阜中央的前列腺小囊的两侧。前列腺的前侧紧邻耻骨后间隙,并有耻骨前列腺韧带与耻骨下方连接,对前列腺有固定作用。见图 1-2 前列腺的形态与毗邻。

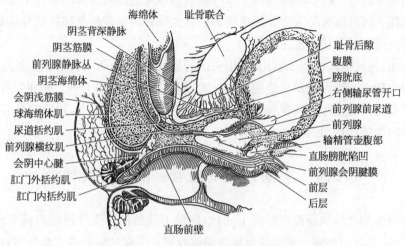

阴茎背深静脉
阴茎筋膜
前列腺静脉丛
阴茎海绵体
会阴浅筋膜
球海绵体肌
尿道括约肌
前列腺横纹肌
会阴中心腱
肛门外括约肌
肛门内括约肌

海绵体 耻骨联合

耻骨后腺
腹膜
膀胱底
右侧输尿管开口
前列腺前尿道
前列腺
输精管壶腹部
直肠膀胱陷凹
前列腺会阴腱膜
前层
后层

直肠前壁

图1-2 前列腺的形态与毗邻

第三节 | 前列腺上皮

前列腺各区内,整个导管腺泡系统衬有柱状分泌细胞,除近尿道的大导管外,无论在导管及腺泡内,柱状分泌上皮细胞的形态均相同。前列腺基质与细胞之间相隔一层基底膜,基底膜平行排列,基底膜细胞一般不明显。而有些腺泡及导管甚至无基底膜细胞。一般认为基底膜细胞可分化为成熟的分泌细胞。

前列腺各区内,上皮细胞中有一小群散在分布的内分泌-旁分泌细胞,这些细胞有许多含有5-羟色胺的颗粒,还含有神经元特异烯醇酶。这些细胞的亚群中还含有各种肽类激素,如生长激素释放抑制因子、降钙素等,这类细胞通常位于基底细胞层并呈树枝状伸展,但一般不进入泡腔内。这些细胞的功能尚未了解,可能是在神经刺激下,调节成熟腺体的分泌过程;在前列腺生长及分化过程中可能起着明显的作用。在一些前列腺腺泡内可见到球形体,称之为前列腺凝集体,大小不一,直径大者可超过1 mm,可钙化,被认为是前列腺分泌产物的凝集。

前列腺各区的腺泡细胞及导管均分泌前列腺酸性磷酸酶和前列腺特异抗原,而胃蛋白酶原及组织纤维蛋白溶酶原激活因子仅由中央区导管及腺泡的分泌细胞分泌。前列腺的分泌细胞可分泌许多物质到精浆内,其中包括酸性磷酸酶、柠檬酸,以及参与精液液化的纤维蛋白溶酶。另外,经细胞膜植物血凝素染色,也可明显区分中央区及外周区的腺细胞。

前列腺大导管内的移行上皮与膀胱内及女性尿道内的移行上皮不同,这些细胞胞质稀少,不会变成导管腔成熟伞状细胞,包绕尿道前列腺部的移行上皮可不同程度地伸入前列腺大导管内。而这些前列腺大导管内所衬的单层柱状分泌细胞外形上与外周区的分泌上皮完全相同。

然而,与其他区的腺细胞比较,中央区的腺细胞更深,更明显的颗粒状胞质,细胞核相对较大。腺泡内每个细胞突入泡腔,故腺泡内缘起伏不平。前列腺外周区、移行区及尿道周围腺体的腺细胞核较小,于基底膜排列较整齐,胞质染色苍白,而且泡腔内缘排列也疏松。

第四节 | 前列腺的血管、淋巴管及神经

前列腺的动脉供应源自膀胱下动脉,膀胱下动脉的分支分别供应精囊的下后方、膀胱底部及前列腺。供应前列腺的动脉分别止于前列腺的两大血管组,即包膜组及前列腺血管尿道组。包膜组血管于盆侧筋膜内沿盆壁下行,经过前列腺的后侧壁并发出分支至前列腺的腹侧及背侧,主要供应前列腺的外周部分。尿道组血管于膀胱前列腺结合部后外侧进入前列腺,主要供应膀胱颈及前列腺的尿道周围腺体。从组织学上看,前列腺包膜组血管被神经网广泛包裹,由于包膜组的动静脉血管可作为识别由盆腔神经丛发出的至阴茎海绵体的分支的标志,多数学者将此称为血管神经束(图1-3)。

前列腺的静脉流入前列腺静脉丛。在两阴茎海绵体之间及白膜下的阴茎背深静脉穿过尿生殖膈后分成三个主要分支:即左右静脉丛及浅表支。两侧静脉丛走行于前列腺的后外侧并与阴部静脉、闭孔静脉及膀胱静脉丛有广泛的交通。浅表支走行于耻骨前列腺韧带之间,并覆盖前列腺及膀胱颈的中部。因前列腺的静脉丛与其他静脉有广泛的交通,故任何分支静脉撕脱均可造成严重的出血。尤其在根治性前列腺癌切除术时明显。

前列腺的淋巴管于前列腺周围形成前列腺淋巴网,其中一组淋巴管离开前列腺沿髂内动脉走行而加入髂外淋巴结组。髂外淋巴结组有三个淋巴链:即内侧链由3~4个淋巴结组成,位于髂外静脉的下方;中链由2~3个淋巴结组成,位于髂外静脉的前面;外侧链由3~4个淋巴结组成,位于髂外动脉的外侧;内侧链有一附属淋巴链,位于闭孔神经周围,即闭孔神经淋巴结,一般认为此组淋巴结为前列腺癌淋巴转移的第一站,而解剖学家所描述的"真正"闭孔淋巴结则位于闭孔水平,只有7%的人有此淋巴结,被认为无任何临床意义。第二组淋巴管从前列腺背侧离开前列腺,进入骶侧淋巴结。第三组淋巴管通过膀胱旁淋巴结引流至髂内周围淋巴结。

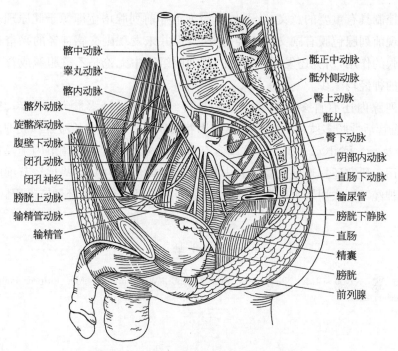

左侧标注（从上到下）：
髂中动脉
睾丸动脉
髂内动脉
髂外动脉
旋髂深动脉
腹壁下动脉
闭孔动脉
闭孔神经
膀胱上动脉
输精管动脉
输精管

右侧标注（从上到下）：
骶正中动脉
骶外侧动脉
臀上动脉
骶丛
臀下动脉
阴部内动脉
直肠下动脉
输尿管
膀胱下静脉
直肠
精囊
膀胱
前列腺

图 1-3　前列腺的血管、淋巴管及神经

　　前列腺的神经主要源自盆腔神经丛。距肛门 5～11 cm，盆腔神经丛位于腹膜后直肠两侧。从矢状面看，盆腔神经丛位于精囊顶部水平。供应膀胱及前列腺的膀胱下动脉分支穿过盆腔神经，故结扎膀胱侧蒂时，如结扎部位靠近此蒂的中部则可能损伤由盆腔神经丛至前列腺、尿道及阴茎海绵体的神经，该神经丛由来自于 $S_2 \sim S_4$ 副交感神经输出节前神经纤维及来自 $T_{11} \sim L_2$ 的交感神经纤维组成（图 1-3）。

　　源自盆腔神经丛的分支在前列腺周围组成前列腺神经丛，该神经丛含有交感神经纤维及副交感神经纤维。有人发现部分神经纤维继续内行越过前列腺底部支配中央区，而其他神经纤维继续远行成一斜角进入前列腺包膜。多数神经纤维于前列腺底部之上离开血管神经束并于脂肪组织内向内侧伸展成扇形进入前列腺包膜。有少部分神经纤维下行至前列腺尖部直接穿入前列腺包膜。在前列腺实质内，部分小的神经分支位于腺导管及腺泡附近，而其他神经纤维则在基质内平滑肌束之间形成神经丛。有人还发现支配前列腺基质平滑肌的神经既有去甲肾上腺素能神经又有胆碱能神经，而胆碱能神经又支配前列腺包膜的平滑肌。另外，在某些腺泡内有刺激分泌的胆碱能神经。交感神经可促使精液排入尿道内，而副交感神经刺激腺泡的分泌。当前无论体外、体内及临床研究均证实交感神经对前列腺平滑肌的控制具有重要的意义,α-受体阻滞剂治疗前列腺增生即源于此原理。虽然研究发现前列腺包膜有副交感神经的分布,但并未发现副交感神经的兴奋有明显收缩包膜的作用,研究还发现在增生的前列腺组织中无论是乙酰胆碱或肾上腺素能阳性的神经均减少。

前列腺内还有许多含神经多肽的神经纤维,如神经多肽 Y(NPY)、P 物质(SP)、血管活性肠多肽(VIP)、降钙素基因相关肽(CGRP)、生长激素释放抑制因子(SOM)及 m-ENK/1-ENK。这些含有多肽的神经起着神经调节因子及神经介质的作用。研究还发现前列腺内有内在的自主神经节细胞,这些神经节细胞既有胆碱能神经又有去甲肾上腺素能神经,在前列腺内可能起着神经调节作用。

(苏元华)

参考文献

[1] Wein A J, Kavoussi L R, Novick A C, et al. Campbell-Walsh urology [M]. 10th ed. Philadelphia: Elsevier, 2011.

第二章　前列腺的生理

第一节 ｜ 前列腺的生理功能

前列腺是男性最大的副性器官,受雄激素的控制。其主要功能是分泌精液中的某些成分,对生育尤其重要。前列腺的生理功能主要可概括为以下三个方面。

一、外分泌功能

前列腺是男性最大的附属性腺,也属于人体外分泌腺之一,可分泌前列腺液。前列腺液是精液的重要组成成分,对精子正常的功能具有重要作用,对生育非常重要。正常前列腺液呈清乳白色,稀薄,量为 $0.1\sim1.0$ ml, pH $6.4\sim6.7$,比重 1.0027 ± 0.002。前列腺液中含有多种物质,包括蛋白质、脂类、电解质(如钠、钾、钙、镁、锌)、碳酸氢盐、枸橼酸、精氨酸、胆固醇等多种成分。慢性前列腺炎时,前列腺液的 pH 明显增高,可不小于 8.0。炎症严重时前列腺液可变浓稠,色泽变黄或呈淡红色混浊,或含絮状物或黏液丝。前列腺液的分泌受雄激素的调控。

(一) 前列腺液中的蛋白质成分

前列腺液的蛋白质成分约占 2%,主要包括前列腺特异性抗原、前列腺酸性磷酸酶、乳酸脱氢酶、转铁蛋白、补体 C3、免疫球蛋白、亮氨酸氨基肽酶、生长因子等。

1. 前列腺特异性抗原(PSA) 也称 γ 精液蛋白,是一种由 $hKLK3$ 基因编码、由前列腺上皮细胞分泌的单链糖蛋白,具有糜蛋白酶活性,能够水解精液凝固蛋白 I 和 II,使精液液化,其功能与生育有关,相对分子质量为 $33\sim34$ kDa,含有 240 种氨基酸和 7% 的糖类,其氨基酸序列与血管舒张素类丝氨酸蛋白酶有高度同源性。目前认为,PSA 是前列腺癌的血清肿瘤标记物,当创伤或其他病变破坏了前列腺腺泡内容物与淋巴系统之间由内皮层、基底细胞层和基底膜构成的屏障时,PSA 通过毛细血管和淋巴管进入血液系统,导致外周血 PSA 升高。PSA 对前列腺组织有特异性,但对前列腺癌并无特异性,血清 PSA 的浓度升高并非总是提示是前列腺癌,前列腺疾病如前列腺增生、前列腺缺血(如梗死)、急性尿潴留和细菌性前列腺炎均可引起 PSA 浓度的升高，而非细菌性前列腺炎一般不会引起 PSA 的增高，一些前列腺良性疾病能引起 PSA 的增高，但某些前列腺癌患者的 PSA 却不一定升高。PSA 在血清中主要有两种存在形式：一种是游离型的 PSA(FPSA)，占血清 PSA 总浓度的 10%～30%。另一种是与 α1 抗糜蛋白酶（ACT）结合的 PSA(PSAACT)，占血清 PSA 总浓度的 70%～90%。应用单克隆抗体检测 PSA(包括游离型和结合型的总量)，测其比率，可以提高 PSA 对前列腺癌诊断的特异性和敏感性。

2. 前列腺酸性磷酸酶（PAP） 人前列腺组织中富含酸性磷酸酶，精液中也有较高的浓度，其来源于前列腺，是腺上皮的产物，但是破骨细胞也是酸性磷酸酶的主要来源。人类 PAP 是一种糖蛋白二聚体，相对分子质量为 102 kDa，含有 7% 的碳水化合物。前列腺 PAP 的水平随年龄的增加呈降低趋势。PAP 血清水平影响因素较多，例如，骨质疏松、骨吸收增加的疾病也可引起血清酸性磷酸酶一定程度的增加。

3. 前列腺结合蛋白 前列腺结合蛋白又称为前列腺特异蛋白 94(PSP94)、β 微精液蛋白或 β 抑制素，是人类前列腺液中发现的另外一种特异蛋白，含 94 个氨基酸，相对分子质量为 16 kDa。

4. 前列腺特异性膜抗原（PSMA） 是一种非常重要的前列腺上皮细胞膜结合蛋白，相对分子质量是 100 kDa，PSMA 的 cDNA 已被克隆，并明确了氨基酸序列，PSMA 在前列腺肿瘤中的表达和分化有相关性，临床用于 PSMA 对前列腺疾病进行诊断和检测，也可用于前列腺疾病的影像学检查。

5. 乳酸脱氢酶（LDH） 前列腺液中乳酸脱氢酶也随着年龄的增大而减少，可以作为上皮细胞损害的参考值指标。正常情况下，前列腺液内的乳酸脱氢酶 LDHV/LDHI 小于 1，而在前列腺炎时，此比值明显增高。所以，观察比值大小的变化，可以作为慢性前列腺炎的附属诊断标准和前列腺炎治疗效果判定的标准之一。在前列腺癌时，它们的比值也可发生变化。

6. 亮氨酸氨基肽酶 由前列腺上皮细胞产生，分泌到前列腺泡腔内，这种酶在前列腺内大量存在，该酶活性在前列腺癌组织比前列腺增生组织中低。

7. 免疫球蛋白 研究表明，前列腺液中有免疫球蛋白 IgA、IgM、IgG，免疫球蛋白与感染有关。细菌性前列腺炎患者中的 IgA 比非细菌性者明显增高。

8. 转铁蛋白 前列腺液中的转铁蛋白的正常浓度为 53 mg/L，而前列腺癌时转铁蛋白水平明显增高。

9. 补体 C3 前列腺液中含有的补体 C3 浓度约为 18.2 mg/L，前列腺增生和前列腺炎时均可增高，尤其是前列腺癌时增高更加明显。

(二) 前列腺液中的非蛋白成分

主要有锌、枸橼酸、多胺、胆固醇及脂类。

1. 锌 锌是前列腺液中重要的阳离子成分,人类精浆中的高浓度锌主要来源于前列腺分泌。研究显示,人的精液和前列腺内的锌浓度与杀菌活性相关。前列腺存在炎症时,前列腺液的锌浓度明显降低。锌具有稳定精子核染色质的作用,能与许多蛋白质结合。射精时,前列腺液中的锌含量降低,使 5α -还原酶活性恢复,增加锌的分泌,使锌重新在腺体中积聚。

2. 枸橼酸 枸橼酸是前列腺液中主要的阴离子,前列腺上皮细胞具有将天冬氨酸和葡萄糖转化为枸橼酸的功能。慢性前列腺炎时,前列腺液中的枸橼酸浓度明显降低。枸橼酸可能参与精液的液化过程,使精液保持渗透平衡,维持适当的酸碱度。此外,枸橼酸还具有保护酸性磷酸酶的作用。

3. 多胺 前列腺液中含有精胺、亚精胺和腐胺。前列腺是体内精胺最主要的来源,精胺是一种脂类多胺,能与磷脂和磷酸根离子结合。多胺具有参与精子凝固的作用,多胺也能形成酰胺键并形成蛋白羟基组的共价添加物,参与调节功能。精浆中的联胺氧化酶可将多胺氧化成有活性的醛类化合物,使精液具有特殊气味。这些醛类和多胺类可形成生殖道对感染因素的预防屏障。多胺与精子数目和精子活动力有关,男性不育者,腐胺水平高,而精子数少,精胺浓度与精子数及其活动力之间呈正相关。

4. 胆固醇与脂类 人类精液中胆固醇和磷脂大部分是由前列腺合成,前列腺液中胆固醇正常值为 0.9 mg/ml,而在前列腺癌时则明显升高,细菌性前列腺炎时明显降低,有人认为,胆固醇磷脂的合适比例对维持前列腺液的正常平衡具有重要作用。正常前列腺液内总含脂 280 mg/ml,磷脂占 65%,而以卵磷脂为主。卵磷脂小体在前列腺液中分布均匀,为圆球形小体,折光性强,数目较多。前列腺发生炎症时,巨噬细胞吞噬大量脂类,故卵磷脂小体明显减少。

前列腺液和精液不同,但二者关系密切。前列腺液是精液的组成部分,主要由前列腺分泌,而精液则包含了多种腺体的分泌物。精液是精子和精浆的混合物。精子是在睾丸曲细精管中产生的活细胞,数目很多。精浆则是由睾丸液、附睾液、输精管壶腹液、前列腺液和尿道腺液等共同组成。前列腺液占精浆的 20%～30%,但最多的是精囊腺分泌液,占精浆的 60%～70%,其余成分仅占 10%。精浆是输送精子必需的介质,同时还含有维持精子生命必需的物质,并能激发精子的活动力。精液中含有多种物质,如高浓度的有机物质、无机离子和各种酶。其中,许多与精液凝固或液化有关的酶,都来自前列腺液,如氨基肽酶、纤维蛋白溶解酶、精氨酸酯水解酶等。另外,柠檬酸全部由前列腺分泌而来,它的作用是维持精液渗透压和精子透明质酸酶的活性等。

（三）前列腺液的生理功能

1. 促进精液的液化　前列腺液中含有高浓度的酸性磷酸酶,它还含有纤维蛋白溶解酶,使凝固的精液重新液化。慢性前列腺炎时,精液中的酸性磷酸酶和纤维蛋白溶解酶减少,导致前列腺液液化时间延长或不液化。

2. 辅助受精　前列腺液为碱性,可缓冲阴道中的酸性分泌物,以适应精子的生存,有利于精子的活动。另外,前列腺液中含有大量透明质酸酶,使精子容易穿过子宫颈黏液栓及卵子的胶状腺,有利于受精及着床。

3. 预防感染　前列腺位于膀胱的前方、直肠的下方,环绕着尿道,而且前列腺液中的锌离子具有杀菌的功效,使得前列腺发挥了抵御外界病菌的作用,从而对维护生殖泌尿系统的健康有一定的帮助。

二、内分泌功能

前列腺基质组织中含有丰富的 5α-还原酶,可将睾丸产生的雄激素睾酮转变为活性更强的双氢睾酮,并因此调节垂体的功能。目前认为,双氢睾酮在前列腺增生和前列腺癌的发生中起主要作用。如阻断 5α-还原酶、抑制双氢睾酮,可使增生的腺体萎缩,达到治疗前列腺增生的目的。前列腺还可抑制垂体内泌乳素的含量和分泌。

三、参与控制排尿和射精功能

在男性膀胱颈部的平滑肌伸入到前列腺实质内形成前列腺括约肌参与排尿控制,并且在射精时收缩,可使前列腺部的近侧部分闭合,防止精液反流到膀胱内。同时将精囊液前列腺腺泡和前列腺管内的前列腺液及输精管的内容物输入到前列腺部尿道,并排出体外。

第二节 | 前列腺的神经生理

在人类前列腺中,腹下神经和盆神经在前列腺的生长和功能中起到了重要的作用。目前交感神经和副交感神经在前列腺生理中的作用仍不是很明确。过去认为,前列腺的生长发育仅仅受到激素的控制。但是后来的研究发现,前列腺中含有丰富的 α 肾上腺素能和毒蕈碱能受体及神经纤维,自主神经系统在前列腺的生长和内分泌功能中发挥了重要的作用。去除前列腺的神经后将会出现前列腺结构的功能的缺失。去神经后能引起前列腺的重量减轻、腺泡细胞的凋亡,脊髓损伤可减小前列腺的体积。研究发现,大鼠前列腺的腹侧传入神经主要位于 L_5 和 L_6 的感觉神经元。而少量的运动支配神经元位于 $T_{13}\sim L_2$ 节段。尽管前列腺的感觉传入反馈对调节前列腺的生长具有重要的作用,但其作用的重要性不如雄激素。

图 2-1 为男性前列腺生理解剖图。

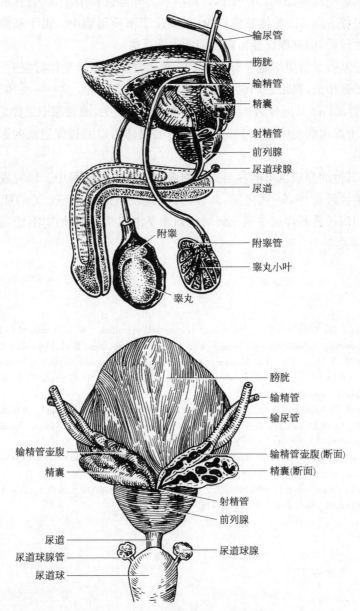

图 2-1 男性前列腺生理解剖图

在前列腺的基质及上皮中均存在一定密度的胆碱运动能神经支配。人类前列腺 M 受体在密度上超过 α1 肾上腺素能受体。M 受体包括 M1 和 M2 两种受体亚型。M1 受体亚型主要位于前列腺上皮细胞,可能参与前列腺的内分泌功能控制。动物实验表明,M 受体在前列腺的分泌过程中可能发挥了重要的作用,但这尚未在人类前列腺中得到证实,M1 受体还可能参与介导或调节正常、良性或恶性的前列腺生长过程。而 M2 受体数量较少,主要位于基质细胞中。由于基质中平滑肌的受体密度较低,前列腺仅能出现微弱的收缩反应。

前列腺基质平滑肌细胞含有丰富的 α 和 β 肾上腺素能受体,这些受体与肌肉的收缩与松弛相关,但是它们也可能与前列腺的生长有关。这些 α 受体分为 α1 和 α2 受体亚型,而 α1 又可分为 a、b 和 d 三种。研究表明,前列腺中主要为 α1a 受体亚型,占肾上腺素能受体的 60%～85%。这些受体可以直接促进前列腺生长的有丝分裂活动。

另外,其他的介质也可能参与到前列腺的神经生理过程中。研究发现在支配前列腺的神经纤维中,一氧化氮、血管活性肠肽和(或)神经肽 Y 与胆碱酯酶和(或)乙酰胆碱递质共存。一氧化碳对前列腺平滑肌具有松弛作用,也与前列腺炎症的损害有关。

(孙双权)

◆ 参考文献 ◆

[1] Daniels G F Jr, Grayhack J T. Physiology of prostatic secretions [M]// Chishold G D, Fair W R (eds). Scientific Foundations of Urology [M]. 3rd ed. Chicago: Year Book Medical, 1990: 351358.

[2] Partin A W, Rodriguez R. The Molecular biology, endocrinology, and physiology of the prostate and seminal vesicles [M]//Walsh P C, Petik A B, Vaughan E D, et al. Campbell's Urology. 8th ed. Philadelphia: Saunders, 2002.

[3] Mc Vary K T, McKenna K E, Lee C. Prostate innervation [J]. Prostate Suppl, 1998,8: 213.

[4] Mottet N, Costa P, Bali JP. Autonomic nervous system and prostatic physiology. Specific features of the alpha adrenergic system [J]. Prog Urol, 1999,9(1): 2636.

[5] Witte L P, Chapple C R, de la Rosette J J, et al. Cholinergic innervation and muscarinic receptors in the human prostate [J]. Eur Urol, 2008,54(2): 326334.

[6] Ventura S, Pennefather J, Mitchelson F. Cholinergic innervation and function in the prostate gland [J]. Pharmacol Ther, 2002,94(12): 93112.

第三章　前列腺的病理诊断

第一节 ｜ 病理分级

一、概述

　　肿瘤的分级与患者的预后关系密切,故一种好的分级方法对于判断预后有很大的帮助。前列腺癌的分级方法有很多,如 Mostofi-Schroeder 分级、Anderson 分级、Broders 分级、Mostofi 分级和 Gleason 分级等。据统计,有关前列腺癌的病理分级方法多达 40 余种。常用的和被大多数病理学家所接受的分级方法为两种:Mostofi 分级和 Gleason 分级。Mostofi 分级法为 WTO 推荐方法,本文仅介绍 Gleason 评分系统。前列腺癌组织分为主要分级区和次要分级区,每区的 Gleason 分值为 1～5,Gleason 评分时把主要分级区和次要分级区的 Gleason 分值相加,形成癌组织分级常数(彩图 3-1)。

二、组织学分级标准

　　Gleason 1:癌肿极为罕见,其胞质和良性上皮细胞胞质极为相似,其边界很清楚,膨胀型生长,癌腺泡很简单,几乎不侵犯基质,其胞质和良性上皮细胞胞质极为相似,多为圆形,中度大小,紧密排列在一起。

　　Gleason 2:癌肿很少见,大小可不同,可不规则,疏松排列在一起,多发生在前列腺移行区,癌肿边界不很清楚,癌腺泡被基质分开,呈简单圆形。

　　Gleason 3:癌肿最常见,核仁大而红,胞质多呈碱性染色,多发生在前列腺外周区,最重要的特征是浸润性生长,癌腺泡大小不一,形状各异。

　　Gleason 4:癌肿分化差,核仁大而红,胞质可为碱性或灰色反应,浸润性生长,癌腺泡不规则融合在一起,形成微小乳头状或筛状。

　　Gleason 5:癌肿分化极差,癌细胞核大,核仁大而红,胞质染色可有变化,伴有浸润性生长,边界可为规则圆形或不规则状,生长形式为片状单一细胞型或者粉刺状癌型,伴有坏死。

第二节 | 前列腺癌的临床病理分期

前列腺癌的病理分期(表3-1)与临床分期密切相关。目前,有四种不同的分期系统在临床上应用：如我国和美国应用较多的 Jewett-Whitmore-Prout(ABCD)系统、由国际抗癌协会(UICC)推荐使用的 TNM 系统、由美国健康研究院器官系统合作中心(Organs Systems Coordinating Center,OSCC)推荐的 OSCC 分期系统以及超声分期系统。病理分期以临床分期为基础,只是在分期前加 p 即可,如 pT。本文仅介绍 2017 年 AJCC 的 TNM 分期系统。前列腺癌分期可以指导选择疗法和评估预后。通过 DRE、CT、MRI、骨扫描以及淋巴结切除来明确分期,PSA 可以协助分期。

表3-1 前列腺癌 TNM 分期(AJCC,2017 年)

原发肿瘤 病理(pT)	* 临床
pT2* 局限于前列腺内	Tx 原发肿瘤不能评价
	T0 无原发肿瘤证据
	T1 不能被扪及和影像发现的临床隐匿肿瘤
	T1a 偶发肿瘤体积＜所切除组织体积的 5%
pT3 突破前列腺	T1b 偶发肿瘤体积＞所切除组织体积的 5%
pT3a 突破前列腺(单侧或者双侧),或显微镜下可见膀胱颈侵及	T1c 穿刺活检发现的肿瘤(如由于 PSA 升高),累及双侧叶或单侧叶,而不可触及
pT3b 侵犯精囊	T2 肿瘤可触及、局限于前列腺内的肿瘤
pT4 除精囊外,肿瘤固定或侵犯其他邻近组织或器官如：膀胱、直肠、外括约肌、肛提肌或盆壁	T2a 肿瘤限于单叶的 1/2(≪1/2)
	T2b 肿瘤超过单叶的 1/2 但限于该单叶(1/2~1)
	T2c 肿瘤侵犯两叶
	T3 肿瘤突破前列腺包膜**
	T3a 肿瘤侵犯包膜外(单侧或双侧)
	T3b 肿瘤侵犯精囊(单侧或双侧)
	T4 肿瘤固定或侵犯除精囊外的其他邻近组织结构,如膀胱颈、尿道外括约肌、直肠、肛提肌和/或盆壁

续表

病理	临床
	区域淋巴结(N)***
pNx　无区域淋巴结取材标本	Nx　区域淋巴结不能评价
pN0　无区域淋巴结转移	N0　无区域淋巴结转移
pN1　区域淋巴结转移	N1　区域淋巴结转移
	远处转移(M)****
	Mx　远处转移无法评估
	M0　无远处转移
	M1
	M1a　有区域淋巴结以外的淋巴结转移
	M1b　骨转移
	M1c　其他器官组织转移

注：＊：穿刺活检发现的两叶或单叶肿瘤，但临床无法扪及或影像学不能发现的定为T1c。
＊＊：侵犯前列腺尖部或前列腺包膜但未突破包膜的定为T3，非T2。
＊＊＊：不超过0.2cm的转移定为Pn1mi。
＊＊＊＊：当转移多于一处，为最晚的分期。

分期编组

Ⅰ期	G1	T1a	N0	M0
Ⅱ期	G2,3~4	T1a	N0	M0
	任何G	T1b	N0	M0
	任何G	T1c	N0	M0
	任何G	T1	N0	M0
	任何G	T2	N0	M0
Ⅲ期	任何G	T3	N0	M0
Ⅳ期	任何G	T4	N0	M0
	任何G	任何T	N1	M0
	任何G	任何T	任何N	M1

病理分级

Gx	病理分级不能评价
G1	分化良好(轻度异形)(Gleason评分2~4)
G2	分化中等(中度异形)(Gleason评分5~6)
G3~4	分化差或未分化(重度异形)(Gleason评分7~10)

注：1. T分期表示原发肿瘤的局部情况，可以通过DRE、MRI和前列腺穿刺阳性活检部位和数目来确定，直肠内MRI鉴别包膜外侵犯和精囊侵犯的作用仍在研究中。PSA和肿瘤病理分级可协助分期。

2. N分期表示淋巴结情况,N分期对准备采用治愈性疗法的患者是重要的。MRI、CT和B超可协助N分期。分期低于T2、PSA<20 mg/ml和Gleason评分≤6的患者淋巴结转移的机会小于10%。N分期的金标准是开放或腹腔镜淋巴结切除术。因此只有通过淋巴结切除才能准确地了解淋巴结转移情况。

3. M分期主要针对骨骼转移,一旦前列腺癌诊断确立,建议进行全身核素骨显像检查。全身核素骨显像、MRI、X线检查是主要的检查方法。如果核素骨显像发现可疑病灶又不能明确诊断者,可选择MRI等检查明确诊断。

第三节 | 前列腺癌危险因素分析

虽然临床上我们采用 Gleason 分级(评分)方法进行评估,但是 Gleason 分级(评分)的缺点也是显而易见的,它只根据肿瘤的组织结构分级,不考虑细胞学类型,然而后者可能也是与预后有关的重要因素之一。另外一个不足是可重复性会因病理学家掌握的尺度不同而有很大差异。

Gleason 分级(评分)和 WHO 的分级可以统一起来应用,一般将 Gleason 分级 1、2、3、4 级划为 WHO 高分化腺癌,Gleason 分级 5、6、7、8 级划为 WHO 中分化腺癌,Gleason 分级 8、9、10 级划为 WHO 低分化腺癌。根据 CUA 指南,本文仅介绍前列腺癌危险因素(表 3-2),根据血清 PSA、Gleason 评分和临床分期,将前列腺癌分为高、中、低危三类,以便指导治疗和诊断、预后。

表 3-2 前列腺癌危险因素分析

因素	高危	中危	低危
PSA(ng/ml)	>20	10~20	<10
Gleason 评分	≥8	7	≤6
临床分期	≥T2c	T2b	≤T2a

(苏元华)

◆ 参考文献 ◆

[1] 徐勇,张志宏.前列腺癌[M].北京:科学技术文献出版社,2009:229-242.
[2] 王齐襄,苏元华,简新民,等.泌尿生殖外科使用数据及诊断参考值[M].北京:科学技术文献出版社,2003:301-302.

第四章 前列腺癌的临床诊断

前列腺癌发病率有明显的地理和种族差异,澳大利亚、新西兰、加勒比海及斯堪的纳维亚地区最高,亚洲及非洲地区较低。世界范围内,前列腺癌发病率在男性所有恶性肿瘤中位居第二。据美国癌症协会统计,2015 年的最新数据显示,男性前列腺癌已成为危害男性健康的首要肿瘤。人群中 50 岁以上男性尸体解剖前列腺癌发生率占 30%,而前列腺癌临床发病率只有 1.05%,年死亡率仅 0.31%。亚洲前列腺癌的发病率远低于欧美国家,但近年来呈现上升趋势,且增长比欧美国家更为迅速。根据我国国家癌症中心的数据,前列腺癌自 2008 年起成为泌尿系统中发病率最高的肿瘤,2011 年的前列腺癌发病率高达 10.06/10 万人,其中 70%的患者发现时已是晚期。在所有器官的恶性肿瘤中,前列腺癌的自然病史是最独特的。采用直肠指检、PSA、经直肠超声检查作为筛选诊断,大约有 5%可检出前列腺癌。前列腺癌因人而异、多变,很难预料患者中哪些会遭到恶劣预后、哪些能够治愈。然而大量隐藏着的前列腺癌患者不易检出,需要进一步寻找早期诊断和估计预后的可靠方法。前列腺癌多原发于前列腺外周带,只有当增大至可触及的结节,在常规直肠指检时才被发现;原发于移行带的癌,往往与前列腺增生伴发,临床上表现为前列腺增生引起梗阻症状,这种早期的潜伏癌只有详细检查切除的标本时才被发现,前列腺癌所致的自觉症状相当晚期才出现,因此前列腺癌早期诊断需要采用更敏感的方法进行筛选检查。

第一节 │ 前列腺癌的症状与临床诊断

早期前列腺癌通常没有症状,但肿瘤侵犯或阻塞尿道、膀胱颈时,则会发生下尿路梗阻或膀胱刺激症状,严重者可能出现急性尿潴留、尿失禁、血尿、贫血。骨转移时会引起骨骼疼痛、病理性骨折,骨髓压迫可导致下肢瘫痪等。

目前医学界公认的早期发现前列腺癌的初筛方法是直肠指检(digital rectal examination,DRE)联合 PSA 检查。早期可疑前列腺癌患者,通常由医生直肠指检或血清前列腺特异性抗原(prostate-specific antigen,PSA)检查后再决定是否进行前列腺活检。临床上多数前列腺癌患者通过前列腺系统性穿刺活检取得组织病理学诊断得以确诊。有少数患者是在前列腺增生手术后病理中偶然发现前列腺癌。根据上述情况,推荐以下前列腺癌诊断方法。

一、直肠指检

多数前列腺癌起源于前列腺的外周带,直肠指检对前列腺癌的早期诊断和分期都有重要价值。考虑到 DRE 可能影响 PSA 值,应在抽血检查 PSA 后进行 DRE。

二、实验室检查

(一) 前列腺特异性抗原检查

与 DRE、经直肠超声(transrectalultrasonorgraphy,TRUS)相比,PSA 作为单一检测指标,具有更高的前列腺癌阳性诊断预测率,同时可以提高局限性前列腺癌的诊断率和增加前列腺癌根治性治疗的机会。

1. PSA 检查时机 美国泌尿外科学会(AUA)和美国临床肿瘤学会(ASCO)建议 50 岁以上男性每年应接受例行 DRE 和 PSA 检查。对于有前列腺癌家族史的男性人群,应该从 45 岁开始每年进行一次检查。中国台湾地区专家共识推行美国建议。

根据 CUA 指南精神,国内专家经讨论达成共识,对 50 岁以上有下尿路症状的男性进行常规 PSA 和 DRE 检查,对于有前列腺癌家族史的男性人群,应该从 45 岁开始定期检查、随访。对 DRE 异常、有临床征象(如骨痛、骨折等)或影像学异常等的男性应进行 PSA 检查。

有一些其他的因素会影响到血清 PSA 的水平,有相关报道显示直肠或尿道内检查可导致血清 PSA 的升高,PSA 检查应在前列腺按摩后 1 周,膀胱镜检查、导尿等操作 48 h 后,射精 24 h 后,前列腺穿刺 1 个月后进行。PSA 检测时应无急性前列腺炎、尿潴留等疾病。

2. PSA 结果的判定 目前国内外比较一致的观点是血清总 PSA(tPSA)>4 ng/ml 为异常。对初次 PSA 异常者建议复查。当 tPSA 介于 4~10 ng/ml 时,发生前列腺癌的可能性为 25% 左右(欧美国家资料)。中国人前列腺癌发病率低,国内一组数据显示血清总 PSA 介于 4~10 ng/ml 的前列腺穿刺阳性率为 15.9%,在这一 PSA 灰区内,当 f/tPSA>0.16 时前列腺穿刺阳性率为 11.6%,当 f/tPSA<0.16 时前列腺穿刺阳性率为 17.4%。血清 PSA 受年龄和前列腺大小等因素的影响,有数据显示我国人口血清 PSA 平均值范围均低于西方国家,甚至也低于亚洲

其他国家人群。我国前列腺增生（BPH）患者年龄的 tPSA 值各年龄段分别为：40～49 岁为 0～1.5 ng/ml，50～59 岁为 0～3.0 ng/ml，60～69 岁为 0～4.5 ng/ml，70～79 岁为 0～5.5 ng/ml，≥80 岁为 0～8.0 ng/ml。这构成了进行前列腺癌判定的灰区（PSA 4～10 ng/ml），在这一灰区内应参考以下 PSA 相关变量。

3. 游离 PSA 及比值（free PSA，fPSA） 多数研究表明 fPSA 是提高 tPSA 水平处于灰区的前列腺癌检出率的有效方法。fPSA 和 tPSA 可作为常规同时检测。

在血清 tPSA 介于 4～10 ng/ml 时，fPSA 水平与前列腺癌的发生率呈负相关。研究表明，如患者 tPSA 在上述范围，fPSA/tPSA<0.1，则该患者发生前列腺癌的可能性高达 56%；反之，如 fPSA/tPSA>0.25，则发生前列腺癌的可能性只有 8%。国内推荐 fPSA/tPSA>0.16 为正常参考值（或临界值）。

4. PSA 密度（PSA density，PSAD） 即血清 tPSA 值和前列腺体积的比值。前列腺体积是经直肠超声测定计算得出的，其正常值<0.15。PSAD 有助于区分前列腺增生症和前列腺癌造成的 PSA 升高，当患者 PSA 在正常值高限或轻度增高时，用 PSAD 可指导医师决定是否进行活检或随访。PSAD 可作为临床参考指标之一。

5. PSA 速率（PSA velocity，PSAV） 即连续观察血清 PSA 水平的变化，其正常值<0.75 ng/(ml·年)。PSAV 比较适用于 PSA 值较低的年轻患者。前列腺癌的 PSAV 显著高于前列腺增生患者和正常人。如果 PSAV>0.75 ng/(ml·年)，应怀疑前列腺癌的可能。在 2 年内至少检测 3 次 PSA。PSAV 计算公式：[(PSA2−PSA1)＋(PSA3−PSA2)]/2。

三、经直肠超声检查

在经直肠超声检查（transrectal ultrasonography，TRUS）上，典型的前列腺癌征象是在外周带的低回声结节，而且通过 TRUS 超声可以初步判断肿瘤的体积大小。但 TRUS 对前列腺癌诊断的特异性较低，发现一个前列腺低回声病灶要与正常前列腺、BPH、PIN、急性或慢性前列腺炎、前列腺囊肿等鉴别。而且很多前列腺肿瘤表现为等回声，在超声上不能发现。目前 TRUS 的最主要的作用是引导进行前列腺的系统性穿刺活检。近年来有报道经直肠超声造影（contrast-enhanced transrectalultrasound，CETRUS）辅助经直肠前列腺穿刺活检较常规经直肠超声引导下前列腺穿刺可以提高临床前列腺癌的诊断率，减少穿刺针数。

四、前列腺穿刺活检

前列腺系统性穿刺活检是诊断前列腺癌最可靠的检查。因此，推荐经直肠或经会阴 B 超引导下前列腺穿刺系统穿刺。前列腺穿刺是一种有创检查方法，为了提高诊断率、减少合并症，建议使用冠状、矢状面实时双画面成像的 B 超设备，使用带有双穿刺通道的探头。

1. 前列腺穿刺时机　考虑前列腺穿刺出血影响影像学临床分期。因此前列腺穿刺活检应在其他影像学之后进行，如 CT、MRI。

2. 前列腺穿刺指征

（1）直肠指检发现结节，任何 PSA 值。

（2）B 超、CT 或 MRI 发现异常影像，任何 PSA 值。

（3）PSA＞10 ng/ml，任何 f/tPSA 和 PSAD 值。

（4）PSA＝4～10 ng/ml，f/tPSA 异常或 PSAD 值异常。

（注：PSA＝4～10 ng/ml，如 f/tPSA、PSAD 值、影像学正常，应严密随访。）

3. 经直肠前列腺穿刺术前准备　穿刺前通常需要预防性口服抗生素 3 天，并进行肠道准备。

4. 前列腺穿刺针数　研究结果表明，10 针以上穿刺的诊断阳性率明显高于10 针以下，并不明显增加并发症。该系统穿刺活检得到多数医师的认可。

5. 重复穿刺　第一次前列腺穿刺阴性结果，在以下（1）～（4）情况下需要重复穿刺。

（1）第一次穿刺病理发现非典型性增生或高级别 PIN。

（2）PSA 为 4～10 ng/ml，复查 f/tPSA、PSAD、直肠指检、影像学均正常。严密随访，每 3 个月复查 PSA。如 PSA 连续 2 次＞10 ng/ml 或 PSAV＞0.75/（ml·年），应再穿刺。

（3）PSA 为 4～10 ng/ml，复查 f/tPSA 或 PSAD 值异常，或直肠指检或影像学异常。

（4）PSA＞10 ng/ml，任何 f/tPSA 或 PSAD。

（5）重复穿刺的时机：2 次穿刺间隔时间尚有争议，目前多为 1～3 个月。

（6）重复穿刺次数：对 2 次穿刺阴性结果，属上述（1）～（4）情况者，推荐进行2 次以上穿刺。

（7）如果 2 次穿刺阴性，并存在前列腺增生导致的严重排尿症状，可行经尿道前列腺切除术，将标本送病理进行系统切片检查。

五、CT 和 MRI

CT 对早期前列腺癌的诊断意义不大，不能显示有诊断意义的影像，更不能提供癌的生物学表现。MRI 软组织分辨率较高，在前列腺癌病变的诊断中优于超声和 CT,可有效鉴别前列腺癌和前列腺增生。对晚期患者可选用 CT 或 MRI 检查显示肿瘤有无扩展至包膜外及精囊,有无淋巴结转移,有无压迫输尿管引起肾积水。MRI 对前列腺各带能清晰分辨,对前列腺癌的诊断及分期有参考价值。近几年来随着影像学技术的发展,有报道显示动态增强磁共振成像(DCE - MRI)联合弥散加权成像(DWI)用于前列腺癌的临床诊断,可有效鉴别与诊断前列腺疾病,对前列腺癌具有较高的临床诊断率,同时获得较全面的参数信息,灵敏度与特异性高。

六、X 线检查

静脉肾盂造影可发现晚期前列腺癌迁延膀胱,压迫输尿管引起肾积水,以及双肾功能情况。可从 X 线片上显示癌性骨质破坏,也可发现病理性骨折。

七、放射免疫显像

前列腺癌的最常见远处转移部位是骨骼。ECT 可比常规 X 线片提前 3~6 个月发现骨转移灶,敏感性较高但特异性较差。一旦前列腺癌的诊断成立,建议进行全身核素骨显像检查(ECT)(特别是 PSA>20 ng/ml, GS 评分>7 分的病例),有助于判断前列腺癌的临床分期。

八、潜在的前列腺癌诊断标记物

近年来,PSA 以外的其他肿瘤标记物也逐渐被认为具有潜在的诊断价值。基因组学研究的进展发现了部分长链非编码 RNA(long non-coding RNA, lncRNA)和前列腺癌的发生、发展和预后相关。进一步研究血浆 lncRNA 作为前列腺癌诊断指标,全基因组筛选发现,肺腺癌转移相关转录因子 1(metastasis-associated lung adenocarcinoma transcript1,MALAT - 1)和 PCA3 在前列腺癌组织中高表达。尿液沉渣中的一种 lncRNA(PCA3)已被美国 FDA 批准作为诊断前列腺癌标记物。目前已有商业化的 PCA3 试剂盒可供选择,但还未达到广泛开展的阶段。近年来有多篇文献报道尿液 PCA3 基因检测能够有效提高前列腺癌的早期诊断,减少不必要的穿刺活检。

目前研究发现了其他众多前列腺癌相关抗原,例如 α-甲基酰基辅酶消旋酶(alpha-methylacyl-CoA racemese,AM - ACR)、X 抗原家族成员 1b(X antigen family member 1b,XAGE - 1b)、晶状体上皮源性生长因子(lensepithetium derived growth factor,LEDGF)等。但是,单一特异性高敏感性强的标志物临床尚缺乏,多种肿瘤标志物联合检测是目前研究的热点。我国学者谢冲等检测了

140 例前列腺癌患者和 104 例 BPH 患者中血清 PSA 水平以及 XAGE‐1b、SSX2、AMACR、蛋白激酶 A 锚定蛋白 4(a-kinase anchor protein 4，AKAP4)等 4 种肿瘤标志物的表达水平。结果发现该 4 种标志物联合 PSA 检测的 AUC 为 0.887；联合检测的敏感性和特异性分别为 80.0% 和 82.2%，显著优于单一 PSA 检测的敏感性(60.0%)和特异性(46.2%)。因此，多种肿瘤标志物联合 PSA 可以有效提高前列腺癌诊断敏感性和特异性，联合检测具有很高的临床价值。

目前有研究指出，前列腺癌组织的 HK2 表达比正常前列腺组织高。还有相关研究表明了拓扑异构酶Ⅱα高表达、前列腺癌的 Gleason 的高评分和 PSA 的高水平有正向相关性。

九、临床核医学分子探针与前列腺癌的诊断

近年来，随着核医学的迅猛发展，前列腺的靶向探针已用于临床(或临床研究)，其可提高前列腺癌诊断的特异性及准确性，如^{18}F‐NaF 成骨显像、^{18}F‐FDG 代谢显像、^{11}C‐胆碱显像、^{18}F‐1‐氨基‐3‐氟环丁烷‐1‐羧酸(anti-1-amino-3-^{18}F-fluorocyclobutane-1-carboxylic acid，^{18}F‐FACBC)显像、以前列腺特异性膜抗原(prostatic specific membrane antigen，PSMA)为靶点的新型分子探针等。值得强调的是，国内外多家分子影像中心正在开展^{68}Ga 标记 PSMA 探针进行前列腺癌诊疗的临床诊断工作。PSMA 靶向的小分子探针有望广泛应用于临床前列腺癌的 PET/CT 诊断。新型特异性分子探针的出现为前列腺癌的个体化诊疗带来了更多、更积极的信息。而基于前列腺癌发生、发展过程中受体异常表达(如 PSMA)的正电子功能显像剂的研发及临床应用，有望使前列腺癌临床诊断效率得到提升。上述已用于临床或将要用于临床的新型特异性分子探针，将使针对前列腺癌的治疗靶点更准，效率更高，患者获益更多。

（吴振启 苏元华 袁 泉）

● 参考文献 ●

［1］那彦群，叶章群，孙颖浩，等.中国泌尿外科疾病诊断治疗指南(2014 版)[M].北京：人民卫生出版社，2014：20‐23.
［2］吴阶平.泌尿外科学[M].济南：山东科学技术出版社，2003：1074‐1083.
［3］李前跃，汤磊.超声造影辅助经直肠前列腺穿刺在前列腺癌诊断中的临床价值探讨[J].中国医师杂志，2018，(8)：1233‐1235.
［4］林文聪，熊伟坚.动态增强 MRI 联合 DWI 诊断前列腺癌的临床价值[J].广西医科大学学报，2018，(9)：1294‐1297.
［5］谢冲，黄其伟，王国民，等.多种肿瘤标志物联合前列腺特异性抗原检测在前列腺癌诊断中的价值[J].中华泌尿外科杂志，2015，36(3)：310‐312.

[6] 杨斌,顾闻宇,郑军华,等. 前列腺癌诊断标志物的研究进展[J]. 现代泌尿外科杂志,2016,21(11):883-886.

[7] Stephan C, Ralla B, Jung K. Prostate-specific antigen and other serum and urine markers in prostate cancer [J]. Biochimica Biophysica Acta, 2014,1846(1):99-112.

[8] Paul B, Dhir R, Landsittel D, et al. Detection of prostate cancer with a blood based assay for early prostate cancer antigen [J]. Ca Res, 2005,65(10):4097-4100.

[9] Nguyen H G, Welty C, Lindquist K, et al. Validation of GEMCaP as a DNA based biomarker to predict prostate cancer recurrence after radical prostatectomy [J]. J Urol, 2018,199(3):719-725.

[10] 朱华,程震,杨志. 核医学分子探针在前列腺癌诊断中的临床研究进展[J]. 中华核医学与分子影像杂志,2017,37(2):103-107.

[11] 苏元华. 性激素与前列腺癌[M]. 上海:上海科学技术出版社,2012:18-21.

第五章　前列腺的激素调节

众所周知，尽管人们检测出"雄性因子"已经超过 100 年，但直到 1935 年，睾丸激素才被分离和鉴定出来，然后化学合成。在过去的 70 多年里，已经证明睾丸激素对正常前列腺的主要作用是促进细胞有丝分裂。为了研究雄激素与有丝分裂对前列腺 DNA 复制和增殖的关系，以大鼠前列腺为主要模型建立了实验模型系统。这个模型的基础是雄鼠在去势后 1 周内前列腺出现退化，而如果马上进行雄激素替代治疗，则前列腺腺体将在 10 日内完全恢复。60 年前，Burkhart 通过使用这种模型证实，雄激素替代治疗可以使去势大鼠产生有丝分裂峰。40 年前，这种在大鼠前列腺内雄激素引起的有丝分裂活动峰被证实与 DNA 的复制及增殖的增加有关。前列腺细胞对雄激素的有丝分裂反应完全依赖于雄激素受体（AR）表达蛋白。

最新的观点基于以下事实，雄激素受体位于 X 染色体上，因此男性仅有这个基因的单一拷贝：①雄激素受体基因第一外显子的早期种系切断突变阻止雄激素受体蛋白的表达，使其对雄激素不敏感，前列腺无进展。②抗雄激素拮抗剂的选择性竞争结合雄激素受体，阻止先前去势萎缩的成人前列腺再增生而给予外源性雄激素替代。雄激素受体蛋白的表达对前列腺中雄激素的作用有应答要求的是雄激素受体，是配体依赖锌指 DNA 结合蛋白，这种染色体配体通过目的基因的调节元件协调转录的完成。

雄激素受体 1988 年被克隆，其位于 X 染色体（Xq11.2 - q12）长臂。180246 雄激素受体基因编码 10065 不成熟核糖核酸，经过处理后成为 4314 信使 RNA（mRNA），其转录产物由 8 个外显子组成，编码 920 个氨基酸蛋白，其中包括 3 个关键区域：①1 个 DNA 结合域（DBD），包括 2 个锌指结合基序和 1 个包含核定位序列-1（NLS-1）的铰链区。②与同质二聚相关的 N-末端结构域（NTD）和包含转录激活域的 AF-1，其与其他转录共激活因子或共阻遏蛋白结合。③参与同质二聚的 C 末端结构域（CTD），其含有雄激素配体结合域（LBD），以及高度稳定的AF-2 激活补充域，其参与共激活绑定和核定位序列-2（NLS-2）。

C 末端雄激素配体结合区域的 90000 热休克蛋白（如 Hsp-90）在其折叠时二聚结合以稳定雄激素受体蛋白，随后在细胞质中合成。在细胞质中雄激素结合后，雄激素受体经过了一个构象变化，这种改变使它从热休克蛋白折叠蛋白中分离下来,使得 N 末端结构域与 C 末端结构域可以在单个雄激素受体单体中发生相互作用。这种 N－C 的分子内相互作用涉及 N 末端结构域(NTD)的 FXXLF 和 WXXLF 基序与 C 末端结构域的特定位点相结合。这种 N－C 相互作用使得位于 DNA 结合域的核定位序列及锌指结构暴露出来,使得雄激素受体单体能够继续与一系列的 FKB506 结合蛋白相互作用,当然这需要其移位进入细胞核内。一旦进入细胞核中,与雄激素受体单体结合的配体就会与一系列的结构相结合,包括启动子中的雄激素应答元件(ARE)和雄激素受体调节基因中的增强子。

在 20 世纪 70～80 年代的一系列经典研究表明,睾酮是释放入血液的主要睾丸激素,在前列腺组织内,睾酮被 1 型及 2 型 5α-还原酶迅速及不可逆地转化为双氢睾酮。在前列腺组织中,双氢睾酮比睾酮的水平高 10 倍以上,而且其对雄激素受体的亲和性也是睾酮的 10 倍,因此双氢睾酮是调节前列腺生长的主要雄激素。研究证实,前列腺双氢睾酮水平与前列腺上皮细胞数量之间存在量的关系。因为正常前列腺上皮细胞表达雄激素受体,对于雄激素诱导生长调节机制最初假定是通过胞内分泌的方式,即双氢睾酮与细胞内雄激素受体结合,这种配体捆绑复合物再通过特异性的雄激素应答元件(ARE)与上皮细胞核相结合,并通过雄激素应答

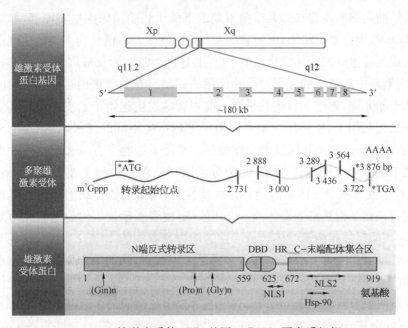

图 5-1　雄激素受体(AR)基因、mRNA、蛋白质组织

引自 Litvinov IV et al. J Clin Endocrinol Metab 2003;88: 2972-2982. Copyright 2003. The Endocrine Society.

基因的启动子来增强或抑制转录。然而,上皮细胞转录活性的改变将直接导致前列腺上皮细胞的增殖与存活。90 年代,Gerald Cunha 以及他的团队对志愿者进行了超过 15 年的研究,这种单一的前列腺组织 DNA 复制的雄激素调节细胞内模型被证实是错误的。Cunha 小组认为,雄激素对前列腺上皮细胞正常生长调节涉及雄激素受体依赖相互基质(stromal)/上皮细胞旁分泌信号通路。

雄激素受体由位于 X 染色体长臂的 180 kb 基因编码组成,因此其在每个细胞中都是单基因拷贝。这一基因由 8 个外显子编码组成,在图中用 8 个方框表示。在转录过程中,4.3 kb 的多聚雄激素受体信息核糖核酸(mRNA)翻译成 919 个氨基酸长度的蛋白质。一部分功能区被认为是雄激素受体蛋白:①N 端反式转录区。②DNA 结合蛋白(DBD)及铰链区(HR)。③C 末端配体结合区(LBD)。另外前述的组件区,一定数量的基序对于正确的雄激素功能是非常重要的,包括两个核输入信号(NLS)、位于铰链区及 C 末端配体结合区,以及位于 C 末端配体结合区的热休克蛋白(Hsp‐90)结合位点。

第一节 | 正常前列腺旁分泌雄激素的作用机制

男性前列腺的发育在睾丸雄激素刺激下源于胚胎泌尿生殖窦原基,如果雄激素受体(AR)蛋白基因缺陷,前列腺的发育不会发生。目前认为人类的前列腺形态发育为成人管泡状的腺体发生在两个时期,这两个时期涉及基质-上皮细胞相互作用,然而循环中雄激素的水平对这种作用的驱动具有关键作用。第一阶段即发生期起始于胎儿期,再进入新生儿早期。前列腺的发生起始于上皮细胞与基质长期的旁分泌相互作用,使泌尿生殖窦间质干细胞产生不同的结果,成熟为平滑肌细胞,它表达 5α-还原酶和雄激素受体蛋白。基质干细胞发育成表达这两种蛋白的平滑肌细胞依赖于旁分泌因子,而旁分泌因子由泌尿生殖上皮细胞分泌。因为 5α-还原酶或雄激素受体基因诱导是强制性的,当基因遗传缺陷时将会阻止前列腺的发育。而平滑肌细胞表达的 5α-还原酶,使睾丸激素不可逆地转化为双氢睾酮,双氢睾酮促使雄激素受体转录活性的能力是睾酮的 10 倍。因此,这种 5α-还原酶活性增强胎儿睾丸分泌的低水平的循环雄激素,从而来产生一个足够水平的双氢睾酮去结合和激活平滑肌细胞的雄激素受体信号通路。这种雄激素受体信号通过平滑肌细胞刺激可溶性的旁分泌和自分泌生长因子及存活因子的合成与分泌,称为 andromedins(如:IGF‐1、FGF‐7、FGF‐10 及 VEGF)。这些 andromedins 的产生是一种转录调节过程,这一过程要求雄激素受体蛋白具有一定的存留时间,通过它的胎儿基质细胞核的同源配体。一旦被平滑肌细胞分泌出来,andromedins 弥散及结合到特定细胞类型的同源受体上。在基质部分,andromedins 结合将刺激血管发生,在上皮部分,andromedins 结合将刺激脊索的无脉管系统的未分化上皮细胞成熟,成为简单分层排列的腺性上皮,组成基本立方细胞层,形成基本黏膜的上皮层,从而使上皮成分从基质中分离出来。在这些基本细胞上面,是邻近的第二层的柱状分泌腔细胞,即邻近一个专门的腺腔。上皮细胞与基质细胞的相互作用见图 5-2。

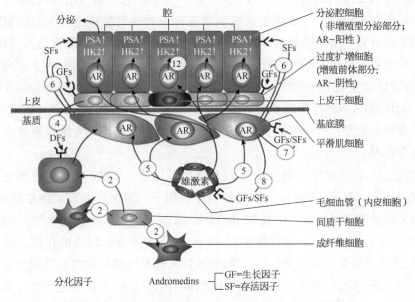

图 5-2　上皮细胞与前列腺基质的相互作用机制

引自 Isaacs J T. Prostate 2008,68: 1025-1034

在胎儿期和新生儿早期,睾酮的循环水平足以使前列腺正常的基质与上皮细胞间质相互影响。但是这种循环中的睾丸激素水平在生后的第一年会下降,因此前列腺不会持续增长。前列腺增长的第二个阶段是在青春期开始,到 18~20 岁,前列腺增长到正常成人的大小。这是因为在青春期,循环中的睾丸激素水平再次上升到足够的水平,从而再次刺激产生足够的基质 andromedins,使前列腺进入生长的第二阶段。但是这种旁分泌反馈环路是有抑制的(见图 5-1),一旦前列腺生长到正常成人大小,就不能再继续增长下去,尽管这时体内的 andromedins 水平并没有下降。正常成人前列腺上皮生长即进入一个稳定状态——维持期。在这一时期,上皮细胞增殖与凋亡处于平衡状态,因此正常成人的前列腺腺体既不会过度增生,也不会萎缩。对于基质与上皮之间正反馈通路的正常控制及这种稳态的调节,目前看来与前列腺上皮干细胞单位的组织机制相关。

在正常前列腺中有很多不同的细胞,大致上可分为两大类:间质细胞及上皮细胞,其中间质细胞在前列腺中起着重要的作用,它可以决定上皮细胞的命运。在初生鼠的前列腺中,有研究已经证实雄性激素功能是通过间质细胞内的雄性激素受体而产生各种生长因子。由这些生长因子再来控制上皮细胞分化及生长。该类雄性激素刺激的方式,以角化细胞生长因子(KGF)的作用作为例子,角化细胞生长因子(KGF)为纤维细胞生长因子(FGF)中的一分子。它在间质细胞内产生,但它的受体是在上皮细胞上。雄性激素能刺激发育中的前列腺是通过 KGF 的作用。该作用是经由旁分泌的途径来实现的。该实验为:在无血清的器官培养系统中,初生鼠的前列腺可在有睾酮的情况中生长。然而将 KFG 的抗体加入上述培养系统中,前列腺之生长即被抑制。此外,倘若在器官培养系统中只加 KGF(50~100 ng/ml),那么前列腺得到类似于睾酮促进前列腺发育的作用。研究表明,雄性激素对前列腺的发育作用可被 KGF 来取代。由此可见,KGF 为雄性激素作用的旁分泌生长因子。

除此之外,在正常前列腺生长中,转移性生长因子-β(TGF-β)的作用也是旁分泌刺激方式。TGF-β 是一个多元性的生长因子。然而对上皮类的细胞中,它的作用大致是抑制其生长。研究表明,TGF-β 是由前列腺间质的平滑肌细胞产生,其受体在上皮细胞上。雄性激素对 TGF-β 的产生有抑制性的作用。研究还表明,割去大鼠睾丸后雄性激素就大量减少,同时还发现前列腺内的 TGF-β 立即增加,由 TGF-β 所引起的信号传递亦因此而增高,并造成大量细胞死亡。倘若及时给予雄性激素治疗阉割的老鼠,前列腺内的 TGF-β 含量就会降低到阉割前水平。由此可见,在萎缩中的前列腺内,TGF-β 作用是由雄性激素丧失后而引起的生物现象。该现象也是由旁分泌途径的方式来表达。

在正常的前列腺内,雄性激素的作用是通过上述的旁分泌途径来表达的。然而,在癌症的前列腺内,除了上述的生长方式外,也观察到其他的雄性激素刺激方式。研究表明,自分泌刺激方式也表达雄性激素可作用于某类细胞上而产生生长因子,这种产生出来的因子再来刺激同类的细胞使它们增殖或死亡。雄性激素在 LNCaP 细胞上的作用是这种刺激方式的典型模式。LNCaP 来自前列腺癌症患者,它是高度分化的,也是对雄激素较敏感的癌细胞。尽管 LNCaP 是癌细胞,它仍将保持一些正常前列腺细胞的特征。如,LNCaP 含有具有功能性的雄激素受体。雄激素受体在类固醇结合区有单一突变,使该受体不但可与雄激素结合,也可与雌性激素、妊娠素及抗雄性激素等结合,LNCaP 细胞对不同浓度的雄性激素刺激有特殊的应答。它还可以分泌前列腺特异性抗原(PSA)。同时雄性激素又可刺激 LNCaP 增加 PSA 的产量。在低浓度时 LNCaP 的繁殖率与雄性激素浓度成正比,而在高浓度时细胞生长抑制率与浓度成正比。因此 LNCaP 对雄性激素的刺激应答可用一个弧形生长线来表示。研究表明,弧形生长线现象与雄性激素刺激后而产生的生长因子有关。同时也证明两种生长因子可能与现象有关,即 bFGF 及 TGF-β。

当 LNCaP 细胞在低浓度的雄性激素液中培养时,其浓度与细胞生长率成正比。在此情况下,细胞内的 90000 蛋白质磷酸化程度提高。该类蛋白质磷酸化为 bFGF 刺激后的信号之一。倘若在低浓度的雄性激素培养液内再加入 bFGF 的抗体,LNCaP 细胞生长将被抑制。研究表明,LNCaP 细胞受雄激素刺激后可产生 bFGF 的信号传递,该类信号传递并没有在正常前列腺细胞内产生。可以说这种信号传递为雄性激素刺激 LNCaP 生长的基础。因此,LNCaP 细胞与正常细胞相比之下在自分泌作用方式中占了生长之优势。

在高浓度的雄性激素的培养液中,LNCaP 细胞生长被抑制。该现象是由于雄性激素引起的 TGF-β 信号传递。LNCaP 细胞受到高浓度的雄性激素刺激后会产生 $TGF-\beta_1$(LNCaP 细胞并不产生 $TGF-\beta_2$ 或 $TGF-\beta_3$),若在培养液中加入 $TGF-\beta_1$ 的抗体,上述的细胞生长抑制现象就可以避免。在 $TGF-\beta_1$ 抑制细胞生长的能力受其抗体阻止后,LNCaP 细胞立刻繁殖、增生,其生长率可超过在 10^{-10} mol/L 的雄性激素液中的生长率。有可能 bFGF 的信号传递引起的细胞繁殖是被 TGF-β 所限制的。

第二节 | 正常前列腺组织上皮干细胞单位

干细胞具有自我更新、多向分化和复制静止的能力。多能胚胎干细胞具有最强的可塑性,能分化成器官的所有组织。在胚胎发生期,有一个发展过程会引起组织定向干细胞的发生,称为成人干细胞,其不再具有多能性,但是仍具有自我更新及多向分化能力。成人干细胞一般是静止的,存在于专门的细胞定位,作为一个生态位。生态位提供一个微环境,来维持干细胞群静止与自我更新的平衡。前列腺成人干细胞位于上皮部分的基底层,并且这种细胞非常少。Hudson 等证实 0.5% 的正常人前列腺上皮细胞能够快速黏附于 I 型胶原层,这种细胞来源于基底层且具有很强的增殖能力,能够在低钙(如<300 μmol/L)无血清培养基中形成任何一种前列腺细胞亚型,这种细胞已确认为 Putative 干细胞。Collins 2001 年等证实这种快速黏附能力在于这种细胞表达高水平的 $\alpha_2\beta_1$ 整合素。Richardson 等进一步证实直接从组织中分离的同时表达 $CD133^+/\alpha_2\beta_1$ 的细胞与不表达 $CD133^+$ 的细胞相比,在低钙(如<300 μmol/L)无血清培养基中连续增殖时,其同时具有高度的增殖能力及较长的增殖期,这种细胞也被证实为干细胞。Huss 等 2005 年进一步报

道前列腺干细胞也能够表达 ABC‐G2 型传递蛋白,但是没有雄激素受体或 p63 上皮细胞标记。来源于雄激素受体或 *p*63 基因敲除大鼠的泌尿生殖窦的胚胎上皮细胞,其与野生型的泌尿生殖窦间叶细胞共同被移植到裸鼠的肾脏后,仍然能够进行前列腺的发育及自我更新。

前列腺成人干细胞具有高度的自我更新能力,但这些细胞增殖较慢,并且同时产生两种不同的细胞系(表 5‐1)。

表 5‐1　前列腺干细胞不同细胞亚型的表型特征

		干细胞	过渡扩增细胞	中间细胞	分泌腔细胞
对 andromedins 的反应:					
-存活		−	−	+	+++
-增殖		−	+++	+	−
更新能力		High	Limited	Very Limited	None
增殖指数		Low	1.1%	<0.3%	<0.1%
CD133	蛋白质	++	−	−	−
ABC‐G2	蛋白质	++	−	−	−
$\alpha_2\beta_2$ 整合素	蛋白质	+++	+++	++	−
角蛋白 5	蛋白质	+++	+++	+	−
ΔN p63	蛋白质	−	+++	+	−
PSCA	蛋白质	−	−	+++	−
角蛋白 18	蛋白质	−	−	+	+++
AR	mRNA	−	−	+	+++
	蛋白质	−	−	−	+++
PSA	mRNA	−	−	+	+++
	蛋白质	−	−	−	+++

注:NE,神经内分泌细胞。引自 Isaacs JT. prostate 2008;68;1025‐34. Copyright @2008 wiley-liss,inc; A wiley company. Reprinted by permission of wiley-liss inc.

第一种谱系提交频率相当小,最终成为增殖静止的神经内分泌细胞,这种细胞产生一系列的多肽类神经生长因子。

第二种谱系提交较多,分化成一种前体,这种前体能够在最终分化成熟之前进行一定数量的增殖复制(如扩增)。这种前体最终转变成为短期扩增细胞(TA)。短期扩增细胞(TA)不表达雄激素受体蛋白,并且依赖于基质细胞产生的andromedins才能增殖,但这种细胞并不长期存活。短期扩增细胞(TA)必须表达 $p53$ 和其他基质标记物,如细胞角蛋白 5 和 14、Jagged-1 和 Notch-1。经历一定的细胞分化后,短期扩增细胞(TA)成熟为中间细胞,这种细胞同时下调了 $p63$、Jagged-1、Notch-1、基质细胞角蛋白 5 和 14 的表达。

这些细胞称为中间细胞是因为他们表达腔细胞谱系特征性细胞角质素 8 和 18,基质细胞谱系特征系细胞角质 5 和 15,前列腺干细胞抗原(PSCA),以及雄激素受体信息核糖核酸(mRNA),但不表达雄激素受体蛋白。中间细胞向上迁移形成腺腔分泌层并表达雄激素受体蛋白。Lsaacs 的实验室尚未发表的研究表明,除了成为组织特异性配体依赖转录因子,占据前列腺腺腔分泌层的雄激素受体的配体功能是抑制这些分泌细胞的增殖,即使在雄激素持续高水平的情况下。这种活性抑制通过雄激素受体途径来上调 P21 及 p27Cdk 抑制蛋白表达,引起这些腺腔分泌细胞增生静止及终末分化。这个配体占据雄激素受体抑制腺腔分泌细胞增生,能够防止雄激素刺激 S→E 正反馈环路,防止持续性的前列腺生长。

雄激素受体的配体的占据除了能导致增生静止外,还能导致细胞最终分化成为分泌细胞,这些细胞表达前列腺特异性抗原及其他腺腔分泌分化标志物。腺腔分泌细胞是层次扩大干细胞组的最终成熟阶段。腺腔分泌细胞是腺体内主要的基因型表达,而且其表达是定量的,即使他们处于增殖静止状态。与其他的增殖前体细胞不同,腺腔分泌细胞依赖于基质产生的雄激素来生存,因此,在前列腺基质特异性灭活雄激素受体功能或去除雄激素将会导致腺腔分泌细胞凋亡。

第三节　前列腺癌细胞的起源

高级别前列腺上皮内瘤变(HGPIN)被认为是大多数的前列腺癌细胞的前身。高级别前列腺上皮内瘤变源于低级别上皮内瘤变(LGPIN),而低级别上皮内瘤变发生于正常的前列腺上皮组织。但是,高级别前列腺上皮内瘤变的细胞类型目前仍未完全弄明白。一个广泛接受的观点认为,癌发生于自我更新细胞,这些分化细胞生长调节基因发生改变形成癌。在人类正常的前列腺上皮细胞,细胞分化事件最常发生在基质细胞部分,而组织干细胞和短期扩增细胞(TA)可能存在于基质中。分泌腔细胞不能进行增生,是终末分化细胞,有前列腺雄激素调节分化功能,如前列腺特异性抗原(PSA)的产生与分泌。前列腺癌细胞和高级别前列腺上皮内瘤变细胞具有许多分泌腔细胞的表型和形态特征(如细胞角质 8 和 18、PSA、hK2、前列腺特异性膜抗原及雄激素受体表达),这些细胞也具有基质短期扩增细胞的特征,如 v - Met 表达,DNA 复制及广泛的自我更新。因此,肿瘤与这些干细胞与短期扩增细胞相似的特征从基质上移到分泌腔细胞部分。推测前列腺癌细胞可能起源于中间的前列腺上皮细胞,可能源于基质短期扩增细胞群,这种细胞发生恶性分子改变,使得基质细胞和分泌腔细胞的基因表达和形态特征发生了改变。具有这种表型的中间起始细胞在前列腺中并不是随机分布的,而是主要存在于腺体萎缩区,主要是腔上皮细胞萎缩,而且通常周围存在炎症。因此,这些部位被称为增生性炎症萎缩(PIA)。

基于下列证据,增生性炎症萎缩损害被认为是高级别前列腺上皮内瘤变和(或)早期前列腺癌的一种中间过渡期。

(1)与正常上皮相比,增生性炎症萎缩具有更高的增殖性。增生性炎症萎缩在腔细胞层包括很多增生细胞,这与前列腺上皮内瘤变相似。

(2)很多增生性炎症萎缩的腔细胞通过表达雄激素受体下调对 p27 细胞周期蛋白依赖性激酶抑制因子的表达。增生性炎症萎缩包含很多中间细胞的表型特征,这就拥有了前列腺内癌变的靶细胞。

(3)增生性炎症萎缩细胞凋亡很少,在腔细胞层很多细胞表达 Bcl - 2。

(4)增生性炎症萎缩中许多细胞致癌物解毒酶,谷胱甘肽 - S - 转移酶 P1(GSTP1)及谷胱甘肽 - S - 转移酶 α(GSTα)的表达增加,这与应激反应所致氧化负担增加相一致。

(5)增生性炎症萎缩经常发生形态学转变,成为上皮内瘤变,而且在其周围经常发现小肿瘤。

在以上发现的基础上,有人提出了一种新的前列腺癌变模型,这种模型主要是基于慢性或急性炎症,综合考虑饮食与其他环境因素、前列腺上皮细胞的损伤及破坏等。上皮细胞损伤后其增生将会反应性增加。在这一过程中,作为一种染色体保护措施,谷胱甘肽 - S - 转移酶 P1 在许多增生性炎症萎缩细胞中表达增加。尽管在许多增生性炎症萎缩细胞中表达增加,谷胱甘肽 - S - 转移酶 P1 在一些细胞中最终失去表达,这是谷胱甘肽 - S - 转移酶 P1 基因启动子的 CpG 岛异常甲基化的结果。谷胱甘肽 - S - 转移酶 P1 基因启动子的异常甲基化是前列腺癌细胞最早的分子异常性特征。这种表观遗传学的改变使得额外的基因破坏累积的风险增大,同时前列腺上皮内瘤变的肿瘤性病变增加。这种增加的基因改变之一与前列腺上皮内瘤变细胞端粒酶缩短有关,这可能增加基因的不稳定性,促使进一步的基因破坏,导致侵袭性癌症的发生。

尽管前列腺癌细胞来源于增生性炎症萎缩/高级别前列腺上皮内瘤变,具体的癌变起始上皮细胞亚型的确定仍是目前研究的焦点。致死性癌症是癌症起始细胞(CIC)分级别扩散的结果,这种癌症起始细胞像干细胞一样持续恶性生长。这样就产生了一个问题,即前列腺癌起始细胞是否来源于正常成人干细胞或其分化细胞的恶性转变。前列腺癌起源细胞的确定对于准确地界定治疗干预的靶细胞是至关重要的,因为这些细胞的生长调节途径是不同的,特别是雄激素受体轴相关的干细胞及其分化细胞。因此,发展一种实验系统来分离及鉴定正常人前列腺干细胞和前列腺癌细胞是非常重要的。按照这些原则,CD133 是这两种细胞类型共同的标记物。CD133(与 prominin-1 及 CD133 一样)是一种含有 N 终端胞外域的膜糖蛋白,有五个跨膜环,两个细胞外环包含八个推定的 N 连接的糖基化位点以及一个胞质尾区。除了知道其定位于膜突触并与膜胆固醇及脂质微区相互作用外,目前对 CD133 的生物学功能所知甚少。成人干细胞通常表达 CD133 来作为表面标记物,通过分化抑制的方法,目前认为 CD133 标记的脂质微区具有干细胞的特征。CD133 是两种单克隆抗体 AC133 和 AC141 的靶点,这两种抗体能够结合到 CD133 蛋白的细胞外环的非特征性糖基化表位。但是,有些关于不同的细胞 CD133 的表达及使用这些碳水化合物特异性抗体与其结合调节的研究结果与此并不一致,并且特异性结合到人 CD133 细胞外环肽表位的抗体已经研制出来。

在成年人的前列腺,CD133 表达限于干细胞群,此观点基于这些细胞表达 $\alpha2\beta1$ 整合素,能够快速黏附于 I 型胶原蛋白,在低钙无血清培养基中具有较高的克隆能力,而且,有报道认为 CD133 的表达可能是前列腺癌干细胞的标志。Vander 等 2008 年已经证实新鲜正常人类前列腺组织的单一上皮细胞悬浮液及其前列腺上皮细胞,细胞培养包含表达干细胞标记物的细胞亚群,并且表现出干细胞样生长特性。且含有 CD133 细胞的上皮细胞悬液在体内进行接种时,分层的人类前列腺腺体的再生需要前列腺基质细胞质。前列腺上皮细胞培养包含一个小的同时表达干细胞标记物 CD133 和 ABCG2 的细胞亚群($<5\%$)。采用一系列的 CD133 单克隆抗体,CD133 前列腺上皮细胞的黏附与生长需要其表面表达足够长的糖基化 CD133 蛋白。FACS 纯化的 CD133 前列腺上皮细胞起始不表达短期扩增细胞标记物△Np63、中间细胞标记物雄激素受体或神经内分泌标记物 CD56,但是在再培养后,这些细胞的自我更新及再生细胞群表达了这三种标记物,即使没有雄激素也能表达。在表达雄激系受体的 LNCaP、LAPC-4、CWR22Rv1 人类前列腺癌细胞系,CD133+细胞出现频率较低($<5\%$),其自我更新、表达 AR、产生不

表达 CD133 异种表型的子代、拥有无限增生能力等与成为 CIC 的 CD133＋细胞一样。与 CD133＋及不表达雄激素受体的正常成人前列腺干细胞不一样,前列腺启动癌细胞(CICs)表达雄激素受体,并且不需要功能性 CD133。这些结果与表达雄激素受体的前列腺 CIC 来源于恶性转变的中间细胞相一致。这种中间细胞获得了干细胞样增殖能力,而且不是来源于恶性转变的正常干细胞(见表 5 - 1)。

第四节 | 雄激素受体

在前列腺癌变起始过程中,雄激素受体信号通路发生了明显的改变。一般来讲,基底上皮层增殖的成人干细胞和转化增殖细胞不表达雄激素受体或仅表达低水平的雄激素受体。这些细胞在成熟的过程中最终迁移至腔层并表达高水平的雄激素受体。雄激素受体达到一定水平后,其配体被占据后将会抑制这些细胞的增殖,并导致其分化为腔层分泌细胞。相反的,增生性炎症萎缩(PIA)的中间增殖细胞能够不同程度地表达高水平的雄激素受体,而且高级别前列腺上皮内瘤变(HGPIN)增殖细胞表达雄激素受体水平进一步得到增强。这些研究结果证实在肿瘤发展的早期阶段,雄激素受体信号通路发生了 hard-wiring 改变,因为雄激素受体表达细胞正在增殖并停止生长。这种能力的获得使得雄激素受体通过分子信号通路直接刺激这些起始前列腺细胞的增殖及存活。的确,雄激素受体的这种致癌能力为雄激素阻断治疗转移性前列腺癌提供了理论依据,证实雄激素信号通路是这一新治疗方法的首要目标。Mehra(2007 年)和 Tomlins(2005 年)研究表明:这种恶性转变与前列腺癌细胞功能改变引起雄激素受体新的活性有关。这种新的功能获得与脱氧核糖核酸(DNA)重组相关,比如跨膜蛋白丝氨酸蛋白酶- 2 基因(TMPRSS2)的启动子被易位,其包含雄激素反应元件(ARE),这使得部分有核红细胞转移特异性转录因子基因家族成员具有了对雄激素的敏感性。除了这些恶性依赖性转录转变,其他的分子改变也导致雄激素受体成为蛋白复合体的一部分,这就使前列腺癌细胞进行 DNA 复制。

雄激素阻断成为标准治疗转移性前列腺癌的方法已经超过 60 年,美国一年将有超过 30 000 名男性患者死于前列腺癌,尽管这些男性通过联合使用促黄体生成素释放激素类似物(LHRH)及其他抗雄激素进行了积极的雄激素阻断治疗。但是,这种治疗的失败并不意味着雄激素受体信号通路在前列腺癌的晚期阶段不再发挥作用。例如,从尸检标本中发现,大多数雄激素阻断治疗难治型患者的转移性前列腺癌组织中仍然有较强的雄激素受体表达。与此研究结果一致的是,从雄激素阻断治疗失败的患者中获得的较固定的前列腺癌细胞系(如:LNCaP、LAPC -

4、LAPC-9、MDA-PC-2B、Vcap、DuCap、CWR22Rv1等），它们仍保留着较高的雄激素受体蛋白表达。另外，对雄激素阻断治疗难治型前列腺癌细胞系进行雄激素受体表达阻滞将导致其停止增殖并最终死亡，无论在体内及体外结果均是一样的。

Ellis(1985年)的研究已经证实前列腺癌细胞的数量和（或）质量上的恶性生长与前列腺受体通路的改变有关，这也能解释在雄激素阻断难治型前列腺癌细胞中，前列腺受体生长信号为什么仍然能保留的原因。这种机制的解释基于以下事实：前列腺癌细胞的雄激素受体表达依赖于导致其恶性生长的雄激素的关键性阈值或雄激素受体复合物信号。Titus(2005年)和Montgomery(2008年)的研究认为，雄激素水平或雄激素受体复合物信号在众多因素下被增强后，如配体和（或）雄激素受体蛋白数量的增加，恶性生长将会引起雄激素阻断抵抗的出现。一组研究资料表明，标准的雄激素阻断治疗降低血清中90%的睾丸激素水平后，前列腺癌组织中的雄激素水平并没有降到足够低的水平以阻断雄激素受体生长信号。雄激素阻断后组织中雄激素水平的存留，故而推测与前列腺癌细胞获得了将类固醇前体物质转化成为雄激素的能力有关。

关于雄激素受体，实验证实，如果雄激素受体蛋白表达提高到一个足够的水平，即使雄激素阻断后组织中雄激素明显下降，在癌细胞中还是会产生足够的雄激素或雄激素受体复合物来刺激生长信号。这种增强作用可能是由于雄激素受体蛋白稳定增加，而其他生长因子信号通路（如MAPK激酶链、IL-6、Stat3、Her2等等）的"串话"将会引起雄激素受体蛋白特定位点磷酸化，从而导致其稳定性增加或雄激素受体mRNA翻译和（或）转录增强。关于转录控制，这与遗传改变（如在雄激素阻断抵抗前列腺癌细胞中经常发现雄激素受体基因扩增）及非遗传影响有关。

除了大量的刺激性因素引起雄激素受体蛋白表达量上的增加，雄激素受体本身也发生了改变，这两种因素导致雄激素阻断难治型前列腺癌细胞的产生。例如：雄激素受体变异后将在C终端LBD（如T877A、W741C等等）产生氨基酸变体，变异的雄激素受体蛋白将获得恶性生长的相关能力，从而产生生长信号与改变的类固醇甚至与反常的抗雄激素物质相结合。

但是，无论是量变还是质变，都要求一定水平的配体与雄激素受体蛋白相结合以在雄激素阻断难治型前列腺癌细胞内产生生长信号。基于以上理论，正在评估一系列新的治疗方法对这种雄激素受体结合的阻断效果。但是，从目前的数据资料来看，不管这些以配体为干预目标的治疗方法的效果如何，前列腺癌细胞最终都将保持为难治型。这是因为，雄激素受体通过其转录的选择性限制进行额外的质变，产生雄激素受体蛋白截短的异构体，这种异构体缺少C端配体结合域（LBD）。

这些配体结合域截断的雄激素受体异构体能够在前列腺癌细胞中持续产生不依赖配体的生长信号，因此基于配体的治疗方法对其不再产生作用。不管其机制如何，使雄激素受体蛋白表达耗竭的动因将能够阻止前列腺阻断抵抗型前列腺癌细胞的任何雄激素受体信号。

在 20 世纪 90 年代早期，已经证实了在正常前列腺细胞和恶性前列腺癌细胞中维持细胞内游离钙增加的动因能够触发凋亡。其中一种动因是天然植物的产物，毒胡萝卜素(TG)。毒胡萝卜素对细胞的渗透性很强，其一旦进入细胞内，将会抑制内质网中关键性的持家钙(SERCA)泵，如 SERCA2b(选择性雌激素受体钙)。Tombal(1999 年)和 Vander(2008 年)研究表明，这种 SERCA 泵的抑制将会引起内质网中高浓度钙离子的耗竭，将导致细胞外钙离子通过浆细胞膜上的储存钙通道开放，提高细胞内钙离子浓度，并且引起雄激素受体蛋白的耗竭及雄激素阻断难治型前列腺癌细胞的凋亡。毒胡萝卜素引起的雄激素受体耗竭被证实是一种普遍现象，涉及雄激素受体蛋白合成的抑制及细胞凋亡，同时也证实了基于毒胡萝卜素的方法是对这一致死性疾病有效的方法。不幸的是，毒胡萝卜素具有高度亲脂性，这使得其在系统性给药时具有毒性。为了突破这一限制，开发了一种氨基酸含有的毒胡萝卜素类似物，其仍具有耗竭雄激素受体蛋白及导致细胞死亡的功能，这种类似物能够与多肽类运载体共价结合并形成水溶性前列腺药，能够进行系统性给药。通过使用特殊的氨基酸序列来限制氨基酸包括毒胡萝卜素类似物从多肽前列腺药释放到前列腺特异性蛋白酶，如 PSA 及 PSMA95 - 100，或肿瘤特异性蛋白酶，如成纤维细胞活化蛋白(FAP)，这种前列腺药选择性地针对前列腺癌的代谢部位，并且已经进入临床开发阶段。

正常前列腺上皮细胞生长的雄激素调节与雄激素受体依赖的基质/上皮旁分泌信号，andromedins 的分泌(如生长和存活因子如 IGF - 1、FGF - 7、FGF - 10、VEGF)，其通过数个不同的细胞成分来调节前列腺的生长和细胞死亡。其中包括前列腺成人干细胞，其形成两个不同的细胞系：①终末分化神经内分泌细胞。②过渡扩增(TA)细胞，其成熟为中间细胞并最终分化为上皮细胞。每一种细胞成分都有唯一一套细胞标志物并且随雄激素受体状态及对激素的反应不同而不同。

目前较多的研究认为前列腺癌细胞可能来源于中间前列腺上皮细胞，据推测可能来源于中间前列腺上皮细胞，据推测可能来源于基质的 TA，通过雄激素受体的表达增强而出现恶变。而基质的 TA 细胞一般不表达或仅表达低水平的雄激素受体。这种功能的获得使雄激素受体能够通过分子信号通路直接刺激起始前列腺细胞的增殖和存活，并且为通过雄激素受体信号通路治疗前列腺癌的雄激素阻断治疗提供了理论基础，这种新的治疗方法将前列腺受体信号通路作为主要的干预目标。

第五节 ｜ 雌激素受体

长期以来,雄激素受体信号通路的改变与前列腺癌的形成与发展机制关系一直是前列腺癌的研究热点,但是越来越多的研究表明雌激素在正常或异常的前列腺生长中扮演了重要角色。雌激素主要是通过作用于细胞核上的雌激素受体(estrogen receptors,ER)对靶器官和组织产生影响。

目前,经典的 ER 分为 ERα 和 ERβ 两型,分别于 1985 年和 1996 年由 Walter 和 Kuiper 发现并证实。ERα 基因位于人类第 6 号染色体的 6q25.1 区,由 595 个氨基酸残基组成,估计分子重量大约 66 kDa。与雄激素或是孕激素受体不同,ERα 和 ERβ 不是同源异构体,可能是由不同染色体的分离基因编码而成,故而是不同的受体类型。ERβ 基因位于人类第 14 号染色体的 14q22～24 区,由 530 个氨基酸残基组成(此外,还有 485 个和 503 个氨基酸残基的异构体),分子重量为 60～63 kDa。ERs 属于甾体激素的核膜受体超家族成员,由 5 个结构域(A/B、C、D、E 和 F)组成。氨基末端的 A/B 区包含 1 个活化功能区(activation function-1,AF-1)调控配体非依赖的受体活化。ERα 与 ERβ 最大的结构差别在 A/B 区域,在此区域二者的同源性仅为 17%。ERα 的 AF-1 区域能够在不依赖配体的情况下激活转录,但是 ERβ 的 AF-1 区域对于转录的激活几乎没有作用。值得注意的是,ERβ 的 AF-1 区域的活性是依赖于配体激活 AF-2,而 ERα 的 AF-1 区域的活性不依赖于 AF-2 和配体。因此,特定的拮抗药(他莫西芬)与 ERα 结合后产生某些类似激动剂的效果,但是对于 ERβ 则起不到激动剂的作用。可见相同的雌激素受体调节剂对 ERα 和 ERβ 产生不同的调节作用。

成年人类、狗、猴和啮齿类动物的正常前列腺组织中 ERα 主要定位在间质细胞,但也只是在一部分细胞内有表达。大多数物种间质细胞的增殖可能是通过雌激素作用于间质细胞上的 ERα 而发生的。人类前列腺增生标本中的间质细胞核有雌二醇的聚集,表明间质细胞中 ERα 表达的增加可能是前列腺增生症的病因。有趣的是无论是正常还是增生的前列腺标本,前列腺尿道周围导管的上皮细胞都表达 ERα。Ricke 等研究证明,裸鼠长期服用低剂量睾酮后,从高级别前列腺上皮内瘤变(HGPIN)转变为前列腺癌的转化率为 35%～40%,如果同时给予雌二醇,癌性转化率接近 100%,这一结果充分说明雌激素可以加剧雄激素的致癌作用。与此相反,ERα 敲除的小鼠长期服用睾酮和雌二醇并不能诱导小鼠产生高级别前列腺上皮内瘤变或者前列腺癌,这表明 ERα 对于小鼠前列腺癌的发生至关重要。睾酮是雄性体内雌二醇最重要的前体物质,P450 芳香酶催化睾酮向雌二醇转化,这种酶在脂肪组织、肾上腺、睾丸和前列腺中具有活性,芳香酶可能是前列腺组织中调节雄激素和雌激素比例的关键所在。在上述提到的试验模型中,芳香酶敲除的小鼠发生前列腺癌的概率降低,这一结果表明原位产生的雌二醇对于前列腺癌的发生有重要的作用。高级别前列腺上皮内瘤变最有可能是人类前列腺的癌前病变,其 ERα 的 mRNA 和蛋白表达率分别为 30% 和 10%。前列腺上皮细胞的恶变过程中,ERα 的表达从基底细胞扩展到腔细胞并且表达水平增加。这表明 ERα 是一种致癌因素。

多个研究中心进行了 ERα 拮抗剂(托瑞米芬)治疗高级别前列腺上皮内瘤变的 II 期试验。总共 514 例高级别前列腺上皮内瘤变患者被分为 4 组,1 组为安慰剂组,另外 3 组患者分别服用 20 mg、40 mg、60 mg 的托瑞米芬。患者服药 6 个月和 12 个月时再次行 8 针的前列腺穿刺活检,服 20 mg 托瑞米芬组患者比安慰剂组患者的肿瘤发生率降低 48.2%,这也表明 ERα 参与了前列腺的癌变。雌激素及其受体对于前列腺癌的发展也有重要作用。低-中级别前列腺癌的 ERα 表达很低,高级别肿瘤(Gleason 评分 4 分和 5 分)ERα 的表达率分别为 43% 和 62%,转移灶和激素难治性前列腺癌 ERα 的表达最为显著。在前列腺癌发展过程中 ERα 是否具有功能,要看它的调控产物是否有变化。在各种 ERα 调控产物中,孕激素受体(PR)是雌激素依赖肿瘤中最重要的雌激素调控产物的标志物之一。在前列腺癌中,PR 与 ERα 的表达水平相平行,PR 表达最丰富的组织是激素难治性和转移性癌组织,包括骨和淋巴结转移。可见 PR 的表达随着肿瘤进展而进展,这表明前列腺癌中存在有功能的 ERα。上述事实为我们提供了一个可能的机制,前列腺癌细胞可以利用内源性或者外源性雌激素促进其生长而避开 ADT 的作用。

ERβ 在人类前列腺中的表达随不同的发育阶段而变化。ERβ 对前列腺上皮细胞分化产生作用,同时对抑制前列腺增殖也产生作用,对于雄激素刺激前列腺的生长起到抑制作用。间接的证据是成年后前列腺上皮细胞的 ERβ 表达降低,同时出现前列腺的增生和结构异常。实验表明 ERβ 在前列腺中还有免疫调节功能。研究表明,在实验小鼠的前列腺中可以观察到特征性的中到大量的淋巴聚集而野生型小鼠则没有,这表明在正常的前列腺中 ERβ 可能具有保护性免疫作用,可以减少组织损伤或者调节免疫细胞的浸润。众所周知,雌激素影响免疫系统的发生和发展,并且发挥有效的抗炎作用。现在有报道认为雌激素对前列腺的抗炎作用可能是通过作用于 ERβ 而实现的。ERβ 在人类前列腺腔上皮细胞中高表达,但是当前列腺癌变时部分表达欠缺。Price 等观察发现高级别前列腺上皮内瘤变中 ERβ 的表达显著降低或者缺失达 40%,这表明 ERβ 是一种肿瘤抑制因子。大多数的报道认为 ERβ 在前列腺癌中的表达水平随肿瘤级别的增高而降低。Cheng 等进一步验证 ERβ 是肿瘤抑制因子这一假设。他们用腺病毒把 ERβ 基因转染到前列腺癌细胞株内使之表达,结果发现癌细胞停止生长和侵袭,这表明高级别的肿瘤中缺少 ERβ,使得肿瘤易于繁殖和侵袭。Celhay 等的研究表明,激素非依赖前列腺癌组织中 ERβ 的表达明显低于激素依赖的前列腺癌组织。有趣的是,无论哪个级别的前列腺癌的转移灶细胞都 100% 的表达 ERβ。在激素非依赖性前列腺癌的转移灶中 ERβ 高表达是其重要特征,这一事实暗示转移灶细胞是雌激素的靶细胞。因此应用抗雌激素药物或者有效的选择性 ERβ 拮抗剂是一种潜在的靶向治疗方案。总之,有证据证明前列腺上皮细胞的 ERβ 有多种功能。如预分化、抗增殖、抗炎和抗氧化诱导剂。ERβ 的缺失可以导致前列腺癌的进展,转移灶中 ERβ 的重新表达预示在激素非依赖性前列腺癌的进展中 ERβ 有潜在的作用。

相当多的证据表明雌激素对于前列腺的生长和内稳态起到了重要的作用,这一作用是通过对间质细胞的 ERα 和上皮细胞的 ERβ 的不同调节而实现的。还有证据表明雌激素对于不同受体的调节可能是多种前列腺疾病发展和治病的原因。上述发现为治疗前列腺癌提供了新的途径和方法。

(吴振启　苏元华　袁　泉)

◆ 参考文献 ◆

[1] D'Antonio J M, Ma C, Monzon F A, et al. Longitudinal analysis of androgen deprivation of prostate cancer cells identifies pathways to androgen independence [J]. Prostate, 2008,68: 698 - 714.

[2] Dehm S M, Tindall D J. Androgen receptor structural and functional elements: role and regulation in prostate cancer [J]. Mol Endocrinol, 2007,21: 2855 - 2863.

[3] Hsu C L, Chen Y L, Ting H J, et al. Androgen receptor(AR)NH2- and COOH-terminal interactions result in the differential influences on the AR-mediated transactivation and cell growth [J]. Mol Endocrinol, 2005,19: 350 - 361.

[4] Klokk Tl, Kurys P, Elbi C, et al. Ligand-specific dynamics of the androgen receptor at its response element in living cells [J]. Mol Cell Biol, 2007,27: 1823 - 1843.

[5] Cheung-Flynn J, Prapapanich V, Cox M B, et al. Physiological role for the cochaperone FKBP52 in androgen receptor signaling [J]. Mol Endocrinol, 2005,19: 1654 - 1666.

[6] McEwan I J, Lavery D, Fischer K, et al. Natural disordered sequences in the amino terminal domain of nuclear receptors: lessons from the androgen and glucocorticoid receptors [J]. Nucl Recept Signal, 2007,5: e001.

[7] Lipinski R J, Cook C H, Barnett D H, et al. Sonic hedgehog signaling regulates the expression of insulin-like growth factor binding protein-6 during fetal prostate development [J]. Dev Dyn, 2005,233: 829 - 836.

[8] Litvinov I V, Vander Griend D J, Xu Y, et al. Low-calcium serum-free deft ned medium selects for growth of normal prostatic epithelial stem cells [J]. Cancer Res, 2006,66: 85,98 - 607.

[9] Huss W J, Gray D R, Greenberg N M, et al. Breast cancer resistance protein-mediated efflux of androgen in putative benign and malignant prostate stem cells [J]. Cancer Res, 2005,65: 40 - 50,66.

[10] Signoretti S, Pires M M, Lindauer M, et al. p63 regulates commitment to the prostate cell lineage [J].

Proc Natl AcadSci USA, 2005,102: 11355 - 11360.

[11] Dalrymple S, Antony L, Xu Y, et al. Role of notch-1 and E-cadherin in the differential response to calcium in culturing normal versus malignant prostate cells [J]. Cancer Res, 2005,65: 9269 - 9279.

[12] Wicha M S, Liu S, Dontu G. Cancer stem cells: an old idea — a paradigm shift [J]. Cancer Res, 2006, 66: 1883 - 90; discussion 95 - 96.

[13] Mizrak D, Brittan M, Alison M R. CD133: molecule of the moment [J]. J Pathol, 2008,214: 3 - 9.

[14] Hess D A, Wirthlin L, Craft T P, et al. Selection based on CD133 and high aldehyde dehydrogenase activity isolates long-term reconstituting human hematopoietic stem cells [J]. Blood, 2006,107: 2162 - 2169.

[15] Kania G, Corbeil D, Fuchs J, et al. Somatic stem cell marker prominin-1/CD133 is expressed in embryonic stem cell-derived progenitors [J]. Stem Cells, 2005,23: 791 - 804.

[16] Bauer N, Fonseca A V, Florek M, et al. New insights into the cell biology of hematopoietic Progenitors by studying prominin-1 (CD133)[J]. Cells Tissues Organs, 2008,188: 127 - 138.

[17] Bidlingmaier S, Zhu X, Liu B. The utility and limitations of glycosylated human CD133 epitopes in defining cancer stem cells [J]. J Mol Med, 2008,86: 1025 - 1032.

[18] Hudson D L, O'Hare M, Watt F M, et al. Proliferative heterogeneity in the human prostate: evidence for epithelial stem cells [J]. Lab Invest, 2000,80: 1243 - 1250.

[19] Collins A T, Berry P A, Hyde C, et al. Prospective identification of tumorigenic prostate cancer stem cells [J]. Cancer Res, 2005,65: 10 946 - 10 951.

[20] Vander Griend D J, Karthaus W L, Dalrymple S, et al. The role of CD133 in normal human prostate stem cells and malignant cancer-initiating cells [J]. Cancer Res, 2008,68: 9703 - 9711.

[21] Mehra R, Tomlins S A, Shen R, et al. Comprehensive assessment of TMPRSS2 and ETA Family gene aberrations in clinically localized prostate cancer [J]. Mod Pathol, 2007,20: 538 - 544.

[22] Tomlins S A, Rhodes D R, Perner S, et al. Recurrent fusion of TMPRSS2 and ETS transcription factor genes in prostate cancer [J]. Science, 2005,310: 644 - 648.

[23] Vander Griend D J, Litvinov I V, Isaacs J T. Stabilizing androgen receptor in mitosis inhibit prostate cancer proliferation [J]. Cell Cycle, 2007,6: 647 - 651.

[24] Litvinov I V, Vander Griend D J, Antony L, et al. Androgen receptor as a licensing facto for DNA replication in androgen-sensitive prostate cancer cells [J]. Proc Natl Acad Sci USA, 2006,103: 15085 - 15090.

[25] Vander Griend D J, Isaacs J T. Androgen receptor as a licensing factor for DNA replication. [M]// Tindall DJ, MohIer JL. Androgen Action in Prostate Cancer [M]. Springer; 2008.

[26] Jemal A, Siegel R, Ward E, et al. Cancer statistics, 2008 [J]. CA Cancer J Clin, 2008,58: 71 - 96.

[27] Yang Q, Fung K M, Day W V, et al. Androgen receptor signaling is required for androgen-sensitive human prostate cancer cell proliferation and survival [J]. Cancer Cell Int, 2005,5: 8.

[28] Titus M A, Schell M J, Lih F B, et al. Testosterone and dihydrotestosterone tissue levels in recurrent prostate cancer [J]. Clin Cancer Res, 2005,11: 4653 - 4657.

[29] Montgomery R B, Mostaghel E A, Vessella R, et al. Maintenance of intratumoral androgens in metastatic prostate cancer: a mechanism for castration-resistant tumor growth [J]. Cancer Res, 2008, 68: 4447 - 4454.

[30] Guo Z, Dai B, Jiang T, et al. Regulation of androgen receptor activity by tyrosine phosphorylation [J]. Cancer Cell, 2006,10: 309 - 319.

[31] Wang Y, Kreisberg J I, Ghosh P M. Cross-talk between the androgen receptor and the phosphatidylinositol 3-kinase/Akt pathway in prostate cancer [J]. Curr Cancer Drug Targets, 2007,7: 591 - 604.

[32] Taplin M E. Drug insight: role of the androgen receptor in the development and progression of prostate cancer [J]. Nat Clin Pract Oncol, 2007,4: 236 - 244.

[33] Jagla M, Feve M, Kessler P, et al. A splicing variant of the androgen receptor detected in a metastatic prostate cancer exhibits exclusively cytoplasmic actions [J]. Endocrinology, 2007,148: 4334 - 4343.

[34] Lapouge G, Marcias G, Erdmann E, et al. Specific properties of a C-terminal truncated androgen receptor detected in hormone refractory prostate cancer [J]. AdvExp Med Biol, 2008,617: 529 - 534.

[35] Dehm S M, Schmidt L J, Heemers H V, et al. Splicing of a novel androgen receptor exon generates a constitutively active androgen receptor that mediates prostate cancer therapy resistance [J]. Cancer Res, 2008,68: 5469 - 5477.

[36] Vander Griend D J, Antony L, Dalrymple S L, et al. Amino-acid containing thapsigargin analogs deplete androgen receptor protein via synthesis inhibition and induce the death of prostate cancer cells [J]. Molecular Cancer Therapeutics, 2009,8(5): 1340 - 1349.

[37] Singh P, Mhaka A M, Christensen S B, et al. Applying linear interaction energy method for rational design of noncompetitive allosteric inhibitors of the sarco- and endoplasmic reticulum calcium-ATPase [J]. J Med Chem, 2005,48: 3005 - 3014.

[38] Sohoel H, Jensen A M, Moller J V, et al. Natural products as starting materials for development of second-generation SERCA inhibitors targeted towards prostate cancer cells [J]. Bioorg Med Chem, 2006,14: 2810 - 2815.

[39] Denmeade S R, Isaacs J T. The SERCA pump as a therapeutic target: making a "smart bomb" for prostate cancer [J]. Cancer Biology & Therapy, 2005,4(1): 21 - 29.

[40] 苏元华. 性激素与前列腺癌[M]. 上海：上海科学技术出版社,2012: 22 - 35.

[41] Aggarwal S, Brennen W N, Kole T P, et al. Fibroblast activation protein peptide substrates identified from human collagen I derived gelatin cleavage sites [J]. Biochemistry, 2008,47: 1076 - 1086.

[42] Berges R, Tombal B. Androgens and prostate cancer first published by Ismar Healthcare, 2009 [J]. Duwijckstraat 172500 Lier, Belgium.

[43] 马然,卢剑,马潞林. 雌激素受体在前列腺癌中的研究现状[J]. 临床泌尿外科杂志,2011(7): 550 - 555.

第六章 非激素性前列腺癌的分子特征

50 多年前了解到,抑制雄激素活性,或去势,或抑制雄激素合成,能抑制或减少前列腺癌的扩散。事实上,雄激素及其受体在前列腺癌和正常细胞上起相反的作用。在正常细胞中,雄激素影响分化,在转化的细胞中,雄激素及其受体促进增殖。

雄激素在前列腺的发育和前列腺癌的进展过程中起关键作用。在动物实验中,雄激素和双氢睾酮能够诱发前列腺癌。然而,流行病学研究并未肯定雄激素浓度在前列腺癌患者与对照人群之间存在显著差异。这可能是由于雄激素的致病作用是在肿瘤形成前数十年间所产生的,同时目前的研究忽略了复杂的激素网络的相互作用。

胰岛素和胰岛素样生长因子(IGF)也是前列腺癌发病的相关因素。国内流行病学资料显示,按胰岛素浓度均分为四组,浓度最高组的人群患前列腺癌的危险为最低组的 2.6 倍。IGF1 是一种多肽生长因子,参与调节肿瘤细胞的增殖、分化和凋亡。前瞻性研究显示,与 IGF1 浓度最低的人群相比,最高组患前列腺癌的相对危险是其 4.3 倍。

近年来,前列腺癌和慢性炎症的相关性成为关注热点。有性传播疾病或前列腺炎病史的男性前列腺癌的发病危险增高。此外,遗传流行病学提示的前列腺癌高危基因是炎症反应的调控基因。当然,与许多未提及的危险因素一样,炎症的致癌机制仍有待进一步的研究验证。

由于前列腺特异性抗原(PSA)筛查的广泛使用以及公众对前列腺癌认知度提高,美国 75% 的前列腺癌患者仅有 PSA 的异常,91% 的患者病变局限。20 世纪 90 年代以来美国前列腺癌患者的 5 年生存率在 90% 以上。而国内大部分患者是以尿路症状或骨痛而就诊,一项多中心研究显示,仅 6.2% 的患者是由于 PSA 升高而被发现,其就诊患者的 PSA 中位数为 46.1 ng/ml。

家族史是前列腺癌的高危因素之一,一级亲属患有前列腺癌的男性的发病危险是普通人的 2 倍,而且当患病亲属个数增加或亲属患病年龄降低时,其发病危险随之增加。值得注意的是,遗传因素的作用在年轻患者中体现得更为明显。中国台湾地区的一项回顾性研究显示：6％的前列腺癌患者有阳性家族史，而发病年龄小于 70 岁的患者中 9.1％有阳性家族史。

前列腺癌家族聚集性的原因包括：基因易感性、暴露于共同的环境因素或仅由发病率高偶然引起。遗传流行病学的研究发现，单卵双生子的前列腺癌同病率明显高于双卵双生子，提示遗传因素在发病中占有重要地位。1996 年对前列腺癌高危家族的基因组研究首次将前列腺癌可疑位点定位于 1 号染色长臂（HPC1），称为 HPC1 基因座。进一步的研究发现，位于 HPC1 基因座的 RNASEL 基因在部分连锁家族中出现种系突变，导致其基因产物（核糖核酸分解酶）的表达异常，使其前列腺细胞凋亡失控。然而 RNASEL 基因的突变仅占遗传性前列腺癌的一小部分，前列腺癌发生过程中复杂的基因作用机制仍不清楚。

主要基因的多态性是导致前列腺癌基因易感性的另一个原因，研究较多的有雄激素受体（AR）、细胞色素 P450（CYP）、维生素 D 受体（VDR）和 2 型 5α-还原酶（SRD5A2）的编码基因。以雄激素受体基因为例，其第 1 个外显子包含编码转录激活域的两个多态性三核苷酸重复序列（CAG、GGC）。较短的 CAG 重复长度会导致 AR 的转录活性升高，增加前列腺癌的患病危险。国内的研究发现：中国男性的 CAG 重复序列长度大于西方人群；相对于 CAG 重复长度大于中位值的男性，重复较少者患前列腺癌的危险增加了 65％。

在第五章节已讨论过，雄激素发挥了不同的作用，在诱导正常前列腺上皮细胞中产生不同的相关蛋白质如 PSA，在 AR 没有激活时，它和前列腺细胞质中的热休克蛋白结合在一起，与 AR 结合在一起的雄激素睾酮或者是双氢睾酮（DHT）可以和热休克蛋白解离，雄激素结合受体接着易位到细胞核中，与雄激素应答物（ARE）聚合，因而激活雄激素依赖蛋白。

第一节　前列腺癌中的雄激素受体

前列腺癌的发生及发展与雄激素持续刺激密切相关，一组回顾性调查表明，80％的初治前列腺癌病例对雄激素阻断治疗敏感，但超过 50％的患者会复发，并转为雄激素非依赖性。激素非依赖性前列腺癌形成机制复杂，多种非雄激素刺激因子和细胞内多种调控机制异常与这一转变过程有关，而雄激素受体（androgen receptor，AR）在由激素依赖转变为激素非依赖和维持甚至推动瘤的恶性表型的过程中起着重要作用。在前列腺癌细胞中已发现的 AR 突变有以下几类：①AR 数量增加。②AR 的配体特异性降低。③受体 N 端区微卫星的改变。目前研究表明：雄激素受体对雄激素的高敏感性和配体非依赖性活化是前列腺癌发展为激素非依赖性的主要特征。近年来对雄激素受体突变、扩增、共激活物、信号转导与交联等分子水平的研究结果越来越多地揭示雄激素受体在前列腺癌发病机制中的重要作用。雄激素受体属于核受体家族中的一员,存在于除脾脏外机体的所有脏器组织中,介导雄激素的作用调控基因表达,对机体的生长发育特别是雄性生殖系统的发育与成熟、精子生成及雄性生殖过程起着至关重要的作用,其与疾病的关系已越来越成为人们研究的热点。以下就雄激素受体的结构、功能、转录调控、信号通路及其与疾病的关系进行阐述。

一、AR 的结构和功能

雄激素受体是介导雄激素在靶细胞中发挥作用的关键大分子,是一种配体依赖性的反式调节蛋白,属于核受体超家族成员,在结构上与糖皮质激素受体(glucocorticoid receptor, GR)和孕酮受体(progesterone receptor, PR)非常相似,主要存在于靶细胞的核内,编码 AR 的基因位于 X 染色体的长臂(q1112),长度为 90 kb,含有 8 个外显子和 7 个内含子。AR 的相对分子质量为 110 000,由 919 个氨基酸组成,主要由以下不同的功能域组成:N 末端结构域(N terminal domain, NTD)、DNA 结合区(DNA binding domain, DBD)、配体结合区(lingand binding domain, LBD)及分隔 DBD 和 LBD 的铰链区(hinge region, HR),其中 DBD 和 LBD 是高度保守的。

(一) N 端的转录调节区

该区可变性大,是 AR 与转录复合物结合并发挥转录激活功能的部分,其显著特点是具有编码不同的寡聚或多聚氨基酸的三核苷酸重复序列。融合蛋白实验及点突变实验表明,AR 分子 N 端第 142~485 残基间的序列为 NTD 的主要活性区域,NTD 中共包含 3 个保守区,即残基 1~30、224~258 和 500~541,其中 N 端头 30 个残基与 NTD 及 LBD 间的相互作用有关,特别是 23F(n)LF27 及其侧翼氨基酸对 AR 的 N/C 端相互作用起着决定性的作用。

(二) 配体结合区

该区位于 AR 的 C 端,由 AR 基因的外显子 4~8 编码,包含了 1 个信号转导结构域,能与多种信号分子结合,也称为 AF2,LBD 与配体结合后转变为排列紧密的构象,这种由配体诱导的构象转变对 AR 的 N 端与 C 端间的相互作用起重要作用。

(三) DNA 结合区

该区富含半胱氨酸,与其他的甾体激素有很高的同源性,其核心的 68 个氨基酸构成 2 个锌指结构,每个锌指都由 4 个半胱氨酸残基和 1 个锌离子组成,它们帮助 DBD 识别 DNA 上的雄激素应答元件(androgen response element，ARE)并与之特异结合，与 DNA 序列识别相关的 568 位 Gly、569 位 Ser 和 572 位 Val 称为 P 盒残基，它与糖皮质激素受体、盐皮质激素受体(mineralcorticoid receptor，MR)及孕酮受体相应位置上的构成完全一致。以上 4 种受体都可以识别 DNA 上相同的序列 5GGA/TACAnnnTGTTCT3。

(四) 铰链区

铰链区中包括了 1 个两段式的激素依赖性核定位信号(nuclear localization signal，NLS)(617~633 位氨基酸残基)，可在 AR 与雄激素结合后引发入核过程，具有调控受体活化的功能。

二、AR 的信号通路及调控

(一) 受体介导的转录起始调控

未结合配基的雄激素受体都定位在靶细胞的胞质区内，与热激蛋白及亲免蛋白(immunophilin)等共同组成无活性的复合体，雄激素的碳骨架与受体氨基酸残基侧链间的疏水作用决定了受体与配基结合的特异性。由于疏水作用不具有较强的特异性，许多其他的固醇类激素也可以进入并瞬时停留在受体的配基结合口袋内，可能产生浓度依赖的有限的串话效应(crossreactive)。结合配基后，受体的构象变化使它从多蛋白复合体中脱离出来，二聚化，识别核定位信号(nuclear localization signal，NLS)。核定位信号又能结合输入蛋白(importin)等，以其作为受体进入核内的分子伴侣。受体结合配基进入核内后，配基与受体的复合物即定位到特定的亚核区内。进入核内的雄激素受体可以特异性识别雄激素，选择性增强子中具有 3 个核苷酸间隔的反向重复序列 5TCTTCT3，并结合在靶基因的雄激素应答元件(ARE)上。受体 DBD 表面的第二个锌指蛋白模体中 585 位 Thr，616 位 Gly 及 617 位 Leu 残基和部分铰链区残基决定了这一特异性。这三个与 ARE 识别特异性有关的氨基酸残基位置表明，受体二聚体的表面结构影响 ARE 与受体结合的特异性。ARE 和许多雄激素应答单元(androgen responsive units，ARU)已被定位在靶基因转录起始位点的上游或下游，与此同时 AR 的调控与一些辅助因子有着密切的关系。到目前为止已经鉴定出几十种 AR 的辅助调节因子，其中多数是 AR 的辅助激活因子，AR 辅助抑制因子只占少数。按照分子结构和功能的相似性，可将已发现的 AR 辅助激活因子分为 7 个家族：信号转导和转录激活因子抑制蛋白(protein inhibitor of activated，PIAS)家族，F2 肌动蛋白(F2 actin)结合蛋白家族，肉瘤病癌基因(SRC)家族，与 AR 稳定性有关的辅助激活因子，影响 AR 细胞核/细胞质转位的辅助激活因子，与染色质塑型相关的辅助激活因子以及细胞信号通路成员。在受体介导的转录起始调控过程中,配基的结合使具有组蛋白去乙酰基酶活性的辅助抑制因子复合体解离,辅助激活因子被相继招募聚集在靶基因的启动子区。首先是激素受体辅助激活因子（steroid receptor coactivator, SRC）被募集,通过 LXXLL 模体直接结合到受体上,其次以此为平台继续募集 CBP 的结合,MAPK 介导的磷酸化作用可以增强 SRC 的作用。这些因子利用其组蛋白乙酰基转移酶活性使核小体发生重构化,从而使 TRAP 等复合物替换 SRC/CBP 复合体而结合到受体上,之后 RNA 聚合酶Ⅱ复合体被招募到 TRAP/DRIP 复合体上,诱导靶基因转录的起始,发挥对靶基因表达的调控作用。激素配基的结合使受体与辅助抑制因子 NCoR/SMRT 等解离,募集并结合辅助激活因子 SRC 等。受体 DBD 与雄激素受体应答元件（ARE）结合并引发磷酸化等反应。随后 SRC 复合物可能被 TRAP/DRIP 等复合物替换,募集并结合 RNA 聚合酶复合物 TBP/TAF RNA 聚合酶Ⅱ等,最后识别并结合到靶基因的 TATA 序列区介导基因转录的起始。

（二）辅助作用因子对受体的调控

研究表明,许多非特异性的辅助因子对受体的转录调节作用是必需的。SRC 能与 CBP/p300 相互作用,它们也能与受体直接相互作用,两者协同作用可增强受体的转录激活功能。CREB 结合蛋白 CBP/p300 与受体的 AF2 区呈配基依赖性结合,它们的组蛋白乙酰基转移酶（HAT）活性及 CBP 偶联因子（CAF）使激素结合的受体能够诱导染色质的重构化,有利于染色体双螺旋的打开。配基的结合也使 AF1、AF2 能够偶联一些辅助作用因子,如 DRIP 或 TRAP 等,形成辅助作用因子复合物,复合物又可以募集其他的调控蛋白,使激素受体辅子复合物耦联到核心启动子位置的 RNA 聚合酶Ⅱ及相关的转录因子上。具有 LXXLL 模体的 p160 家族主要包括 SRC,糖皮质激素受体相互作用蛋白 1（GRIP1）/转录调节因子 2（TIF2）等,它们通过疏水作用可以与受体的 LBD 相作用。配基结合后,TRAPs 被募集到受体 LBD 的 AF2 核心位置,同 DRIP 等直接与 RNA 聚合酶 2 相连接。辅助激活因子 ASC1 通过其锌指蛋白结构可以结合基本转录因子 TBPTF2A 及 SRC1CBP/p300 等。研究还表明在没有配基结合时,核受体辅助抑制因子（NCoR）的羧基端与受体的铰链区相耦联,抑制受体Ⅱ的活性。MEK1 激酶通路可以通过磷酸化作用对辅助抑制因子的出核起到抑制作用。辅助抑制因子对受体的抑制作用主要是与 DNA 结合的受体可能耦联 NcoR/SMRT 等,相继招募 2DAC 复合体的成员 Sin3、2DAC1/2、RbAp46/48 等,抑制受体活性的发挥。

（三）受体核转运调控

雄激素受体的质核转运不仅需要配基的活性,而且配基与受体的结合对其在核内的停留也是必需的。一分子的雄激素受体可以多次进出核而发挥作用,说明雄激素介导的信号转导过程的终止可能是通过配基的解离或失活而完成的,而不是通过受体的降解等其他因素。因此在每次激素介导的信号转导过程完成后,保持雄激素受体的活力可能是更重要的。此外,钙网蛋白(calreliculin)也可以通过与核受体 DBD 中 KXCFFKR(X=G, A, V)序列间的相互作用,抑制雄激素受体与 DNA 元件的结合。因此,钙网蛋白的上调可以调节雄激素在靶细胞中的作用强度。在受体与配基解离后,钙网蛋白也可能与受体竞争性结合 DNA 应答元件或促进受体的出核而成为激素对靶基因表达调控的一个终止信号。

(四) 雄激素受体与其他信号转导途径的交联

AR 某些位点的磷酸化状态改变后,能通过受体构象改变,增强或抑制 AR 活性。多种非雄激素配体通过独立或交联的信号转导途径激活 AR,促进前列腺癌细胞在无雄激素的条件下继续增殖。目前研究较清楚的激活 AR 交联途径主要有 PKA 途径、PKC 途径、TPK 途径和 JAK/STAT 途径。

三、雄激素受体在前列腺癌中的作用及相关分子特征

在生理条件下,雄激素受体的作用与不同诱导明显相关,一过性的增殖、诱导是间接发挥作用,它是通过雄激素受体阳性的基质细胞发挥作用,在前列腺癌中受体标志物作用的明显改变与其受体的变异也有关,尽管这种变异很少发生。非激素依赖性前列腺癌(AIPC)的可能机制是越过受体,细胞的发展是通过分泌神经肽物质或关闭了细胞凋亡路径,这种情况可能较为常见,第三种可能是雄激素受体基因编码的增扩。的确,遗传学上和组织学上的研究表明,前列腺癌中 AR 水平增高对内分泌治疗没有反应(图 6-1)。

(一) 凋亡抑制基因——PTEN

致细胞增殖恶性转化磷酸酶基因(PTEN)是迄今发现的第一个具有双特异磷酸酶活性的抑癌基因,也是继 $p53$ 基因后另一个较为广泛地与肿瘤发生密切关系的基因。PTEN 位于 10q23.3,转录产物为 515 kb mRNA,其蛋白产物含有一酪蛋白磷酸酶的功能区和约 175 个氨基酸的与骨架蛋白 tenasin、auxilin 同源的区域。PTEN 的磷酸酶功能区包括(I/V)HCXAGXXR(S/T)G 模体,后者也存在于酪氨酸和双重特异性(dual specifity)磷酸酶中。双重特异性磷酸酶能使磷酸化的 Tyr、Ser、Thr 去磷酸化。PTEN 的磷酸酶活性区和 CDC14、PRL1、BVP 等双重特异性磷酸酶的序列同源性最高。PRL1 和 CDC14 均参与细胞生长,且 CDC14 还能起始 DNA 复制。所以 PTEN 可能通过去磷酸化参与细胞调控。磷酸化和去磷酸化是调节细胞活动的重要方式,许多癌基因的产物都是通过磷酸化而刺激细胞生长。

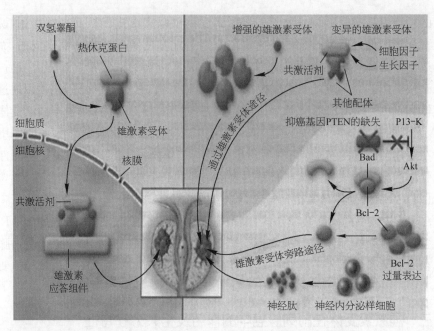

图 6-1　雄性激素受体在前列腺癌中的作用

左图：激素依赖型前列腺癌（或正常细胞）；右图：激素非依赖型前列腺癌

编者注：PTEN：新发现的抑癌基因，第 10 号染色体缺失的磷酸酶及张力蛋白同源基因。缺失表达，抑制凋亡，致细胞增殖恶性转化；P13-K 激活 Akt 途径：三磷酸酰肌醇激酶激活蛋白激酶 B 途径；BCL-2：B 细胞淋巴瘤/白血病 2，原癌基因抑制细胞凋亡（BCL-2 是一种蛋白）

引自 Debes J D, et al. Mechanisms of androgen-refractory prostate cancer. N Engl J Med, 2004,351:1488-1490.

因此，PTEN 可能与酪氨酸激酶竞争共同的底物，在肿瘤的发生、发展中起重要作用。10q23LOH 常发生在肿瘤晚期，约 70% 的恶性胶质瘤和 60% 的晚期膀胱癌可出现 LOH，但它却很少出现在低度恶性的胶质瘤和早期膀胱癌中。tenasin 通过黏着斑连接肌动蛋白轴丝。黏着斑是包括整合蛋白、黏着斑激酶、Src 和生长因子受体的复合物。PTEN 蛋白在凋亡、细胞生长、迁移、黏附、浸润等方面具有重要作用。有人将 PTEN 基因作为众多肿瘤预后的评价指标之一，研究其作用机制对肿瘤的诊断及其基因治疗具有重要意义，整合蛋白参与细胞生长调节、瘤浸润、血管生成和转移，据此推测 PTEN 也可能是通过参与调节该过程影响肿瘤转移。

PTEN 还可能通过对三磷酸酰肌醇激酶激活蛋白激酶 B 途径信号传导途径的负调控而抑制肿瘤的形成，这是对肿瘤抑制的新见解。然而人们对 PTEN 作用及机制的认识还处于初级阶段，PTEN 的具体作用底物及其相互之间的关系、PTEN

的表达与肿瘤分期分级的关系及对临床预后影响等尚有待进一步研究。考虑到在人类肿瘤中此类突变的高发频率,直接针对这一途径组分的新药或现行药会有治疗上的巨大优势。

(二) PI3KAkt 途径

三磷酸酰肌醇激酶激活蛋白激酶 B(PI3KAkt)途径是蛋白激酶耦联受体介导的一条重要的信号转导通路,即细胞外信号分子如生长因子结合受体后磷酸化 PI3K,活化后的 PI3K 通过对膜脂质和 PIP2 的磷酸化反应产生 PIP3, PIP3 是细胞生长调控中重要的信号分子,它结合 Akt 并使之定位于胞膜,Akt 发生构象改变,易于被磷酸化激活。Akt 是一种高度保守的蛋白质丝氨酸/苏氨酸磷酸化激酶,被认为是原癌基因之一,通过对凋亡调控蛋白的磷酸化而抑制细胞的凋亡。活化的 Akt 作用于其下游底物,促进细胞的增殖,抑制凋亡并对细胞周期起正调控作用。

(三) 凋亡抑制基因——Bcl 基因及相关基因

Bcl-2 的最初发现是在非霍奇金滤泡状 B 细胞淋巴瘤中分离出来的,它是在 14 号与 18 号染色体易位的断点上被发现的。

Bcl-2 是 B 细胞淋巴瘤/白血病 2 原癌基因,抑制细胞凋亡。Bcl-2 是一种蛋白,分子量为 26 000,其 C 端的 21 个疏水氨基酸组成一个延伸的链状结构。已经证实 Bcl-2 存在于线粒体外膜、核膜和内质网膜上。Bcl-2 家族在细胞凋亡调控中有重要的作用,是目前细胞凋亡研究的热点之一。Bcl-2 家族分为抑制凋亡和促进凋亡蛋白两大类。

Bax 是一种 Bcl-2 家族的前凋亡蛋白,一般出现在胞质中,并作为一种细胞损伤和刺激的传感器,响应损伤和刺激。Bax 将重新定位于线粒体表面并破坏在正常状态下抗凋亡的 Bcl-2 蛋白的功能。Bax 可以构成跨线粒体外膜的孔,并导致膜电位的降低和细胞色素 C(Cyt C)及凋亡诱导因子(AIF)的外流,细胞色素 C 与凋亡蛋白活性因子 1(apoptotic protease activating factor1,Apaf-1)和 ATP 及 pro-Caspase-9 形成复合物(凋亡体)并导致 Caspase-9 的激活。与细胞色素 C 的结合使 Apaf-1 与 pro-Caspase-9 的结合能力更强。一般来说,在胞质中的 Bax 以单体形式存在,然而在细胞发生凋亡时,与线粒体关联的 Bax 既可能以无活性的单体形式存在,也可能以与线粒体膜结合的大分子量的活性复合物形式存在。Apaf-1 调节细胞色素 C 依赖的 Caspase-9 蛋白原的自动催化活性,导致 Caspase-3 的激活并可引发细胞凋亡。Apaf-1 在成年人的脾脏、外周血白细胞、肾脏、肺和胎儿脑、肾、肺中呈高水平表达。Apaf-1 是参与激活凋亡过程中 Caspase 系统的关键因子。许多研究认为,细胞色素 C 信号转导途径诱导的细胞凋亡必须经过

Apaf-1 的激活,也就是说 Apaf-1 分子是连接细胞色素 C 途径与 Caspase 系统的桥梁。尽管 Apaf-1 的 N 端有一个 Caspases-1、2、3、4 和 9 所共有的 CARD(caspase recruitment domain)域,但由于 Apaf-1 没有任何 Caspase 活性,因此可以认为 pro-Caspase-9 在凋亡体中通过自身酶切反应而被激活。在此机制中,当 Bax 与 Bcl-2 或 BclXL 时形成异源二聚体时,它就阻断了这些分子的抗凋亡作用,抗凋亡分子 Bcl-2 及 BclXL 起阻止线粒体上孔的形成的作用。

肿瘤的 Bcl-2/Bax 表达比例与其发生和发展密切相关。Bcl-2 和 Bax 分别是 Bcl-2 家族中最主要的抑制凋亡和促进凋亡蛋白。在多数肿瘤中,Bcl-2 表达水平升高,而 Bax 表达下降。上调 Bcl-2 或下调 Bax 能抑制多种因素诱导的多种肿瘤细胞凋亡。反之,下调 Bcl-2 或上调 Bax 则促进多种肿瘤细胞凋亡。王业华等研究前列腺癌组织中细胞增殖与细胞凋亡及其相关蛋白表达的意义,采用原位细胞凋亡标记技术(TUNEL)及免疫组化 ABC 法对 36 例前列腺癌(PCa)和 11 例正常前列腺(NP)组织石蜡切片 p53、Bcl-2、Bax、PCNA 蛋白及细胞凋亡检测。前列腺癌细胞的增殖指数和细胞凋亡指数较 NP 明显增高,而且 AI/PI 比值较正常组织 AI/PI 低($P<0.01$):随着肿瘤分级的增加,细胞增殖水平明显增加($P<0.01$)。p53 蛋白表达与前列腺癌细胞增殖水平相关;Bcl-2 蛋白表达与细胞凋亡水平相关($P<0.05$);Bax 基因表达与凋亡无关,但发现它们的 Bcl-2/Bax 的比值与凋亡有关。表明高 Bcl-2/Bax 比值多见于低凋亡组,低 Bcl-2/Bax 比值多见于高凋亡组。研究表明细胞增殖与细胞凋亡均参与了前列腺癌的发生、发展。有人报道 p53 基因与细胞增殖水平的调控有关。Bcl-2 和 Bax 在细胞凋亡调节中起到重要作用,由于 Bcl-2 蛋白过量表达引起 Bcl-2/Bax 失平衡,在前列腺癌发生、发展过程中起到重要作用。

BAG1 是一种抗凋亡蛋白,有两个 BAG1 亚型:BAG1L(50 000)和 BAG1S(32 000)。孟庆超等研究凋亡抑制因子 BAG1 在前列腺癌组织(PCa)中的表达,探讨其与前列腺癌发生、发展的关系及其与 Bcl-2 和 Bax 表达的关系。采用免疫组织化学染色法检测 BAG1、Bcl-2、bax 在 10 例前列腺增生组织(BPH)、45 例 PCa 组织中的表达。结果显示,BAG1 在 BPH、PCa 中的阳性表达率分别为 20%(2/10)和 91.1%(41/45)。PCa 中 BAG1 表达水平明显高于 BPH($P<0.05$),且在癌组织中与肿瘤临床分期($P<0.01$)、病理分级($P<0.01$)呈正相关。BAG1 与 Bcl-2 在 PCa 中的表达正相关($P<0.05$),BAG1 与 Bax 在 PCa 中的表达也呈正相关($P<0.05$)。研究结果认为 BAG1 基因可能通过抑制凋亡在 PCa 的发生、发展中发挥重要作用,且其表达与 Bcl-2、BAG1 的异常表达密切相关。

（四）神经内分泌的调节作用

神经肽由感觉神经释放，参与组织细胞增殖、分化的调控。如血管活性肠肽（vasoactive intestinal peptide，VIP）是由 28 个氨基酸组成的神经肽，是一种重要的神经内分泌分子，在周围和中枢神经系统有广泛的分布。VIP 可使肺癌、前列腺癌等肿瘤细胞合成血管内皮细胞生长因子（vascular endothelial growth factors，VEGF）。VEGF 是血管内皮细胞特异性的丝裂原，能促进血管内皮细胞增殖、迁移，从而增强血管内皮细胞的通透性，促进新生血管形成；能通过与血管内皮细胞膜上的特异性受体结合，刺激血管内皮细胞增殖，进而促进肿瘤组织新生血管的形成。前列腺癌细胞神经内分泌分化是一种比较常见的现象，主要表现为前列腺癌中散在分布具有神经内分泌表型的癌细胞。近年来，神经内分泌分化在前列腺癌转变为雄激素非依赖性的过程中的作用倍受关注。宋毅等研究观察神经内分泌表型的前列腺癌细胞的旁分泌作用，对神经内分泌分化对前列腺癌细胞生长的作用及对雄激素受体表达的影响进行了研究，建立神经内分泌分化的前列腺癌细胞模型 PC3MNE 和 LNCaPNE；采用甲基噻唑基四唑（MTT）试验观察其调节前列腺癌细胞生长的作用［以吸光度值（A）表示］；采用逆转录聚合酶链反应和 Western 杂交方法检测 LNCaPNE 对 LNCaP 细胞雄激素受体表达的影响。研究表明在有雄激素时，LNCaPNE 的培养上清液不促进 LNCaP 细胞的生长，说明了神经内分泌的作用是雄激素非依赖性前列腺癌的重要机制之一。PC3MNE 的培养上清液可促进 PC3M 细胞的生长（A 值在培养 24 h 为 0.34 ± 0.18 与 0.50 ± 0.09，48 h 为 0.38 ± 0.16 与 0.57 ± 0.09，72 h 为 0.38 ± 0.15 与 0.55 ± 0.05，$P=0.05$）。

第二节 | 雄激素受体和致癌基因的关系

1941 年，Huggins 和 Hodges 首先发现前列腺癌（PCa）细胞依赖雄激素刺激生长，提出雄激素阻断治疗 PCa，手术或药物去势成为晚期 PCa 治疗的金标准。但雄激素完全阻断治疗却难以防止 PCa 疾病的进展，部分患者会发生对雄激素治疗不敏感。临床上，通常将应用雄激素完全阻断但疾病仍有进展的前列腺癌称为雄激素非依赖性前列腺癌（AIPC）。

研究表明在雄激素依赖性 PCa 细胞株研究中发现配体结构区 T877A 点突变能改变雄激素受体（AR）的功能，这样不仅雄激素，而且孕激素、雌二醇等都能激活 AR，甚至非固醇类抗雄激素制剂亦能激活 AR，这使雄激素去除治疗 AIPC 无效。T877A 点突变在晚期 PCa 中也被证实存在。其他被证实能影响 AR 功能的点突变有 V715M、701A 等。

前列腺癌为一异质性疾病,其由雄激素依赖性向雄激素非依赖性转变的机制尚不十分清楚,研究着重于以下几方面。

一、雄激素受体信号

研究表明 AR 可能是与 DNA 作用的受体复合物的一部分,这一受体复合物内有许多辅因子、雄激素共激活因子,能增强或抑制 AR 的转录活性。AIPC 的发生与 AR 的过度表达有关已得到证实,而 AR 的过度表达与不同的生长因子及细胞因子激发有关已在 AIPC 细胞中得到证实,这些因子包括表皮生长因子、胰岛素样生长因子 1、角质细胞生长因子和白介素 6 等。已有研究还表明 AR 可不依靠雄激素与蛋白激酶信号和受体酪氨酸激酶信号相互作用。Craft 等研究表明 Her2/neu 在雄激素缺乏的状态下能过度表达,并且在 AIPC 细胞中能激活 AR,而这种激活不能被氟他胺阻断,提示由 Her2/neu 酪氨酸激酶激活所激发的信号能提高 AR 的反式激活功能。同样,Signoretti 等发现雄激素依赖性 PCa 向雄激素非依赖性转变时,Her2/neu 表达提高。另外,AR 的复因子和共激活因子的变化也能影响 AR 的功能,这一点已经在体外 PCa 的研究中得到证实。Hellawell 等应用胰岛素样生长因子受体 1 反义寡核苷酸或反义 RNA 转染人 AIPC 细胞株 DU145,并应用顺铂、米托蒽醌、紫杉醇处理后培养表明能显著抑制 IGF1R 蛋白表达水平,提高细胞对化疗药物的敏感性,进一步表明下调 IGF1R 能提高药物诱导的细胞凋亡。这些研究表明信号传导系统在 AIPC 的发生过程中起着重要的作用,通过阻断这些信号的传导而抑制 AR 的活化,能够达到治疗的效果。

二、信号传导系统

AIPC 前列腺细胞的增殖、存活依靠于生长因子、细胞外基质和其他刺激物产生的信号激活细胞边缘受体。这些信号被依次传递至细胞核内,导致转录因子的激活,从而提高或降低调控细胞增殖、分化和凋亡的基因的表达水平。其中这些信号的改变,都能影响细胞的增殖、分化和凋亡,使 PCa 向 AIPC 发展。

三、受体酪氨酸激酶信号 RTK

包括许多生长因子受体,如 EGF 受体、PDGF 受体、VEGF 受体、FGF 受体等。一般细胞外信号与靶细胞膜上相应 RTK 结合,激活膜内相应的酪氨酸激酶进入细胞内,再通过胞质第二信号传导分子间的相互作用传至核,调控细胞增殖、转化及其他细胞反应,维持细胞正常的生态平衡。在 GFs 信号传递联锁中的任何改变,均可导致生长异常或无控增殖。RTKs 的过度表达能影响细胞的存活和生长。有研究表明,表皮生长因子在 PCa 中表达与 PCa 由激素依赖性向非激素依赖性转变时其表达水平提高有关。Sirotnak 等研究证实应用表皮生长因子受体酪氨酸激酶抑制剂 ZD1839 能够显著抑制 AIPC 细胞的生长,联合应用 bicalutamide 抑制效果更加明显,也证实了受体酪氨酸激酶在 AIPC 的发生及治疗中的重要价值。

四、凋亡调节异常

近来不少学者从凋亡的角度研究了 AIPC 的发生机制。去势后,绝大多数前列腺上皮细胞和雄激素依赖性肿瘤细胞可发生凋亡,但却不能引起 AIPC 细胞的凋亡。Bcl-2 是一种抗凋亡基因,其过度表达可以抑制细胞的凋亡而阻碍或延迟正常细胞分化,有助于肿瘤的发生。正常前列腺中 Bcl-2 只在基底内皮细胞有少量表达,而在不同分期的 PCa 及激素治疗后转移的 PCa 中广泛表达。Raffo 等应用免疫组化技术发现,在正常人前列腺分泌上皮无 Bcl-2 蛋白表达,而在 PCa 尤其是 AIPC,其表达显著增高。当 PCa 细胞系 LNCaP 被 Bcl-2 的 cDNA 转染移植于裸鼠后,肿瘤的形成时间缩短,生长不再依赖雄激素。一些抗肿瘤药物如泰素和长春花碱通过诱导 Bcl-2 磷酸化而使之失活,致使凋亡发生,对 AIPC 的治疗有一定的效果。

五、雄激素非依赖性前列腺癌(AIPC)的治疗研究进展

AIPC 细胞生长不依赖雄激素,因此单独激素治疗的疗效不佳,需要非特异性治疗,包括化疗、放疗及基因治疗途径的配合。

1993 年 Kelly 和 Scher 发现应用抗雄激素药物治疗反应良好的 PCa 患者,长期应用后,症状复发并有加重,前列腺特异性抗原(PSA)水平升高,撤除氟他胺后,症状迅速好转,PSA 亦下降,故称之为抗雄激素撤除综合征,研究还证实抗雄激素撤除综合征的发生与 AR 的突变有关。PCa 内分泌治疗开始多应用抗雄激素治疗,长期应用后易发生 AIPC。Oefelein 等发现 PCa 发展至 AIPC 通常需要 44 个月,有较高 PSA 浓度的患者易发生 AIPC,因而临床应用雄激素阻断治疗前应了解 PSA 浓度,治疗时应结合 PSA 监测水平及时停用抗雄激素药物,防止 AIPC 的发生。AIPC 一旦发生,应及时改用其他激素治疗。研究表明,开始即应用联合阻断雄激素治疗的 PCa 患者,停用激素后 PSA 能维持较长时间低水平,而且对再次应用抗雄激素治疗有良好的反应。发生 AIPC 后的用药是一个值得研究的课题。

六、TMPRSS2:ERG 基因融合到跨膜丝氨酸蛋白酶 2

Ets 基因最早由美国 Frederick 的国家癌症研究所分子肿瘤学实验室发现。

通过研究禽类逆转录病毒 E26，研究者发现了一系列拥有与 E26 高度稳定的同源序列的基因，根据 E26(E-twenty six)的缩写而将该基因命名为 Ets。该基因有 30 多个家族成员及亚家族成员。其共同特点是含有高度稳定的 DNA 结合域，能够和特定序列结合，调控靶基因的表达和功能。通过调节细胞的增生、分化、凋亡及上皮间质间的相互作用，并参与许多生理和病理过程。大量研究发现，Ets 在两栖类、鸟类及哺乳动物的发育和肿瘤的侵袭转移中发挥重要的调控作用。已有研究发现，Ets 家族成员及亚家族成员在不同的组织和不同发育期的表达与肿瘤的发生密切相关。Ets1 的表达与胰腺癌、乳腺癌、甲状腺癌、子宫内膜癌、口腔鳞癌、胃癌、肝细胞性肝癌(HCC)的发生转移有显著的相关性。转录因子 ELF3 能够调节鳞状上皮细胞分化相关基因的表达，在食管癌、肺癌和宫颈上皮癌的发生中起重要作用。*ELF4* 过表达可引起 A549 细胞系失去对裸鼠的致瘤性。ELF4 可以抑制肿瘤中血管生成及 *MMP2*、*MMP9* 的表达水平。*ELF5* 在肿瘤中表现为等位基因的缺失或重排，有可能参与肺癌、乳腺癌、前列腺癌的发生。

在前列腺癌中存在跨膜丝氨酸蛋白酶 2(TMPRSS2)与 Ets 相关基因(Ets related gene，ERG)、Ets 变异体基因(Ets variant，ETV)1、4、5 基因形成的融合基因，以 *TMPRSS2：ERG* 的发生率最高。截至目前，共检测到 20 多种 *TMPRSS2：ERG* 转录产物，编码 9 种蛋白质。缺失是融合的主要机制。融合基因有助于前列腺癌的诊断并指导临床用药，且融合亚型、拷贝数及转录亚型均与疾病的预后相关。因此，除了血清 PSA、Gleason 评分外，*TMPRSS2：ERG* 融合基因有望成为另一个预后因子。

Xueying 等研究前列腺癌患者的循环癌细胞(CTC)中 *TMPRSS2：ERG* 融合基因的存在及其与肿瘤转移之间的潜在关系，利用巢式逆转录聚合酶链反应(RTPCR)，在 27 例前列腺切除术中得到的前列腺癌活检标本中检测 *TMPRSS2：ERG* 和 *TMPRSS2：ETV1* 转录子出现的频率，在 15 名晚期雄激素非依赖患者的循环癌细胞中检测 *TMPRSS2：ERG* 转录子出现的频率。利用荧光原位杂交技术(FISH)分析 10 例 CTC 样本(取自 15 个 CTC 样本)，发现了 *TMPRSS2：ERG* 融合的 ERG 基因组截短情况。然而在 44% 的样本中发现了 TMPRSS2：ERG 转录子，但是没有检测到 *TMPRSS2：ETV1* 转录子的表达。FISH 分析结果显示，在 10 例 CTC 样本的 6 例中发现染色体重组影响了 *ERG* 基因，包括 1 例在原癌位置上发生了 *TMPRSS2：ERG* 融合。可是，在 15 例 CTC 样本中没有检测到 *TMPRSS2：ERG* 转录子，包括用 FISH 检测的 10 例。虽然需要进一步研究来确认 *TMPRSS2：ERG* 融合与前列腺癌转移之间的关系，但是通过 FISH 分析 ERG 基因组截短是一种有效的监测 CTC 的出现和前列腺癌潜在转移的方法。

　　毛易捷等在前列腺癌诊断中检测尿液 *TMPRSS2*：*ERG* 融合体是建立在前列腺按摩后尿液 *TMPRSS2* 基因和 Ets 转录因子家族成员 ERG 融合体的检测方法。有人在前列腺癌早期诊断中采用荧光定量 PCR 的方法检测前列腺癌患者（95 例）及前列腺良性增生患者（137 例）前列腺按摩后尿液 *TMPRSS2* 基因与 *ERG* 基因融合的转录体和 PSA mRNA 的表达量，两者比值采用 $2-\Delta Ct$ 方法计算，分析融合基因相对表达量在癌症组和增生组的差别以及与前列腺癌组织 Gleason 分级、临床分期等之间的关系。在 95 例前列腺癌患者按摩后尿液标本中，检测到 *TMPRSS2*：*ERG* 融合基因 67 例（70.5%）；137 例前列腺良性增生尿液沉渣标本中检测到 26 例 *TMPRSS2*：*ERG* 融合基因型（18.9%）；融合基因在前列腺癌组与前列腺增生组的表达量无显著统计学差异（$P=0.079$），尿 TMPRSS2：ERG/PSA mRNA 比值诊断 PCa 的 ROC 曲线下面积（AUC）为 0.772（95%CI：0.708～0.837），以 TMPRSS2：ERG/PSA mRNA 比值 $3\times10-5$ 为截短值时，其敏感度和特异度为 71.3% 和 81.2%，不同 Gleason 评分组之间融合基因阳性率有统计学差异（$P<0.01$），不同临床分期的阳性率也有统计学差异（$P=0.031$）。研究表明，建立前列腺癌按摩后尿液沉渣细胞中 *TMPRSS2*：*ERG* 融合基因的检测方法，可作为辅助诊断的方法，以减少穿刺活检的漏检率，有望为前列腺癌的发病机制研究提供新的思路。

　　戴美洁等研究了前列腺癌组织中 *TMPRSS2* 基因与 Ets 家族基因的多种融合亚型及其意义，了解前列腺癌组织标本中 *TMPRSS2* 基因与 Ets 转录因子家族成员 *ERG*、*ETV1* 及 *ETV4* 基因之间的融合情况及意义，并采用 RTPCR 琼脂糖凝胶电泳法检测 32 例前列腺癌患者及 34 例前列腺良性增生患者前列腺组织中 *TMPRSS2* 基因与 Ets 家族基因融合的 *TMPRSS2*：*ERG*、*TMPRSS2*：*ETV1*、*TMPRSS2*：*ETV4* 转录体。琼脂糖凝胶电泳阳性者，纯化 PCR 产物进行直接测序，用 BLAST 在线软件对其确定融合位点，分析融合基因与 Gleason 分级关系。结果表明，在 32 例前列腺癌组织标本中，检测到 *TMPRSS2*：*ERG* 融合基因 17 例（53.1%），含 5 种不同融合基因亚型，其中 1 种为新发现融合基因亚型（GenBank 登录号：EU090248），单一标本中可检测到 1 种以上 *TMPRSS2*：*ERG* 融合基因亚型；检测到 *TMPRSS2*：*ETV1* 融合基因 2 例（6.3%），为新发现融合基因亚型（GenBank 登录号：EU090249）；未检到 *TMPRSS2*：*ETV4* 融合基因型。34 例前列腺良性增生组织标本中均未检测到 *TMPRSS2*：*ERG*、*TMPRSS2*：*ETV1* 和 *TMPRSS2*：*ETV4* 融合基因型。按 Gleason 评分值分为中分化与低分化的两组前列腺癌组织标本之间融合基因阳性率差异无统计学意义（$P=0.169$），得出了前列腺癌组织中存在 *TMPRSS2*：*ERG* 和 *TMPRSS2*：*ETV1* 融合基因及多种亚型。前列腺癌融合基因的发现有望为前列腺癌的发病机制研究提供新的思路。FitzGerald 等近期的研究发现，前列腺癌中出现 *TMPRSS2*：*ERG* 融合基因与前列腺癌的强浸润性、复发以及死亡有着重要的关系。这种联系可以提供一种假设，即这个融合基因可以作为判断前列腺癌预后的一个指标。对两大人群中的 214 名前列腺癌患者用 FISH 方法检测 *TMPRSS2*：*ERG* 融合基因，该 FISH 方法可以检测出两种融合型（缺失和易位）和融合基因的拷贝数（单拷贝和多拷贝）。同时采用种系 DNA 的方法对 127 个病例中的 4 个 ERG 和 1 个 TMPRSS2 的单核苷酸多态性的基因型进行了检测。对 214 名肿瘤患者的 *TMPRSS2*：*ERG* 融合基因进行计数，其中 64.5% 阴性，35.5% 阳性。结果发现有融合基因的前列腺癌患者的生存率并未降低，且用易位和缺失进行分层分析或在保持融合基因拷贝数同等时，患者的生存率之间也无显著性差别，但是有该融合基因多拷贝数的肿瘤患者其生存率明显下降。同时还发现 *TMPRSS2* 基因的 rs12329760 位点的 T 等位基因变异与 *TMPRSS2*：*ERG* 融合中的易位融合和多拷贝数之间存在明显的正相关。研究表明，如果结果具有重复性，其结果显示的数据将为研究 *TMPRSS2*：*ERG* 融合基因产生的机制提供一定的依据，并为分析哪一类人群将发展成转移性前列腺癌提供一定的诊断依据。因属于 Ets 转录因子家族，在很多肿瘤中高表达，与肿瘤的血管生成、转移、浸润、抑制凋亡有关，ERG 基因在前列腺癌中主要受 *TMPRSS2*：*ERG* 融合基因的调节。近一半以上的前列腺癌病例表达 *TMPRSS2*：*ERG* 融合基因，其中 ERG 基因可能是前列腺癌的重要标志物，它的检测有助于前列腺癌的诊断和治疗方法的选择。*TMPRSS2*：*ERG* 融合基因的存在还会影响前列腺癌患者的预后。ERG 基因的生物学特征、作用机制、*TMPRSS2*：*ERG* 的融合机制以及 ERG 基因与前列腺癌的诊断、治疗和预后有密切关系。美国密歇根大学医学院 Chinnaiyan 等发现，前列腺癌细胞内数个基因重排对前列腺癌的发生和发展有重要作用。研究人员发现了两个新融合基因（*TMPRSS2*：*ERG* 和 *TMPRSS2*：*ETV1*），这两个基因是由 *TMPRSS2* 基因与 *ERG* 基因或 *ETV1* 基因融合生成的，*ETV1* 基因和 *ERG* 基因是前列腺癌的重要致癌基因，*TMPRSS2* 基因与前列腺特异相关。

Tomlins 等人用生物信息去研究和检索在前列腺癌中的基因比正常组织中的表达频度高。他们的癌症表型特征分析瞄准在加快和确定医学遗传基因的表型和表达特征的偏差与其绝对误差。这个研究主要集中在已知引起癌症的基因并可明确的基因编码的 Ets 转录因子、ERG、ETV1、ETV2、ETV4、ETV5 这些常见的表型。对基因表达提高得很多的这一观点作者们是有争议的。转录因子表达的增长除变异外是低量的生成已经被证实和确定（彩图 6-2）。

　　Tomlins 等人接着调查了 ERG 合成是否在雄激素的控制下含有基因融合杂交的细胞中进行,在 2 000 个基因的细胞中,ERG 在细胞内的表达伴有融合杂交的数目比受雄激素的控制下细胞多,只有 1 个基因对过量的雄激素可提高 ERG 在细胞内有融合杂交的表达,7 个基因对过量的雄激素没有作用。尽管如此,人们注意到了雄激素可提高这两种细胞的 PSA 的表达,同时注意到了许多(估计有 57%)前列腺癌的病例有 Ets 基因的过量表达,大于 90% 的过量表达是由于 ERG 或 ETV1 基因与 TMPRSS2 融合引起的。雄激素增加的作用因此解释成通过雄激素受体介导产生转录因子的表达,从分子生物学角度同样可解释应用剥夺雄激素的作用来进行治疗。

　　这些重要发现已经在多组试验中得到肯定,并进行了推广。

　　Elfving 等人确认,*TMPRSS2*：*ERG* 融合是很常见的。但他们没有检测到 *TMPRSS2* 与 *ETV1* 的融合,这些差异可能与样本量、地区性或方法学不一样等原因有关。

　　Cerveira 等人也检测了 *TMPRSS2*：*ERG* 融合情况,在 34 例前列腺癌中发现有 17 例(50%),但没有 *ETV1* 的融合,这些发现提示 *TMPRSS2* 与 *ETV1* 的融合是很少见的。他们研究了 19 例标本有先兆性损伤的高分化的前列腺内皮瘤(HGPIN),14 例良性前列腺增生和 11 例形态正常的前列腺。在 19 例 HGPIN 标本中发现 4 例(21%)有 *TMPRSS2*：*ERG* 融合,在对照标本中没有发现,在 42% 肿瘤标本中发现有染色体数目的改变,但在 HGPIN 标本中没发现,作者推测基因融合是染色体缺失的早期表现。在这两种患者中,在 HGPIN 损伤中可检测到基因的融合转录,但在没有癌存在的同一前列腺中没有检出有基因的融合转录,这一发现说明,可能是癌症的多中心发展,伴有或不伴有发生 Ets 路径导致的。

　　Perner 等人对 *TMPRSS2*：*ERG* 融合的过程特征进行了比较细致的研究,他们证实,在 118 例原发性前列腺癌中 49.2% 有 *TMPRSS2*：*ERG* 融合,41.2% 有未进行激素治疗的淋巴结转移(hormone naive lymph node metastases)。另外,用荧光原位杂交定位法在开始有融合的前列腺癌病例中有 60.3%(58 例有 35 例)检测到有染色体的缺失,在 42.9%(7 例有 3 例)的 *TMPRSS2*：*ERG* 融合的病例有未进行激素治疗的淋巴结转移,这些缺陷都与前列腺癌的进展有关。

　　在异体移植研究中,Hermans 等人将 11 种不同分级的不同异体前列腺癌移植到裸鼠上,所有 5 例雄激素依赖性的标本主要显示出 *TMPRSS2*：*ERG* 融合转录的过量表达。在 4 例雄激素非依赖性且受体阴性的异体移植物中有 3 例也观察到有融合基因(但未有表达出)。作者提示,*TMPRSS2* 和 *Ets* 基因融合在很多雄激素调控的前列腺癌中起关键作用,但在病程的晚期基因融合中不起作用。Ilijin 等人报道了在 19 例进展性的癌标本中有 7 例 TMPRSS2：ERG 融合,其中有 1 例有 Et4 因子(另一种 Ets 蛋白家族成员)的基因编码的融合。ERG 的表达是与 WNT (一种分子信号传递途径)水平的增加和细胞凋亡的调节减少有关。这两种作用都与癌基因有关,是在雄激素调控下促使基因融合的产生。

在研究转录的偏差而引起人前列腺 TMPRSS2：ERG 之间基因融合中,Clark 等人总结了 14 种不同的杂交转录特征,从 TMPRSS2 和 ERG 基因中每一个都包含有不同的序列和组合。转录包括两个正常全段 ERG 蛋白的引物编码,6 个 N 末端截去顶端的 ERG 蛋白和 1 个嵌合体蛋白编码,只有一个蛋白质产物含有 ERG 的 DNA 结合部位。有趣的是,杂交转录的特征图是从个体前列腺癌标本个别独立的区域发现的,这个发现提示,在不同的部位可引起单独的基因融合。

Laxman 等人对可能诊断 TMPRSS2：ERG 之间基因融合相关方面进行了初步的开创性研究,他们使用 PCR 分析对前列腺按摩后尿中 ERG 和 TMPRSS2：ERG 基因融合的表达,在 19 名患者中有 8 人(42%)可检测出这两种转录基因,这些令人鼓舞的结果可以支持大量的研究,虽然更深入的研究需要确保检测出这两种亚型的转录。

总的说来,结果提示 ERG(以及相关的转录基因)的表达在解释许多前列腺癌的增殖和流行病学机制中是非常关键的,至少与 ARS 有关。更多的工作是需要建立能预测和诊断各种融合的产物,这些结果也可大量用于研究其他类型的癌症。

第三节 进展期前列腺癌中的雄激素水平

一、睾酮、双氢睾酮

Nishiyama 等用高效液相色谱质谱共联仪对 103 例疑似前列腺癌、30 例已确诊前列腺癌并进行了去势和氟他胺(flutamide)治疗 6 个月的患者的血清和前列腺组织中的睾酮、双氢睾酮(DHT)以及脱氢表雄酮(DHEA)、硫酸脱氢表雄酮和雄激素水平进行了检测。

在治疗前,血清和前列腺组织中 DHT 的浓度有高度相关性($P=0.025$),前列腺组织中 DHT 与血清中的 DHEA($P=0.015$)以及硫酸盐 DHEA 之间也有高度相关性($P=0.015$),前列腺组织中 DHT 与血清中的睾酮浓度没有高度相关性($P=0.923$),这一结果提示,前列腺组织中 DHT 是从前列腺组织外的 DHEA 中合成而来的,或是与之相关代谢中合成的,减少外部睾酮的供给来合成前列腺组织内的 DHT 不是重要的途径。

治疗后的结果有很大的差别,前列腺组织中和血清中 DHT 浓度($P=0.869$)、前列腺组织中 DHT 与血清中 DHEA($P=0.708$)均没有相关性。前列腺组织中和血清中 DHT 浓度与血清中硫酸 DHEA($P=0.065$)均没有相关性,但是与血清中的睾酮浓度有相关性($P=0.033$)。结果表明,治疗后前列腺组织中 DHT 是从外部提供的睾酮在前列腺组织中合成的,或是从 DHEA 及相关代谢而来的。这个合成证据是来源于 Lock 等人的论文,用^{14}C 标记的醋酸盐加到 LN 前列腺癌细胞株在裸鼠上进行试验,标记物出现在 DHT 上,所以似乎是前列腺癌细胞能合成雄激素,是产生非激素依赖性前列腺癌的机制。

在治疗上,降低前列腺组织中 DHT 的量和血清中睾酮、DHEA、硫酸 DHEA 浓度是有意义的(均为 $P<0.001$)。尽管如此,前列腺组织中 DHT 的量要保持在控制值的 25%(治疗前为 5.44 ng/g 组织,$SD=2.84$,治疗后为 1.35 ng/g 组织,$SD=1.32$,两组 $N=30$)。人们推测,因雄激素剥夺疗法(ADT)引起的 DHT 形成模式从前列腺组织外到前列腺内分泌产生,仍然维持相对高水平的雄激素,使进展性的前列腺癌常被错误地认为是非激素依赖性的,事实上,在前列腺癌仍对激素有依赖性。Attard 等人最近的数据证实对去势疗法抵抗的前列腺癌通常仍是激素依赖性的。调查者对用一个低分子量的细胞色素 P(CYP17)抑制剂即醋酸阿比特龙(abiraterone)进行了Ⅰ期临床试验,CYP17 是合成雄激素的关键酶,特别是在合成雄激素和雌激素前体中的关键酶。在这一研究中,21 名前列腺癌患者只进行了化疗,对多种激素治疗耐药。患者每日 1 次不间断地用醋酸阿比特龙进行治疗,治疗剂量从 500 mg 渐进提高到 2 000 mg,研究证明患者对醋酸阿比特龙有很好的耐受性,事先预期的药物毒性导致的继发性皮质激素过量反应(即高血压、低血钾和下肢水肿)可以用皮质激素受体拮抗剂来对症处理。另外更大程度上,观察到 57%的患者长期内 PSA 下降超过 50%。另外,放射学症状的消失、乳酸脱氢酶的正常和随着止痛剂使用的减少、症状得到改善方面进行了观察,有趣的是 33%的患者由 TMPRSS2:ERG 基因融合状态变成融合阳性,约 83%的患者的 PSA 下降超过 50%,提示基因融合状态对醋酸阿比特龙有应答反应,这些数据为Ⅱ期临床试验提供了一个坚实的基础,对去势疗法有抵抗的前列腺癌在只进行化疗和多烯紫杉醇(docetaxel)治疗的试验正在进行中。

二、前列腺癌相关因子的 SUMO 化

细胞内存在多种蛋白质共价修饰方式,如磷酸化、乙酰化、泛素化、甲基化等,它们都对蛋白质发挥正常的生物学功能起着重要作用。其中泛素化(ubiquitylation)是介导蛋白质降解的重要方式之一,它通过将 76 个氨基酸的泛素

（ubiquitin，Ub）结合到靶蛋白上，形成多聚泛素链，被蛋白酶体识别。SUMO（small ubiquitin 2 related modifier）是一种广泛存在于真核生物中十分稳定的蛋白质家族，在脊椎动物中有 3 个成员，SUMO21、SUMO22 和 SUMO23 是类泛素蛋白家族的重要成员之一，可与多种蛋白结合发挥相应的功能，其分子结构及 SUMO 化反应途径都与泛素类似，但两者功能完全不同。SUMO 化修饰可参与转录调节、核转运、维持基因组完整性及信号转导等多种细胞内活动，是一种重要的多功能的蛋白质翻译后修饰方式。SUMO 化修饰功能的失调可能导致某些疾病的发生。与泛素化的修饰系统相似，SUMO 共价连接到靶蛋白上也需要一系列酶的级联反应，这个过程包括一个异二聚体的活化酶 E1，而 Ubc9 作为结合酶 E2 去识别特异的靶蛋白位点，并且不同的连接酶 E3 对于 SUMO 的转换和底物识别也是必需的。与泛素化靶向降解蛋白质不同，SUMO 化修饰参与了更为广泛的细胞内代谢途径，在调控蛋白质的稳定性，蛋白与蛋白之间的相互作用，转录活性以及细胞定位等方面均发挥着重要的作用。SUMO 化的一个重要作用就是促进转录因子与共抑制因子之间的相互作用，在大多数情况下，转录因子的 SUMO 化修饰都会引起它们转录活性的抑制。近年发现能被 SUMO 化修饰的转录因子和转录辅助因子的数量剧增，其中包括与前列腺癌相关的雄激素受体（AR）、转录因子 c2Jun、转录辅助因子 p300、AIB1、组蛋白脱乙酰酶（HDACs）等，说明这种翻译后的化学修饰在基因转录调控中起非常重要的作用，与肿瘤的发生、发展密切相关。SUMO 化修饰是一个动态可逆的过程，将 SUMO 从靶蛋白上去除，称之为去 SUMO 化，这是 SUMO 特异性蛋白酶（SENP）的主要功能。在哺乳动物中，SENP 主要有 5 种，其中 SENP1 是细胞核蛋白，能对多种 SUMO 化修饰的蛋白进行去 SUMO 化。SENP2 是核膜相联的蛋白酶，与 SENP1 具有相似的活性。SENP3 和 SENP5 存在于核仁中，由于这 2 种核酶间的同源程度较高，而且它们的底物特异性也相似，倾向于把它们归为一个单独的 SUMO 特异性蛋白酶亚家族。SENP6 主要在胞质中被发现，对它还知之甚少。不同的酶对不同的 SUMO 可能有一定的特异性或偏好性，SENP3 和 SENP5 作为核仁 SENP 家族成员，偏好作用于 SUMO22P、SUMO23 修饰的靶蛋白。虽然 SENPs 所具有的去 SUMO 化功能得到了很好的验证，但每种 SENP 的特异性以及 SENP 家族所具有的生物相关性还有待于进一步研究。SUMO 化只是近几年才发现的一种新的修饰方式，在基因转录调控的机制上，尤其是与肿瘤发生、发展的相关性还不十分清楚。因为 SUMO 化和脱 SUMO 化是一个动态的可变过程，有必要对这两个过程给予相同的关注。最近的研究发现，SENP1 在前列腺癌中高表达，而且雄激素能诱导 SENP1 的表达，表明 SENP1 与前列腺癌的发生、发展密切相关。

（一）前列腺癌相关因子的 SUMO 化

SUMO 化修饰绝大多数发生在细胞核内,且作用的底物是一些能调控基因转录的重要因子,与肿瘤相关的核受体如雄激素受体(AR)、糖皮质激素受体(GR)、孕酮受体(PR)等转录因子,都被报道是 SUMO 化修饰的底物。SUMO 化修饰位点存在于它们的抑制区域,即所谓的协同调控区域,SUMO 化修饰能削弱或者抑制它们的转录活性。而与前列腺癌相关的 AR,其 386、520 位的赖氨酸残基是 SUMO 化修饰的靶位点,这些位点的突变会增加 AR 的转录活性,研究表明 SUMO 化修饰与 AR 转录活性的抑制有关。转录因子 c2Jun 在许多肿瘤组织中均高表达,与前列腺癌的发生、发展密切相关,它的 229 和 257 位的赖氨酸残基能与 SUMO 结合,这种修饰作用抑制了 c2Jun 的转录活性。AR 和 c2Jun 可以与多种转录辅助因子相互作用,已经发现多种 AR 的转录辅助因子可被 SUMO 化修饰。辅激活因子 AIB1 具有 3 个 SUMO 化修饰位点,2 个主要的位点被定位在与核受体相互作用的核受体核内,研究证明 SUMO 化修饰能降低 AIB1 的转录活性,突变 SUMO 化修饰位点能增加 AIB1 的转录活性,p300 也是一个辅激活因子,它存在 1 个称为 CRD1 的结构域,能强烈地抑制转录。CRD1 结构域的功能并不依赖 p300 的组蛋白乙酰转移酶活性区域,但却能抑制其的转录活性。有研究表明,SUMO 化修饰对于 CRD1 依赖的转录抑制是必需的,突变 CRD1 结构域内的 2 个 SUMO 化修饰位点,会减弱 CRD1 结构域的转录抑制作用。因此,SUMO 化修饰提供了调控 p300 功能的一个新的机制,并为调节 AR、c2Jun 的转录活性找到了一种新的方法。转录抑制因子 HDAC1 和 HDAC4 也能被 SUMO 化修饰。HDAC1 的 SUMO 化修饰能增加它的去乙酰化酶活性,同时又增强其转录抑制活性,突变 2 个 SUMO 化修饰位点会大大减弱 HDAC1 介导的转录抑制,而 SENP1 去除 HDAC1 的 SUMO 化修饰后,AR 的转录活性增强。因此,SUMO 对 HDAC1 的翻译后修饰有利于其对 AR 介导的转录抑制。HDAC4 也能被 SUMO 化修饰,突变 HDAC4 上的 SUMO 化位点赖氨酸能降低它的去乙酰化酶活性和转录抑制活性。此外,转录抑制因子 Daxx 结合到 AR 的 N 端结构域时,需要 AR 的 SUMO 化,当突变 AR 的 SUMO 化修饰位点不能被修饰时,Daxx 则不能抑制 AR 的转录活性。而核受体的配体结合域(LBD)内的 SUMO 化,可防止转录抑制因子 NCoR 复合物从信号响应启动子上去除,表明 SUMO 化的一个重要作用可能是促进转录因子 AR 与共抑制因子之间的相互作用,从而使 AR 的转录活性被抑制。

（二）SENP1 增强 AR、c2Jun 的转录活性

通过 SENP1 的去 SUMO 化功能,利用荧光素酶报告基因,可检测 SENP1 对 AR 和 c2Jun 转录活性的调节作用。有趣的是,突变 AR 上的两个 SUMO 化修饰

位点并没有影响 SENP1 的转录激活作用,表明 SENP1 对 AR 转录活性的增强并不是通过对 AR 的去 SUMO 化来实现的。有研究发现,SENP1 极大地增强了 AR 的转录活性,这一结果依赖于 AR 配体的存在,而且 SENP1 的催化活性对于这一作用是必需的,因为 SENP1 的非活性突变体(R630L 和 K631M)对 AR 的转录活性并无影响,而其他类型的 SENP 对 AR 的转录活性则没有明显的影响。随后的研究发现,在 AR 转录激活的过程中,SENP1 的主要作用靶蛋白是 HDAC1,HDAC1 的 SUMO 化对于它的转录抑制是必需的,因为将 HDAC1 的 SUMO 化位点突变时,它不仅失去了去乙酰化的活性,还丧失了抑制转录的功能。因此,当 SENP1 不存在时,AR 的转录处于低水平状态,这主要是因为 HDAC1 的抑制作用;而当 SENP1 存在时,HDAC1 被去 SUMO 化,从而失去了其去乙酰化酶活性以及抑制转录的能力,使 AR 的转录活性在高水平状态下进行。SENP1 还能显著增强 c2Jun 的转录活性,并且这种转录活性的提高依赖于 SENP1 的去 SUMO 化。进一步研究发现,p300 对于 SENP1 增强 c2Jun 的转录活性是必须的,由于 SENP1 能够对 p300 的 CRD1 结构域进行去 SUMO 化作用,从而解除了 CRD1 结构域对 p300 的转录抑制作用。SENP1 调控转录因子 AR、c2Jun 的转录活性,可能也在其他相关的肿瘤发生、发展过程中扮演着重要的角色。

(三) SENP1 与前列腺癌

SENP1 在 AR 和 c2Jun 介导的转录过程中是作为一种强的辅激活因子,这促使我们去探究 SENP1 在前列腺癌发生、发展中的潜在功能。实验证明:SENP1 的沉默确实使细胞周期蛋白 D1 的表达减少,而稳定转染 SENP1 使细胞周期蛋白 D1 的表达增加,并使细胞增殖加强。细胞增殖依赖于 SENP1 所诱导的细胞周期蛋白 D1 的表达,这种通过 SENP1 调节细胞周期蛋白 D1 的表达是前列腺癌细胞生长调节的一种方式。SENP1 的过表达能调节 AR 和 c2Jun 的转录活性,并且这 2 个因子都参与调节细胞的增殖,因此推测 SENP1 的过表达可能会调节前列腺癌细胞的增殖。细胞周期蛋白(cyclin)D1 是在调控细胞增殖与细胞周期进程中起主导作用的因子。AR 的转录活性增强与前列腺癌的发生、发展密切相关,而 AR 所调节的前列腺特异性抗原(PSA)的表达是前列腺癌诊断的一个生物学指标。c2Jun 作为癌基因与前列腺癌的发生、发展密切相关,它的表达水平在癌症形成过程中是增强的。由于 SENP1 能直接调节 AR 和 c2Jun 这两个因子的转录活性,因此可在前列腺癌细胞中检验 SENP1 的表达水平。研究发现,在前列腺癌形成过程中,SENP1 的 mRNA 水平和表达量普遍上升。因此,在大多数前列腺癌细胞的发生、发展过程中,伴随着 SENP1 表达量的增加。此外,雄激素是 AR 的天然配体,而 AR 的生物学功能直接调节基因的表达。利用实时 RTPCR 对 SENP1 的 mRNA 水平进行检测,发现雄激素能够诱导 SENP1 的高表达。说明雄激素对 AR 产生的转录激活作用会对 SENP1 的表达水平进行正调节,SENP1 的表达与前列腺癌的形成以及细胞增殖有关。

蛋白质的化学修饰是基因表达调控的重要一环,其中的 SUMO 化与脱 SUMO 化间的关系影响细胞生长的动态平衡。SUMO 特异性蛋白酶 SENP1 在前列腺癌组织中是高表达的,但在正常组织中并非如此。雄激素能诱导 SENP1 的表达,而 SENP1 会增强 AR 和 c2Jun 的转录活性,并使细胞周期蛋白 D1 的表达增加,从而促使细胞增殖。因此,SENP1 在前列腺癌的发生、发展过程中可能扮演着非常重要的角色。将来的研究需要弄清前列腺癌中的 SUMO 化修饰网络与脱 SUMO 化的分子通路,并从中发现可能治疗恶性肿瘤的方法。

这些有用的结果提示,活性的 AR 在许多前列腺癌的病例中提供了很重要的增殖信号,常是进展性的病例,结果也提示,当前的趋向 ADT 疗法是不合适的,因为前列腺中仍有大量的有活性的雄激素,所以提示用放射疗法来剥夺雄激素的新疗法能成为一种新的途径。一种可能是用 ADT 联合抑制 5α-还原酶,这种酶是将睾酮转化为 DHT。多烯紫杉醇在这方面比 finasteride(非那雄氨)好,它可抑制存在前列腺中两种酶的形成,2 种联合使用的临床试验还没有完成,通过抑制 AR 的表达和抗 AR 核苷酸或通过醋酸阿比特龙阻断 CYP17 将成为治疗非激素依赖性前列腺癌的新趋势。

尽管如此,因为前列腺癌不是单纯的一种疾病,必须进行个性化的治疗。DTH 的抑制疗法更大程度上提高伴有 *TMPRSS2:ERG* 之间基因融合阳性株前列腺癌亚型患者的疗效(约 30%)。对于 AR 阴性的患者(约 5%)只给化疗。给患者一个合适的维持化疗结合内分泌治疗或可提高其生存率,这是依赖于干细胞的标志物是否存在或缺乏,更深的研究就要弄清这些课题。

(吴学兵)

◆ 参考文献 ◆

[1] 张健,高福录,刘芝华. Ets 转录因子家族在发育和肿瘤发生中的作用的研究进展[J]. 世界胃肠病学,2003,11(10):1624-1627.

[2] 韦玮,张浩,毛建平,等. 蛋白质 SUMO 化修饰研究进展[J]. 中国生物工程杂志,2008,(7):122-126.

[3] 高阳,陈思娇,宋今丹. SUMO 化修饰对 NFκB 信号通路的调控[J]. 中国细胞生物学学报,2008,30(6):701-706.

[4] 邱镇,孙颖浩,许传亮,等. PTEN 和 p27Kip1 共表达对前列腺癌 PC3 细胞增殖和凋亡的影响[J]. 中华外科杂志,2004,(10):600-603.

[5] 王业华,姜英,顾沈阳,等. 前列腺癌 p53、Bcl-2、Bax 基因表达与凋亡、增殖的关系[J]. 南京医科大学学报(自然科学版),2005,(8):564-567.

［6］孟庆超. Bag1 及 Bcl - 2 在前列腺癌组织中的表达及意义［J］. 现代肿瘤医学,2007,15(3)：366 - 368.

［7］李世林,胡礼泉. 前列腺癌组织中 PTEN、Bcl - 2 的表达及意义［J］. 华中医学杂志,2003,(8)：251 - 252.

［8］毛易捷,何晶晶,许刚,等. 尿液跨膜丝氨酸蛋白酶 2 基因和 Ets 转录因子家族成员相关基因融合体在前列腺癌诊断中的价值［J］. 中华检验医学杂志,2009,32(8)：905 - 909.

［9］戴美洁,陈俐丽,郑彦博,等. 前列腺癌组织中 TMPRSS2 基因与 Ets 家族基因的多种融合亚型及其意义［J］. 中华医学杂志,2008,88(10)：669 - 673.

［10］白燕峰. 跨膜丝氨酸蛋白酶 2Ets 融合基因与前列腺癌的关系［J］. 国际肿瘤学杂志,2009,36(7)：535 - 539.

［11］Mao X Y, Shaw G, Sharon Y, et al. Detection of TMPRSS2：ERG fusion gene in circulating prostate cancer cells［J］. 亚洲男性学杂志(英文版),2008,10(3).

［12］宋毅,吴关,辛殿旗,等. 神经内分泌分化对前列腺癌细胞生长及雄激素受体表达影响的实验研究［J］. 中华外科杂志,2004,(23)：1453 - 1456.

第七章　非激素性前列腺癌的分子特征与药物的作用

多种耐药机制促进了激素敏感性前列腺癌向非激素性前列腺癌（去势抵抗性前列腺癌，castration-resistant prostate cancer，CRPC）的发展，目前公认的 CRPC 治疗包括全身化疗（多西他赛和卡巴他赛）和针对 CRPC 耐药途径的靶向治疗，靶向治疗药物恩扎鲁胺（enzalutamide）和阿比特龙（abiraterone）虽然取得了显著的生存益处，但这些治疗的初级和次级抵抗性也发展迅速，高达三分之一的患者对恩扎鲁胺和阿比特龙有初级抗性，剩余的患者在治疗过程中最终也将会疾病进展，了解抵抗机制导致的疾病进展及发现新的靶向途径仍然是当前前列腺癌研究的焦点。本章节概述了当前对非激素性前列腺癌抵抗耐药机制分子改变的研究相关文献。

第一节 ｜ 雄激素轴的分子特征

雄激素轴是前列腺癌的重要生理组成部分，雄激素受体（androgen receptor，AR）是 AR 基因编码的 110 kDa 核受体，位于 Xq11-12 染色体上，有八个外显子，它是家族性基因（包括盐皮质激素受体、糖皮质激素受体、雌激素受体和孕激素受体）的一部分，它有四个功能区：氨基末端结构区域（N-terminal domain，NTD）、DNA 结合结构区域、铰链区及配体结合结构区域（ligand-binding domain，LBD），平时与细胞质中处于非活性状态的热休克蛋白处于结合状态，直到雄激素结合 LBD 引起构象改变导致热休克蛋白分离，受体的同源二聚化和随后的核易位，在细胞核中，它与 AR 调节基因启动子区的应答元件结合。睾酮主要产生于睾丸间质细胞，其次是肾上腺皮质，双氢睾酮（dihydrotestosterone，DHT）是 AR 的主要配体，是 5α-还原酶作用于细胞质内的睾酮合成，是前列腺微环境中的主要功能活性配体，其与 AR 的 LBD 结合比睾酮亲和力高 5 倍。

一、AR 介导的转录起始调控

未结合配基的雄激素受体都定位在靶细胞的胞质区内,与热激蛋白及亲免蛋白(immunophilin)等共同组成无活性的复合体,雄激素的碳骨架与受体氨基酸残基侧链间的疏水作用决定了受体与配基结合的特异性。由于疏水作用不具有较强的特异性,许多其他的固醇类激素也可以进入并瞬时停留在受体的配基结合口袋内,可能产生浓度依赖的有限的串话效应(交叉 cross-reactive),结合配基后,受体的构象变化使它从多蛋白复合体中脱离出来,二聚化,识别核定位信号(nuclear localization signal, NLS),核定位信号又能结合输入蛋白(importin)等,以其作为受体进入核内的分子伴侣,受体结合配基进入核内后,配基与受体的复合物即定位到特定的亚核区内,进入核内的雄激素受体可以特异性识别雄激素选择性增强子中具有三个核苷酸间隔的反向重复序列 5 - TCTTCT - 3,并结合在靶基因的雄激素应答元件(ARE)上,受体 DBD 表面的第二个锌指蛋白模体中 585 位 Thr, 616 位 Gly 及 617 位 Leu 残基和部分铰链区残基决定了这一特异性,这三个与 ARE 识别特异性有关的氨基酸残基位置表明,受体二聚体的表面结构影响 ARE 与受体结合的特异性。ARE 和许多雄激素应答单元(androgen responsive units, RU)已被定位在靶基因转录起始位点的上游或下游,与此同时 AR 的调控与一些辅助因子有着密切的关系。现已鉴定出几十种 AR 的辅助调节因子,其中多数是 AR 的辅助激活因子,AR 辅助抑制因子只占少数。在受体介导的转录起始调控过程中,配基的结合使具有组蛋白去乙酰基酶活性的辅助抑制因子复合体解离,辅助激活因子被相继招募聚集在靶基因的启动子区。激素配基的结合使受体与辅助抑制因子解离,募集并结合辅助激活因子,募集并结合 RNA 聚合酶复合物,最后识别并结合到靶基因的 TATA 序列区介导基因转录的起始。

二、AR 核转运调控

雄激素受体的质核转运不仅需要配基的活性,而且配基与受体的结合对其在核内的停留也是必需的,一分子的雄激素受体可以多次进出核而发挥作用,说明雄激素介导的信号传导过程的终止可能是通过配基的解离或失活而完成的,而不是通过受体的降解等其他因素,因此在每次激素介导的信号转导过程完成后,保持雄激素受体的活力可能是更重要的。此外,钙网蛋白(calreliculin)也可以通过与核受体 DBD 相互作用,抑制雄激素受体与 DNA 元件的结合,因此,钙网蛋白的上调可以调节雄激素在靶细胞中的作用强度,在受体与配基解离后,钙网蛋白也可能与受体竞争性结合 DNA 应答元件或促进受体的出核而成为激素对靶基因表达调控的一个终止信号。

三、AR 与其他信号转导途径的交联

AR 某些位点的磷酸化状态改变后,能通过受体构象改变,增强或抑制 AR 活性,多种非雄激素配体通过独立或交联的信号转导途径激活 AR,促进前列腺癌细胞在无雄激素的条件下继续增殖。研究表明 AR 可能是与 DNA 作用的受体复合物的一部分,这一受体复合物内有许多辅因子、雄激素共激活因子,能增强或能抑制 AR 的转录活性。CRPC 的发生与 AR 的过度表达有关已得到证实,而 AR 的过度表达与不同的生长因子及细胞因子激发有关已在 CRPC 细胞中得到证实,这些因子包括表皮生长因子、胰岛素样生长因子-1、角质细胞生长因子和白介素-6 等。已有研究还表明 AR 可以不依靠雄激素与蛋白激酶信号和受体酪氨酸激酶信号相互作用。Craft 等研究表明 Her2/neu 在雄激素缺乏的状态下能过度表达,并且在 AIPC 细胞中能激活 AR,而这种激活不能被氟他胺阻断,提示由 Her2/neu 酪氨酸激酶激活所激发的信号能提高 AR 的反式激活功能。同样,Signoretti 等发现雄激素依赖性 PCa 向雄激素非依靠性转变时,Her2/neu 表达提高。另外,AR 的复因子和共激活因子的变化也能影响 AR 的功能,这一点已经在体外 PCa 的研究中得到证实。Hellawell 等应用胰岛素样生长因子受体-1 反义寡核苷酸或反义 RNA 转染人 AIPC 细胞株 DU145,并应用顺铂、米托蒽醌、紫杉醇处理后培养表明能显著抑制 IGF-1R 蛋白表达水平,提高细胞对化疗药物的敏感性,进一步表明下调 IGF-1R 能提高药物诱导的细胞凋亡。CRPC 前列腺细胞的增殖、存活依靠于生长因子、细胞外基质和其他刺激物产生的信号激活细胞边缘受体。这些信号被依次传递至细胞核内,导致转录因子的激活,从而提高或降低调控细胞增殖、分化和凋亡的基因的表达水平。其中这些信号的改变,都能影响细胞的增殖、分化和凋亡,使 PCa 向 CRPC 发展。这些研究表明信号传导系统在 CRPC 的发生过程中起着重要的作用,通过阻断这些信号的传导而抑制 AR 的活化,能够起到治疗的效果。

四、AR 与致癌基因

研究表明在雄激素依赖性 PCa 细胞株研究中发现配体结构区 T877A 点突变能改变 AR 的功能,这样不仅雄激素,而且孕激素、雌二醇等都能激活 AR,甚至非固醇类抗雄激素制剂亦能激活 AR,这使抗雄激素治疗 CRPC 无效。T877A 点突变在晚期 PCa 中也被证实存在。其他被证实能影响 AR 功能的点突变有 V715M,L701A 等。

不少学者从凋亡的角度研究了 CRPC 的发生机制。去势后,绝大多数前列腺上皮细胞和雄激素依靠性肿瘤细胞可发生凋亡,但却不能引起 CRPC 细胞的凋亡。Bcl-2 是一种抗凋亡基因,其过度表达可以抑制细胞的凋亡而阻碍或延迟正常细胞分化,有助于肿瘤的发生。正常前列腺中 Bcl-2 只在基底内皮细胞有少量表达,而在不同分期的 PCa 及激素治疗后转移的 PCa 中广泛表达。用免疫组化技术发现,在正常人前列腺分泌上皮无 Bcl-2 蛋白表达,而在 PCa,尤其是 CRPC,其表达显著增高。当 PCa 细胞系 LNCaP 被 Bcl-2 的 cDNA 转染移植于裸鼠后,肿瘤的形成时间缩短,生长不再依靠雄激素。抗肿瘤药物如泰素和长春花碱通过诱导Bcl-2 磷酸化而使之失活,致使凋亡发生,对 CRPC 的治疗有一定的效果。

在前列腺癌中存在跨膜丝氨酸蛋白酶 2(TMPRSS2)与 Ets 相关基因(Ets related-gene, ERG)、Ets 变异体基因(Etsvariant, ETV)1、4、5 基因形成的融合基因,以 *TMPRSS2:ERG* 的发生率最高,截止到目前共检测到 20 多种TMPRSS2-ERG 转录产物,编码 9 种蛋白质,融合基因有助于前列腺癌的诊断、指导临床用药,且融合亚型、拷贝数及转录亚型均与疾病的预后相关,因此,除了血清前列腺特异抗原(PSA)、Gleason 评分外,*TMPRSS2:ERG* 融合基因有望成为另一个预后因子。后来的研究发现前列腺肿瘤中出现 *TMPRSS2:ERG* 融合基因与前列腺癌的强浸润性、复发以及死亡有着重要的关系,更加支持这个融合基因是前列腺癌的重要的预后标志物,可以作为判断前列腺癌预后的一个指标。

第二节 | 激素性前列腺癌向非激素性前列腺癌转变过程的分子改变

对于首次诊断为前列腺癌(包括进展期、晚期或转移性前列腺癌)患者,目前标准的治疗是雄激素剥夺疗法(androgen-deprivation therapy, ADT),ADT 可通过外科手术(双侧睾丸切除)或药物去势来实现,药物去势是利用不同种类的药物,包括 LHRH 激动剂、LHRH 拮抗剂和抗雄激素,这种疗法,尽管最初受益,但大多数患者将在 2～3 年间进展为去势抵抗性前列腺癌。去势抵抗性前列腺癌,以前称为激素抵抗性前列腺癌,是一种进展期的状态(临床或生化上的进展)的前列腺癌,其血中循环睾酮的水平处于去势水平($<50\,ng/dl$),当前对于雄激素在 CRPC 中继续发挥重要作用的认识引起了许多学者对这种患者治疗模式进行深入的研究。

激素敏感性前列腺癌进展到 CRPC 发病的分子机制已有广泛的研究,分为五大类:AR 扩增和突变、共激活剂和共阻遏剂修饰、异常激活/翻译后修饰、类固醇合成的改变和 AR 剪接变异,在 30%～80% 的 CRPC 细胞系中发现 AR 扩增,使得前列腺微环境中低水平雄激素状态下雄激素轴继续激活，AR 点突变导致在同一微环境中的 AR 活性增加，同时还拓宽了 AR 反应的配体库（包括非雄激素类固醇）；超过 150 个分子被确定为针对 AR 的共激活剂和共阻遏剂；已有研究表明 AR 调节复合物中不同组分的突变能改善雄激素刺激 AR 激活并导致疾病进展；异常激活包含以配体非依赖的方式激活 AR 途径，改变类固醇生成途径是指前列腺癌细胞绕过睾酮，利用肾上腺源通过 5α - 还原酶途径产生功能更强大的 DHT（dihydrotestosterone，DHT）；雄激素受体剪接变异（androgen receptor splice variants，ARV）使得野生型 AR 的活性改变。

第三节 ｜ 化疗时非激素性前列腺癌的分子改变

多西他赛是目前治疗 CRPC 患者的标准化学治疗模式，基于 SWOG 9916 和 TAX327 试验，显示多西他赛治疗较米托蒽醌有超过 3 个月的生存优势，直到最近，它仍是治疗 CRPC 患者的主要选择，直到阿比特龙和恩扎鲁胺的批准临床使用，它就不再是首选的一线治疗方法。然而，最近一项Ⅲ期临床试验，比较多西他赛和 ADT 联合与单独 ADT 作为初始治疗，发现激素性前列腺癌联合治疗较单独使用 ADT(ChemoHormonal therapy versusandrogen ablation randomized trial for extensive disease in prostate cancer，CHAARTED)提供 17 个月的生存优势，这种结果仅仅是在大型的临床试验或内脏转移性 CRPC 患者中取得的。在 2015 年美国临床肿瘤学会年会上，James 等报道了一项多期多组随机针对进展期或转移性前列腺癌的药物疗效评价初步结果，试验时将高危的局部进展或转移性前列腺癌患者随机分为 4 组进行治疗：单用激素治疗、激素疗法＋多西他赛、激素治疗＋唑来膦酸及激素治疗＋多西他赛＋唑来膦酸，试验发现，加用多西他赛组增加了 10 个月的生存获益，支持 CHAARTED 的试验结果。多西他赛是一种抗有丝分裂的化疗药物，通过结合微管中微管旦白的 β 亚基来发挥稳定整个微管的作用，防止解聚和抑制有丝分裂，诱导细胞凋亡，这是一个得到充分研究的很好的化疗药物，已有大量有关针对抵抗机制治疗时多西他赛的研究文献，多西他赛在多种恶性肿瘤中的耐药性（包括 CRPC）机制，与多药耐药蛋白（包括 P - 糖蛋白、多药耐药蛋白 1 与乳腺肿瘤耐药蛋白）有关。研究证明，在多西他赛耐药的细胞系中有Ⅲ类 β - 微管蛋白亚型的上调，这种异构体可导致微管不稳定，抑制这种异构体能恢复多西他赛敏感性。多种前列腺癌特异性途径促进了多西他赛的抵抗性产生，其中有些途径还没有用于靶向治疗，有些途径也没有靶向治疗价值。多西他赛耐药与细胞凋亡途径有关，特别是 $p53$ 基因的上调（这是一个重要的细胞周期调控因子，在前列腺癌时过表达)及 PAR1 基因的活化(通过 NF-κB 激活,诱导细胞凋亡)。多西他赛的抗有丝分裂活性本身即可诱导前列腺癌细胞生存,如 c-Jun N 末端激酶,激活许多转录因子包括 STAT-1、STAT-3 和 NF-κB,这些转录因子的敲除模型越来越多地证实了多西他赛敏感作用。伴侣蛋白(HSP27、HSP90 和 Culestin)的过度表达,也促进了多西他赛耐药性,二代的反义药物 OGX-011,在多西他赛的 Ⅲ 期临床试验证实可抑制 Culestin 分泌。为了了解靶向治疗多西他赛耐药性,有的实验室发现对紫杉烷耐药 C42B 细胞中 1 600 个基因的表达发生了改变,其中 52% 的基因表达上调,在紫杉烷耐药 C42B 细胞中 ATP 结合转运体家族的 ABCB1 上调表达非常高,而在紫杉烷敏感细胞中没有变化,ABCB1-shRNA 对 ABCB1 的抑制作用可使紫杉烷抗性 C42B 和 DU-145 细胞对多西他赛再敏感和增强细胞死亡作用,这是通过使用 Elacridar(ABCB1 抑制剂)在这两个细胞系的研究中得到证实的。Apiganen,一种天然的黄酮类化合物,最初就被证明有恢复癌细胞对多西他赛化疗敏感性,研究还发现 Apiganen 下调 ABCB1 的表达且呈剂量依赖性,从而逆转多西他赛耐药性。

卡巴他赛(cabazitaxe),一种 CRPC 多西他赛化疗失败后新的紫杉烷化疗药,被批准用于治疗 CRPC,TROPIC 临床试验证明对于卡巴他赛治疗进展期转移性 CRPC,与米托蒽醌比较有 2.4 个月的生存优势,除了这一重要的临床结果之外,卡巴他赛具有它新的作用机制,它与 P-糖蛋白 1 亲和力差,这点与多西他赛的耐药机制不同,这是卡巴他赛特有的。

第四节 针对雄激素合成药治疗时非激素性前列腺癌的分子改变

醋酸阿比特龙是一种不可逆的 CYP17A1 酶抑制剂,CYP17A1 在结构上类似于孕烯醇,在类固醇生成过程中,CYP17A1 促进孕烯醇酮转化成 DHT,CYP17A1 酶受到抑制会引起外周器官雄激素产生的显著减少,特别是肾上腺雄激素产生的减少。一个多中心、随机、双盲的 COU-AA301 Ⅲ 期试验证明,对多西他赛治疗后的 CRPC,阿比特龙/泼尼松治疗组较安慰组有 3.9 个月的生存获益,随后的 COU-AA302 试验证明阿比特龙在 CRPC 化疗前有 4.4 个月的生存获益,然而大约 1/3 的患者对阿比特龙有初级抗性,到 15 个月,最终所有患者出现疾病进展。CRPC 的进展包括通过 5α-还原酶途径,前列腺癌细胞在类固醇生成途径中绕过睾酮,产生 DHT,然而,CRPC 细胞仍然依赖于肾上腺源的雄激素,如二氢表雄酮及其硫酸化形式,在前列腺或肾上腺中它们可被 3βHSD(一种由 HSD3b 编码的酶)转化为雄烯二酮,然后通过两步过程将其转换为 5α-雄烯二酮中间物,这个过程是由酶 17βHSD3 和 AKR1C3(分别由 HSD17B3 和 AKR1C3 编码)介导转化的,通过靶向肾上腺雄激素的产生,阿比特龙可防止肿瘤内雄激素生成所需的雄激素前体的形成。然而,抗阿比特龙的患者仍会表现出肿瘤内雄激素生成的再激活,Attard 等证明 CYP17A1 的抑制,实际上导致了尿代谢物 3α5α-17HP 水平的升高,这是与雄激素的排泄有关的,它就是 5α-还原的雄激素 DHT 的主要代谢物,因此阿比特龙的使用可能又将 17 羟孕酮推向了 5α-二酮途径。涉及类固醇生成途径相关酶的上调和突变可能有助于 CRPC 的进展及其对阿比特龙的抵抗性,Chang 等在阿比特龙耐药的异种移植模型中发现了 HSD3B1(一种治疗 CRPC 的靶向酶)的 1 245 C 突变,Mostaghel 等发现在阿比特龙治疗的 LUAP 细胞系中类固醇生成途径中涉及的酶有 1.3～4.5 倍的增加,这些酶包括 CYP17A1、AKR1C3、HSD17B3 和 SDR5A2,类固醇生成途径的调节是很复杂的,研究发现 CRPC 中的 IL-6 作为类固醇生成酶(HSD3B2、AKR1C3 及 IL-6 抑制剂)增加表达的中介物是上调的。AKR1C3 是类固醇生成途径中的一种非常重要的酶,其活化会促进阿比特龙和恩扎鲁胺治疗的 CRPC 抵抗性,AKR1C3 在恩扎鲁胺耐药的 C42B 细胞株中的表达增加了 16 倍,用 AKR1C3 抑制剂 shRNA 或消炎痛敲除 AKR1C3,可以使恩扎鲁胺耐药的细胞株重新获得对恩扎鲁胺治疗的敏感性。

第五节 针对雄激素受体抑制剂治疗时非激素性前列腺癌的分子改变

在 CRPC 的进展过程中,雄激素轴继续活跃并发挥着重要作用。当前新一代的 AR 信号抑制剂正在开发研究中,其中研究最为充分也是目前唯一被批准使用的是恩扎鲁胺,与第一代抗雄激素相反,恩扎鲁胺也是一种抗雄激素,但它对 AR 具有多重效应:C-末端配体结合区的竞争性抑制剂及阻止 AR 核易位、AR 与 DNA 的结合和共激活剂的募集。在对多西他赛失败的 CRPC 患者进行的双盲、安慰剂对照 AFFIRM Ⅲ期试验中,结果显示恩扎鲁胺较安慰剂组有 4.8 个月生存益处,随后的 PREVAIL 试验表明,恩扎鲁胺在 CRPC 患者化疗前的有效性,正如在评估阿比特龙的试验一样,有大约 25％的患者在治疗前 3 个月内进展,表现为对恩扎鲁胺初级抵抗,到 24 个月,所有患者均出现疾病进展。

实验研究已经广泛地关注自噬的过程,自噬是一个潜在的重要生理过程,它可能参与对许多治疗包括恩扎鲁胺抵抗,由此它也可能是重要的辅助治疗靶点,自噬是一种生理代谢过程,平常它以基本速率保持活性,但可以响应应激源而激活,一且激活,它以利用溶酶体介导的细胞蛋白和细胞器降解产生能量,癌细胞可以激活自噬,以延长在各种治疗方式引起代谢应激苛刻条件下的存活,但如果被推到过度或放松的自噬,这个过程可以诱导Ⅱ型程序性细胞死亡,ADT已被证明能诱导自噬,但确切的机制尚不清楚,抑制自噬可以作为辅助治疗的潜在靶点。

由于恩扎鲁胺是靶向 AR 的配体结合区,该区域的点突变也可能导致二次抗性,据报道,Phe876Leu 突变会使恩扎鲁胺起到激动剂的作用而非受体拮抗剂作用,不过这点尚未得到临床证实,第一代抗雄激素也有相似的作用。另一种机制是"糖皮质激素受体接管"途径,糖皮质激素受体是一种结构上类似于 AR 的核受体,糖皮质激素最初也对前列腺癌有抑制作用,所以通常与 CRPC 的早期治疗结合使用,然而,由于糖皮质激素受体的 DNA 结合区(DNB)与 AR 的 DBD 非常相似,并且糖皮质激素受体已被证明与许多 AR 调节的基因结合,其在化疗或 ADT 治疗的患者中的上调也可能促进恩扎鲁胺的耐药性。

第六节 | 雄激素受体剪接变异体

雄激素受体剪接变异体(ARV)是组合型激活的野生型 AR 剪接体,被剪接部分通常是 C-末端配体结合区,至少有一种变体,ARV8,被报道失去 DNA 结合区,LBD 的丧失使这些剪接体呈配体非依赖性,ARV 的真正功能含义尚不完全清楚,因为还缺乏直接测量这些变异体的特异性抗体(需要使用转录 RNA 水平进行测量评估),然而,因为有某种程度的翻译后修饰的存在,转录的 RNA 水平也可能反映不了蛋白质的水平。

ARV 在临床 CRPC 中的作用正在建立,Hornberg 等报道与激素敏感性前列腺癌骨转移相比,CRPC 骨转移中 ARV 表达水平更高,且 ARV 的表达与预后不良有关。实验室研究强烈支持 ARV 作为 CRPC 抵抗机制的作用,配体丢失结合区去除了雄激素信号抑制剂如恩扎鲁胺类药物的靶点,CRPC 能够克服阿比特龙和抗类固醇生成剂介导的瘤内雄激素的损失,Li 等证明在 CWR22Rv1 细胞中敲除 ARV7 能够恢复抗雄激素的反应性,这就成为未来治疗的重要靶点。Antonarakis 等研究表明,在用恩扎鲁胺或阿比特龙治疗的循环肿瘤细胞中,与没有 ARV7 存在相比,ARV7 的存在降低了前列腺特异性抗原(PSA)应答、缩短了无进展生存期和总生存期,Azad 等最近的研究工作也证实了这点,其中,预处理 AR 基因畸变(拷贝数增加和/或外显子缺失)可预测 PSA 反应差及出现放射学/临床进展时间短。在 AFFIRM Ⅲ和 COU-AA-301 试验中,分别证实了这种 AR 基因畸变导致对恩扎鲁胺和阿比特龙初级抵抗性,有趣的是,在 Antonarakis 等提出的数据中,对多西他赛治疗的患者,无论循环肿瘤细胞中是否存在 ARV7,PSA 反应与无进展生存无显著差异。与阿比特龙和恩扎鲁胺治疗的患者相比较,多西他赛治疗的 ARV7 阳性患者,有更好的 PSA 反应和更长的中位无进展生存期,这表明紫杉烷类物质对 ARV7 阳性患者不易发生原发性耐药,因此,对已知有 ARV7 表达患者,这可能是一种更好的治疗选择。

第七节 │ 交叉耐药时的分子改变

随着越来越多的药物批准用于 CRPC 的治疗,确定这些药物的治疗顺序也是一个问题,对所有公认的治疗 CRPC 药物来说,交叉耐药性已变得很明显,限制了这些药物在先前治疗失败患者的使用。Cheng 等在 310 例转移性 CRPC 患者的一项大型回顾性研究中证实,先前阿比特龙或多西他赛治疗钝化了随后恩扎鲁胺治疗的反应,在先前使用过阿比特龙和多西他赛治疗的患者中,PSA 下降和 PSA 无进展生存均显著减弱。其他研究也表明,在阿比特龙之后使用多西他赛治疗的相似结果,Nadal 等也证实多西他赛治疗后使用恩扎鲁胺的钝化效果。Van Soest 等证明,AR 靶向治疗后的紫杉烷疗效也减弱,多西他赛可抑制恩扎鲁胺敏感去势小鼠体内肿瘤生长、AR 核易位、AR 调节基因表达和 PSA 水平,而在恩扎鲁胺抗药的肿瘤中则无此作用,这种交叉抗性表明紫杉烷治疗实际上在 AR 轴调节中通过微管抑制 AR 转运起作用,另一种现象是无论多西他赛和 AR 靶向治疗的顺序如何,均发生交叉耐药性。AR 靶向治疗和卡巴他赛交叉耐药似乎较不显著,卡巴他赛克服了通过 P-糖蛋白介导的对多西他赛耐药性,这是它与多西他赛相比不同而独特的作用机制,这可以解释为什么它与 AR 靶向治疗不具有相同的交叉抗性。van Soest 等评价了卡巴他赛在恩扎鲁胺敏感和耐药的去势小鼠抗肿瘤作用,发现卡巴他赛对恩扎鲁胺耐药的肿瘤仍然有效,更重要的是,卡巴他赛与多西他赛不同,它的作用机制不是通过 AR 途径,AlNakouzi 等的体内和体外都证实了相似的结果。

交叉耐药性也推动了对抑制耐药途径分子的研究,并强调了联合治疗的作用,CHAARTED 试验通过多西他赛和 ADT 联合治疗,显示在晚期前列腺癌的任何治疗方案中联合治疗的价值及提供最大的生存获益。自噬抑制剂二甲双胍和氯米帕明,ARV7 抑制剂氯硝柳胺,NTD 抑制剂 EPI-1,AR 降解促进剂 ASC-J9,以及新的药物如 SD70,都是目前批准的辅助用治疗药物,它们的功效与批准的疗法结合使用是联合作用而不是竞争性作用,如 SD70,当与恩扎鲁胺、阿比特龙和多西他赛一起使用时,具有附加的细胞毒性作用,因此,未来对前列腺癌的治疗方法是走向联合用药而不是单一药物治疗。

第八节 | 新型治疗方法的分子改变

在对 CRPC 的治疗中有研究利用自噬抑制剂,如氯米帕明和二甲双胍,证明单用或联合细胞毒性药物治疗的有效性。通过小鼠体内和体外小鼠模型试验,证明了氯米帕明(clomipramine)和二甲双胍(metformin)可以显著增加细胞毒性,与恩扎鲁胺的对照研究发现,恩扎鲁胺和氯米帕明联合用药可使肿瘤体积减小 91%,恩扎鲁胺与二甲双胍联合用药肿瘤体积减小 78%,而单独服用恩扎鲁胺肿瘤体积减小 25%~50%,相关的临床试验正在探索二甲双胍联合恩扎鲁胺对 CRPC 的辅助治疗作用。

另一个重要的靶向目标是 AR 的 NTD,与其他类固醇受体 NTD 相比,其同源性小于 15%,作为一个保留部分的剪接变异体以及全长 AR,它有希望成为治疗靶点(以配体非依赖性雄激素轴激活)。EPI - 001 是一种小分子 NTD 抑制剂,即使在雄激素水平增加的情况下,也它是一种有效和特异的 AR 转录活性抑制剂,由于靶向 NTD,它在体外和体内试验均能降低 ARV 的活性,ASC - J9,一种 AR 降解促进剂,靶向全长 AR 和 ARVs,也有同样的作用。

研究人员已经将注意力转向剪接变异体的特异性抑制剂,氯硝柳胺(niclosamide)是一种抗蠕虫药,可通过多种机制抑制 ARV7 活性,通过减少招募 ARV7 到下游目标的启动子区域抑制 ARV7 的转录活性,而恩扎鲁胺没有,它还抑制 ARV7 特异性蛋白表达并增加蛋白质降解。MG132,一种 26S 蛋白酶体抑制剂,可减少氯硝柳胺介导的 ARV7 蛋白表达抑制,表明氯硝柳胺可通过蛋白酶体依赖途径诱导 ARV 降解,在对恩扎鲁胺耐药的表达 ARV 的 C42B 细胞中,氯硝柳胺具有明显的剂量依赖性细胞毒作用,当恩安扎鲁胺结合使用时,表现出协同效应。

新药的开发研究仍在进行,芯片技术也被用于新药的开发研究,利用各种生理状况下全基因组结合筛选出来潜在治疗新药,以这种方式,SD - 70 是分子库中的合成化学物,为前列腺癌的抑制剂,是一种组蛋白去甲基化酶抑制剂,体内外试验已证实其对激素敏感性 LNCaP 细胞、C42B 细胞和耐药 C42B 细胞具有细胞毒作用。

第九节 | 总结

CRPC 是一种难以治愈的癌症,目前尽管有多种治疗药物,但最终都将进展,通过了解药物的分子抵抗机制，靶向治疗来克服这些耐药的途径，从而为这类患者的临床治疗提供益处，未来对 CRPC 治疗方法必将是联合治疗，对其分子抵抗机制的研究将更加深入才行。

（夏维木）

◆ 参考文献 ◆

[1] Siegel R, Ma J, Zou Z, et al. Cancer statistics, 2014 [J]. CA Cancer J Clin, 2014,64: 9 - 29.

[2] Ferlay J, Steliarova-Foucher E, Lortet-Tieulent J, et al. Cancer incidence and mortality patterns in Europe: estimates for 40 countries in 2012 [J]. Eur J Cancer, 2013,49: 1374 - 1403.

[3] Shafi A A, Yen A E, Weigel N L. Androgen receptors in hormone-dependent and castration-resistant prostate cancer [J]. Pharmacol Ther, 2013,140: 223 - 238.

[4] Cookson M S, Roth B J, Dahm P, et al. Castration-resistant prostate cancer: AUA Guideline [J]. J Urol, 2013,190: 429 - 438.

[5] Shtivelman E, Beer T M, Evans C P. Molecular pathways and targets in prostate cancer [J]. Oncotarget, 2014,5: 7217 - 7259.

[6] Chang K H, Ercole C E, Sharifi N. Androgen metabolism in prostate cancer: from molecular mechanisms to clinical consequences [J]. Br J Cancer, 2014,111: 1249 - 1254.

[7] Sharifi N. Minireview: androgen metabolism in castration-resistant prostate cancer [J]. Mol Endocrinol, 2013,27: 708 - 714.

[8] Yepuru M, Wu Z, Kulkarni A, et al. Steroidogenic enzyme AKR1C3 is a novel androgen receptor-selective coactivator that promotes prostate cancer growth [J]. Clin Cancer Res, 2013,19: 5613 - 5625.

[9] James N D, Sydes M, Mason M D, et al. Docetaxel and/or zoledronic acid for hormone-naïve prostate cancer: firstoverall survival results from STAMPEDE (NCT00268476)[J]. J Clin Oncol, 2015, 33: 5001.

[10] Sternberg C N, Petrylak D P, Madan R A, et al. Progress in the treatment of advanced prostate cancer [J]. Am Soc Clin Oncol Educ Book, 2014,2014: 117 - 131.

[11] Zhu Y, Liu C, Nadiminty N, et al. Inhibition of ABCB1 expression overcomes acquired docetaxel resistance in prostate cancer [J]. Mol Cancer Ther, 2013,12: 1829 - 1836.

[12] de Leeuw R, Berman-Booty L D, Schiewer M J, et al. Novel actions of next-generation taxanes benefit advanced stages of prostate cancer [J]. Clin Cancer Res, 2015,21: 795 - 807.

[13] Tsao C K, Cutting E, Martin J, et al. The role of cabazitaxel in the treatment of metastatic castration-resistant prostate cancer [J]. Ther Adv Urol, 2014,6: 97 - 104.

[14] Ryan C J, Smith M R, de Bono J S, et al. Abiraterone in metastatic prostate cancer without previous chemotherapy [J]. N Engl J Med, 2013,368: 138 - 148.

[15] Ryan C J, Smith M R, Fizazi K, et al. Abiraterone acetate plus prednisone versus placebo plus prednisone in chemotherapy-naive men with metastatic castration-resistant prostate cancer(COU - AA - 302): final overall survival analysis of a randomised, double-blind, placebo-controlled phase 3 study [J]. Lancet Oncol, 2015,16: 152 - 160.

[16] Liu C, Lou W, Zhu Y, et al. Intracrineandrogens and AKR1C3 activation confer resistance to enzalutamide in prostate cancer [J]. Cancer Res, 2015,75: 1413 - 1422.

[17] Beer T M, Armstrong A J, Rathkopf D E, et al. Enzalutamide in metastatic prostate cancer before chemotherapy [J]. N Engl J Med, 2014,371: 424 - 433.

[18] Sternberg C N, de Bono J S, Chi K N, et al. Improved outcomes in elderly patients with metastatic castration-resistantprostate cancer treated with the androgen receptor inhibitor enzalutamide: results from the phase III AFFIRM trial [J]. Ann Oncol, 2014,25: 429 - 434.

[19] Nguyen H G, Yang J C, Kung H J, et al. Targetingautophagy overcomes Enzalutamide resistance in castration-resistantprostate cancer cells and improves therapeutic response in a xenograftmodel [J]. Oncogene, 2014,33: 4521 - 4530.

[20] Leone R D, Amaravadi R K. Autophagy: a targetable linchpin of cancer cell metabolism [J]. Trends Endocrinol Metab, 2013,24: 209 - 217.

[21] Bennett H L, Stockley J, Fleming J T, et al. Doesandrogen-ablation therapy (AAT) associated autophagy have a pro-survival effect in LNCaP human prostate cancer cells? [J]. BJU Int, 2013,111: 672 - 682.

[22] Eisermann K, Wang D, Jing Y, et al. Androgen receptor genemutation, rearrangement, polymorphism [J]. Transl Androl Urol, 2013,2: 137 - 147.

[23] Korpal M, Korn J M, Gao X, et al. An F876Lmutation in androgen receptor confers genetic and phenotypic resistance to MDV3100 (enzalutamide)[J]. Cancer Discov, 2013,3: 1030 - 1043.

[24] Sharifi N. Steroid receptors aplenty in prostate cancer [J]. N Engl J Med, 2014,370: 970 - 971.

[25] Claessens F, Helsen C, Prekovic S, et al. Emerging mechanisms of enzalutamide resistance in prostate cancer [J]. Nat Rev Urol, 2014,11: 712 - 716.

[26] Joseph JD, Lu N, Qian J, et al. A clinically relevant androgen receptor mutation confers resistance to second-generation antiandrogens enzalutamide and ARN - 509 [J]. Cancer Discov, 2013,3: 1020 - 1029.

[27] Li Y, Chan S C, Brand L J, et al. Androgen receptor splice variants mediate enzalutamide resistance in castration-resistant prostate cancer cell lines [J]. Cancer Res, 2013,73: 483 - 489.

[28] Nadiminty N, Tummala R, Liu C, et al. NF-kappaB2/p52 induces resistance to enzalutamide in prostate cancer: role of androgen receptor and its variants [J]. Mol Cancer Ther, 2013,12: 1629 - 1637.

[29] Antonarakis ES, Lu C, Wang H, et al. AR - V7 and resistance to enzalutamide and abiraterone in prostate cancer [J]. N Engl J Med, 2014,371: 1028 - 1038.

[30] Azad A A, Volik S V, Wyatt A W, et al. Androgen receptor gene aberrations in circulating cell-free DNA: biomarkers of therapeutic resistance in castration-resistant prostate cancer [J]. Clin Cancer Res, 2015,21: 2315 - 2324.

[31] Antonarakis E S, Lu C, Chen Y, et al. AR splice variant 7 (AR - V7) and response to taxanes in men with metastaticcastration-resistant prostate cancer (mCRPC)[J]. J Clin Oncol, 2015,33: abstr 138.

[32] Myung J K, Banuelos C A, Fernandez J G, et al. Anandrogen receptor N-terminal domain antagonist for treating prostate cancer [J]. J Clin Invest, 2013,123: 2948 - 2960.

[33] Liu C, Lou W, Zhu Y, et al. Niclosamide inhibits androgen receptor variants expression and overcomesenzalutamide resistance in castration-resistant prostate cancer [J]. Clin Cancer Res, 2014, 20: 3198 - 3210.

[34] Jin C, Yang L, Xie M, et al. Chem-seq permitsidentification of genomic targets of drugs against androgen receptor regulation selected by functional phenotypic screens [J]. Proc Natl AcadSci USA, 2014,111: 9235 - 9240.

[35] Bambury R M, Rathkopf D E. Novel and next-generation androgen receptor-directed therapies for prostate cancer: Beyond abiraterone and enzalutamide [J]. Urol Oncol, 2015, doi: 10. 1016/j. urolonc. 2015. 05. 025. Ahead of print.

[36] De Maeseneer D J, Van Praet C, Lumen N, et al. Battling resistancemechanisms in antihormonal

prostate cancer treatment: novel agents and combinations [J]. Urol Oncol, 2015,33: 310 - 321.

[37] Cheng H H, Gulati R, Azad A, et al. Activity of enzalutamide in men with metastatic castration-resistant prostate cancer is affected by prior treatment with abiraterone and/or docetaxel [J]. Prostate Cancer Prostatic Dis, 2015,18: 122 - 127.

[38] Schweizer M T, Zhou X C, Wang H, et al. The influence of prior abiraterone treatment on the clinical activity of docetaxel in men with metastatic castration-resistant prostate cancer [J]. Eur Urol, 2014, 66: 646 - 652.

[39] Nadal R, Zhang Z, Rahman H, et al. Clinical activity of enzalutamide in docetaxel-naive and docetaxel-pretreated patients with metastatic castration-resistant prostate cancer [J]. Prostate, 2014,74: 1560 - 1568.

[40] van Soest R J, de Morree E S, Kweldam C F, et al. Targeting the androgen receptor confers in vivo cross-resistance between enzalutamide and docetaxel, but not cabazitaxel, incastration-resistant prostate cancer [J]. Eur Urol, 2014,67: 981 - 985.

[41] van Soest R J, van Royen M E, de Morree E S, et al. Cross-resistance between taxanes and new hormonal agents abiraterone and enzalutamide may affect drug sequence choices in metastatic castration-resistant prostate cancer [J]. Eur J Cancer, 2013,49: 3821 - 3830.

[42] Al Nakouzi N, Le Moulec S, Albiges L, et al. Cabazitaxel remains active in patients progressing after docetaxel followed by novel androgen receptor pathway targeted therapies [J]. Eur Urol, 2014,68: 228 - 235.

[43] Sweeney C, Chen Y, Carducci M A, et al. Impact on overall survival (OS) with chemohormonal therapy versus hormonal therapy for hormone-sensitive newly metastatic prostate cancer (mPrCa): an ECOG-led phase III randomized trial [J]. J Clin Oncol, 2014,32: Abstract LBA2.

第八章　雌激素在前列腺癌中的作用

雌激素（estrogen）主要由卵巢和胎盘产生。少量由肝脏，肾上腺皮质和乳房分泌。在怀孕期间，胎盘也可以大量分泌。雄性睾丸也分泌少量雌激素。天然雌激素有雌二醇（E2）、雌酮（E）和雌三醇（E3），由卵巢、胎盘和肾上腺皮质分泌。雌激素对各种组织器官的生长和分化具有广泛的调节作用，如生殖系统、乳腺组织、中枢神经系统、心血管系统和骨骼系统。雌激素主要通过作用于细胞核的雌激素受体（estrogen receptor，ER）影响靶器官和组织。

前列腺癌是一种男性发病率高的疾病。在西方国家，前列腺癌是男性中第二大恶性肿瘤，仅次于肺癌。中国前列腺癌的发病率远低于西方国家。然而，在过去的 20 年中，中国前列腺癌的发病率逐年上升，发病年龄越来越年轻，这可能与生活方式，寿命延长，人口老龄化和诊断技术的提高有关。目前，前列腺癌的发病机制尚不清楚。

目前认为雄激素及其受体（androgen receptor，AR）在前列腺癌的发展和演进中起关键性作用，通过阻断雄激素和 AR 的结合及进行去势治疗是目前治疗前列腺癌的主要方法，这种治疗方法可以抑制肿瘤的进展，但经过一段时间的治疗后，几乎所有患者都会出现去势抵抗性前列腺癌（castration-resisitant prostate cancer，CRPC）。目前仍没有有效的方法来治疗 CRPC 患者。在探索 CRPC 治疗的新方法时，雌激素及其受体在前列腺癌中的作用引起了许多学者的关注。越来越多的研究表明，雌激素在正常或异常的前列腺生长中起着重要作用。自从 1986 年雌激素受体基因被成功克隆以后，长期以来一直认为雌激素通过单一受体即以 ERα 亚单位在前列腺癌组织和雌激素之间发挥调节作用；直到 1996 年 Kuiper 等证实存在另一种雌激素受体 β 亚型（ERβ），使人们对于雌激素和前列腺癌发生关系的分子基础有了进一步的认识。

在男性中，雌激素来源于雄激素的转化，芳香酶是这一过程中的关键酶。雌激素及其受体在前列腺癌中起着非常重要的作用，它可以促进前列腺癌的发生和发展。雌激素受体（ERα，ERβ）在前列腺癌的发生和发展中起着不同的作用。ERα可以促进肿瘤的发生和发展，而 ERβ 具有相反的作用。因此，ERα 和 ERβ 可能成为前列腺癌诊断,治疗和预后评估的重要因素。其中,ERβ 雌激素特异性激活剂的研究和应用取得了良好的效果,ERβ 有望成为治疗前列腺癌的新靶点。

第一节 | 雌激素与前列腺癌的关系

一、子宫内雌激素对于前列腺癌产生的影响

雌激素在前列腺癌的发生和发展中起重要作用。在胎儿期,胎儿前列腺暴露于母体的雌激素,并发生严重的鳞状化生。这种病理改变并没有持续很长时间,而且大多数病例在出生后 1 个月就被逆转了。然而,宫内雌激素引起的前列腺结构异常无法恢复,这是未来前列腺炎,异常增生和肿瘤病变的重要因素。实验表明,母亲体内雌激素水平升高可促进出生后前列腺癌的发展。

二、出生雌激素对于前列腺癌的影响

男性体内的雌激素来源于雄激素的转化,在这一过程中,芳香化酶起关键性作用。在正常人中,芳香酶主要存在于脂肪组织和前列腺的基质中。在正常前列腺上皮中没有芳香酶的表达,这是前列腺中 DNA 高甲基化的结果。然而,在前列腺癌组织和邻近组织中,芳香酶异常表达,其促进雄激素向雌激素的转化,这可能是芳香酶基因突变或甲基化失败的结果。大量的流行病学研究表明,雌激素在人前列腺上皮细胞的发生和发展中也起着调节作用。芳香酶 mRNA 的表达与患者的存活时间有关。酶水平越高,恶性肿瘤的水平越高。越来越多的证据表明,前列腺内的雄激素芳香化为雌激素在前列腺癌的发生过程中起到了重要的作用。

在动物实验中,McPherson 等构建了芳香酶基因敲除小鼠(ArK0)。ArK0 小鼠长期缺乏高雄激素和雌激素可导致前列腺过度肥大和增生,但不能诱发前列腺癌。在啮齿动物研究中,在动物围产期用己烯雌酚治疗会增加患前列腺癌的风险。在大鼠的动物模型中,在幼年围产期的高剂量雌二醇(E2)可引起一些永久性损伤,包括信号转导和一些细胞中的基因表达变化。在未来动物的生长发育中,会发生前列腺炎,异常增生,前列腺上皮内瘤变和癌前病变。另外,值得注意的是在一些变性人(男变女)的研究中,在使用雌激素过程中,变性人前列腺上皮组织中出现鳞状上皮的化生,这一病理改变增加了他们发生前列腺癌的危险性。

三、雌激素引起前列腺癌变的机制

在体内雌激素暴露的早期研究中,未见肿瘤的发生,但是提高了肿瘤的易感

性。雌激素通过沉默肿瘤抑制基因,增加癌基因的异常表达或增强组织癌变的易感性来促进前列腺癌的发生和发展。DNA 和组蛋白甲基化,沉默或肿瘤相关基因表达的异常激活的变化可以传递给后代细胞并存在于整个个体的生命周期中,增加了组织对癌症的易感性。在体外研究中,在 E2 处理后形成的大鼠前列腺上皮细胞 nrp-152 的克隆增殖显示出癌细胞的特征并且皮下种植以在裸鼠中形成皮下移植的肿瘤。

这些表明雌激素可促进前列腺癌的发展。其具体机制可能包括:①体内激素水平失衡:有研究表明,雌激素是前列腺上皮细胞的癌化因素。但雌激素的代谢产物不是前列腺癌标志性检测物,体内雌激素与雄激素的不平衡才是诱发前列腺癌的原因之一。常用的前列腺癌标志物是前列腺特异性膜抗原(PSMA)和前列腺特异性抗原(PSA),它们是在前列腺组织中共表达的两种特异性抗原,并且它们的表达变化与前列腺组织的癌转化有关。②雌激素对前列腺细胞的生理影响:Wnt 通路是一种参与胚胎发育和癌症发展的复杂蛋白质网络。研究表明,非经典 Wnt 通路在雌激素相关的前列腺癌中起重要作用,可诱导肿瘤细胞的发生和发展。③基因毒性:彗星电泳分析提示 E2 处理后可以形成彗星细胞,表明 E2 可以引起 DNA 的损伤。雌激素可以引起氧化还原平衡的改变,造成活性氧的增加,后者可以造成脂质的过氧化,形成氧化反应性脂质,两者均对 DNA 具有损伤作用,可能引起基因突变。④高分泌素血症在前列腺癌中的作用:雌激素具有存进催乳素分泌的作用。成人催乳素具有促进细胞增殖的作用。近期的研究表明催乳素可以促进肿瘤的生长,增强肿瘤细胞对于化疗的抵抗性。前列腺癌细胞可以自分泌催乳素,这与 STAT5 基因的异常激活有关。提示催乳素是前列腺癌发展为高级别和复发的重要因素。⑤转移中的作用:雌激素可以通过促进间质细胞中烯醇化酶(ENO1)的释放促进前列腺癌的转移。雌激素既可以在蛋白水平上促进 ENO1 的稳定性,也可以以受体 ERα 依赖的方式促进其胞外分泌。ENO1 以旁分泌的方式作用于前列腺癌,它与纤溶酶原联合作用,促进其水解。纤溶酶的形成可以促进细胞外基质的重构,促进肿瘤的转移。除了 ENO1 外,间质中基质金属蛋白酶(MMP2)亦存在前列腺间质细胞中。经使用 E2 处理后的前列腺间质细胞,MMP2 的生成明显增加,它可以促进前列腺癌转移,但是选择加入抗 MMP2 抗体的培养液处理后,E2 失去了促进前列腺癌细胞侵袭和转移能力。作用机制主要是雌激素可以促进 TGFβ1 的表达,后者可以上调 MMP2 的表达,引起前列腺细胞外基质的降解,最终促进癌细胞的转移。⑥雌激素诱导炎症改变:有研究发现,给予雌激素后,前列腺组织中出现 $CD4^+$、$CD8^+$ 的 T 细胞和巨噬细胞的浸润。对于成年的 Waster 大鼠给予 E2 处理之后,IL-1、IL-6、巨噬细胞炎症因子均增加。炎症可以通过氧化应激反应、自由基的形成所引起的 DNA 的损伤诱导肿瘤发生,另外,一些炎症因子和前列腺与血管的生成相关,这是肿瘤生长所必需的。除此之外,高浓度的 E2 通过 ERK1 和 ERK2 细胞内通路可以诱导癌细胞的增殖,促进生长因子的合成和分泌。

第二节 ｜ 雌激素受体 (ER) 的分类与结构

一、经典的雌激素受体(ER)

目前,经典的 ER 分为 ERα 和 ERβ 两种类型,分别由 Walter 和 Kuiper 在 1985 年和 1996 年发现并证实。ERα 基因位于人 6 号染色体的 6q25.1 区域,由 595 个氨基酸残基组成,估计分子量约为 66 kDa。与雌激素或孕酮受体不同,ERα 和 ERβ 不是同源异构体,可能由不同染色体的分离基因编码,是不同的受体类型。ERβ 基因位于人 14 号染色体的 14q22 - 24 区域,由 530 个氨基酸残基组成(此外,还有 485 和 503 个氨基酸残基异构体),分子量为 60~63 kDa。

ER 是类固醇激素的核膜受体超家族的成员,由五个结构域(A/B, C, D, E 和 F)组成。氨基末端 A/B 区含有调节配体非依赖性受体激活的激活结构域(activation function-1, AF-1)。ERα 和 ERβ 之间最大的结构差异在 A/B 区域,其中同源性仅为 17%。ERα 的 AF-1 区域能够在没有配体依赖性的情况下激活转录,但 ERβ 的 AF-1 区域对转录激活几乎没有影响。值得注意的是,ERβ 的 AF-1 区域的活性依赖于配体激活的 AF-2,而 ERα 的 AF-1 区域的活性不依赖于 AF-2 和配体。因此,特定的拮抗剂(例如他莫昔芬)与 ERα 结合以产生一些激动剂样作用,但不作为 ERβ 的激动剂。可以看出,相同的雌激素受体调节剂对 ERα 和 ERβ 发挥不同的调节作用。

DNA 结合区(DNA binding domain, DBD)位于 C 区,是 ER 识别和结合 DNA 序列顺式作用增强子的区域,被认为是雌激素反应原件。此区域高度保守,富含碱性氨基酸和半胱氨酸,ERα 和 ERβ 同源性>95%,对相同的雌激素反应原件的亲和力相似。C 区的结构域是由两个锌指结构由分离的外显子编码,每个锌指结构由 4 个半胱氨酸残基与一个 Zn^{2+} 离子络合而成。P-box(前端)编码第一个锌指结构并且形成 ER 蛋白的特殊序列雌激素反应原件和螺旋识别区,D-box(远端)编码第二个锌指结构,包括间隔序列和受体二聚化。与受体结合的 DNA 序列称为受体反应元件(estrogen response element,ERE)。D 区为变铰链区,允许受体弯曲,旋转或构象改变,形成二聚体,并与同向或反向重复反应元件结合以发挥作用。D 区有与细胞核连接的区域,影响细胞与受体的分离 D 区还含有核定位信号(nuclear localization signal，NLS),具有稳定 DBD 的 DNA 结合作用。紧接其后的是 E 区,E 区包含一个配体结合区(ligand binding domain，LBD)用来与雌激素专一结合。ER 与其配体结合后构象发生变化,形成 ER 和配体复合物,随后与靶基因上的 ERE 结合,通过辅助因子与蛋白相互作用启动转录,影响细胞的增殖和分化。ERα 和 ERβ 的 LBD 区有约 60% 的同源性,比较两者 LBD 区结合和非结合的晶体结构表明,12 个 α 螺旋的排列顺序处于高保守状态,这一保守结构可以结合激动剂,抑制剂和激动/抑制混合剂。ERα 和 ERβ 的 LBD 区对于内源性激素(雌二醇、雌酮和雌三醇)的亲和力相似,对于乙烯雌酚的亲和力相同。

在所有性激素类固醇受体中仅在 ER 中发现 F 区。研究表明,F 区对受体的稳定性和活化剂的召集很重要。最近的研究发现,F 区通过影响 LBD 的构象平衡并选择性地调节其对配体的反应来调节 AF-2 的活性。另外,C 区和 E 区都具有调节受体二聚化的区域。

ERα 和 ERβ 均存在一些变异体,这些变异体根据 ER 8 个外显子的表达程度分类。ERα 分为 ERα、TADDI、MBI、ERα△2、ERα△3、ERα△4、ERα△5 和 ERα△7;ERβ 分为 ERβ、ERβ2、ERβ3、ERβ4、ERβ5、ERβ△2、ERβ△3、ERβ△4、ERβ△5 和 ERβ△6。

二、ER 的作用机制

雌激素的经典作用途径是作用于细胞核的 ER。ER 与激素结合后构象发生变化,ER 变成磷酸化活性增高的二聚体,与靶基因的启动子结合。ER 的经典作用依赖于受体上的 AF-1 和 AF-2 的功能区,这两个功能区通过 p160 家族的协同蛋白增强活性。一般认为,DNA 和受体/副激活因子的复合物促进染色体的重构并且形成一个稳定的转录前体复合物。Leung 等证实 ERα 同质二聚体和 ERα;ERβ 异质二聚体的转录活性强于 ERβ1 同质二聚体;前列腺癌株中的非配体结合型 ERβ 亚型(ERβ2，ERβ4，ERβ5)在非植物性雌激素的作用下可以与 ERβ1 形成异质二聚体,提高 ERβ1 的转录活性。

Prossnitz 等证实 ER 可以通过细胞内的第二信使途径激活。在没有激素作用的情况下,受体间通过磷酸化的串联而被激活进而诱导 ER 的靶基因。多肽生长因子磷酸化 ERα 介导的基因表达经由 MAPK 途径和 G 蛋白/Camp/PKA 途径完成。在啮齿类动物的子宫内生长因子可以通过雌激素非依赖的 ERα 活性这一通路模拟雌二醇的功能。

配体激活的 ERα 还可以激活明显缺乏激素反应元件的启动子而至基因表达。

激素反应元件非依赖的 ER 的作用机制可能是配体激活的 ER 与其他的与 DNA 有直接作用的转录因子通过相应的反应元件相互作用的结果。因而,这种模式中的 ERα 更应该被定义为共同调节因子而不是直接激活转录因子。通过受体与基因启动子上 DNA 结合 AP-1 复合物的作用,雌二醇/ERα 途径可以调控许多蛋白的基因,如卵清蛋白、胶原酶、胰岛素样生长因子-1 和细胞周期蛋白。一些基因的启动子拥有富含 GC 的区域或称为 Sp1 结合位点,ERα 提高 Sp1 复合物的活性,这是 ERα 非依赖途径的另一个可能的机制。

三、ER 在前列腺组织中的分布和作用

(一) ERα

成年人类、狗、猴和啮齿类动物的正常前列腺组织中 ERα 主要定位在间质细胞,但也只是在一部分细胞内表达。人类胎儿的发育过程中 ERα 在间质细胞中持续存在。Shapiro 等报道 ERα 不仅限于间质细胞,还存在于尿道周围导管的上皮细胞和前列腺腺泡周围的间质细胞。大多数物种间质细胞的增殖可能是通过雌激素作用于间质细胞上的 ERα 而发生的。人类前列腺增生标本中的间质细胞核有雌二醇的聚集,表明间质细胞中 ERα 表达的增加可能是前列腺增生症的病因。

Ricke 等研究发现,裸鼠长期服用低剂量睾酮后,从高级别前列腺上皮内瘤(HGPIN)转变为前列腺癌的转化率为 35%～40%,如果同时给予雌二醇,癌性转化率接近 100%,这一结果充分说明雌激素可以加剧雄激素的致癌作用。与此相反,ERα 敲除的小鼠长期服用睾酮和雌二醇并不能诱导小鼠发生 HGPIN 或者前列腺癌,这表明 ERα 对于小鼠前列腺癌的发生至关重要。睾酮是雄性体内雌二醇最重要的前体物质,P450 芳香酶催化睾酮向雌二醇转化,这种酶在脂肪组织、肾上腺、睾丸和前列腺中具有活性,芳香酶可能是前列腺组织中调节雄激素和雌激素比例的关键所在。在上述提到的试验模型中,芳香酶敲除的小鼠发生前列腺癌的概率降低,这一结果表明原位产生的雌二醇对于前列腺癌的发生有重要的作用。HGPIN 最有可能是人类前列腺的癌前病变,其 ERα 的 mRNA 和蛋白表达率分别为 30% 和 10%。前列腺上皮细胞的恶变过程中,ERα 的表达从基底细胞扩展到腔细胞并且表达水平增加,这表明 ERα 是一种致癌因素。多个研究中心进行了 ERα 拮抗剂(托瑞米芬)治疗 HGPIN 的 Ⅱ 期试验。总共 514 例 HGPIN 患者被分为 4 组,1 组为安慰剂组,另外 3 组患者分别服用 20 mg、40 mg、60 mg 的托瑞米芬,患者服药 6 个月和 12 个月时再次行前列腺穿刺活检,服药 20 mg 托瑞米芬组患者比安慰剂组患者的肿瘤发生率降低 48.2%,这也表明 ERα 参与了前列腺的癌变。

雌激素及其受体对于前列腺癌的发展也有重要作用。低-中级别前列腺癌的

ERα 表达很低,高级别肿瘤(Gleason 评分 8 分以上)ERα 的表达率分别为 43% 和 62%,转移灶和去势抵抗性性前列腺癌 ERα 的表达最为显著。在前列腺癌发展过程中 ERα 是否具有功能,要看它的调控产物是否有变化。在各种 ERα 调控产物中,孕激素受体(PR)是雌激素依赖肿瘤中最重要的雌激素调控产物的标志物之一。在前列腺癌中,PR 与 ERα 的表达水平相平行,PR 表达最丰富的组织是去势抵抗性和转移性癌组织,包括骨和淋巴结转移。可见 PR 的表达随着肿瘤进展而进展,这表明前列腺癌中存在有功能的 ERα。上述事实为我们提供了一个可能的机制,前列腺癌细胞可以利用内源性或者外源性雌激素促进其生长而避开 ADT 的作用。大多数的前列腺癌存在获得性的染色体移位,其结果是跨膜蛋白酶丝氨酸-2(TMPRSS2)基因的启动子与有核细胞特异性转换家族成员(ERG,ETV1 和 ETV4)转录因子和编码子发生融合。Mehra 等对 30 例死于去势抵抗性前列腺癌患者进行快速活检,结果发现除了骨转移灶外的所用转移灶都检测到了 TMPRSS2 - ERG 融合肿瘤中显著表达,而这一基因与 ER 信号途径相关联。Celhay 等的研究发现,ERα 在前列腺间质细胞中低表达预示行雄激素剥夺(ADT)治疗的患者肿瘤复发时间短,复发后患者的总体生存率也显著下降。Setlur 等还观察到服用 ERα 激动剂 TMPRSS2 - ERG 的表达增加,服用 ERβ 激动剂 TMPRSS2 - ERG 的表达降低,认为应用 ERα 拮抗剂和 ERβ 激动剂可以抑制 TMPRSS2 - ERG 的表达,从而开创一条新的治疗前列腺癌的途径。但是,Alexi 等认为雌激素对于人前列腺癌细胞生长的作用是通过 ERβ 和 AR 实现,与 ERα 无关。

(二) ERβ

ERβ 在人类前列腺中的表达随不同的发育阶段而变化,早在胎儿的第 7 周整个尿生殖窦的上皮细胞和间质细胞就表达 ERβ,并且这种高表达贯穿整个妊娠期,这提示 ERβ 和雌激素参与细胞的形成与分化。上述情况在出生后保持几个月,当进入青春期时,ERβ 在上皮细胞的表达显著下降,在成人 ERβmRNA 的表达水平较低。各学者研究报道 ERβ 在人类前列腺中定位有所不同,有些报道指出 ERβ 在基底部上皮细胞表达而在间质细胞低表达,另一些报道则指出 ERβ 在基底细胞和腔上皮细胞都高表达。正常和致癌的人类前列腺上皮细胞株 ERβ 高表达,而 ERα 的表达通常缺失。体外实验发现雌激素作用于前列腺后其调控基因被激活,这一现象显示了 ERβ 在前列腺细胞分化功能中所起的作用。总之,这些发现表明在前列腺上皮细胞中 ERβ 可能是雌激素诱导的关键调控因子。

ERβ 对前列腺上皮细胞分化产生作用,同时对抑制前列腺增殖也产生作用,对于雄激素刺激前列腺的生长起到抑制作用。间接的证据是成年后前列腺上皮细胞的 ERβ 表达降低，同时出现前列腺的增生和结构异常。应用敲除 ERβ 的小鼠（βERKO 小鼠）直接研究 ERβ 在前列腺增殖中作用，但是结果还存在很大的争议。有些试验中 BrdU 标记的 βERKO 小鼠的前列腺上皮细胞表现出了增生，但是在另一些应用了相同小鼠的实验中则没有发现同样的现象。McPherson 等应用组织重组技术把新生 ArKO 的间叶细胞和成年 ArKO 的前列腺上皮细胞移植到肾背膜上，给小鼠服用 ERβ 特异性激动剂，结果发现增生的上皮细胞恢复正常。

实验表明 ERβ 在前列腺中还用免疫调节功能。βERKO 小鼠的前列腺中可以观察到特征性的中到大量的淋巴聚集而野生型小鼠则没有，这表明在正常的前列腺中 ERβ 可能具有保护性免疫作用，可以减少组织损伤或者调节免疫细胞的浸润。众所周知，雌激素影响免疫系统的发生和发展，并且发挥有效的抗炎作用。现在有报道认为雌激素对前列腺抗炎作用可能是通过作用于 ERβ 而实现的。另外，ERβ 还被认为有抗氧化功能。

ERβ 在人类前列腺腔上皮细胞中高表达，但是当前列腺癌变时部分表达缺失。Price 等观察发现 HGPIN 中 ERβ 的表达显著降低或者缺失达 40%，这表明 ERβ 在前列腺癌中的表达水平随肿瘤级别的增高而降低。Cheng 等进一步验证 ERβ 是肿瘤抑制因子这一假设，他们用腺病毒把 ERβ 基因转染到前列腺癌细胞株内使之表达，结果发现癌细胞停止生长和侵袭，这表明高级别的肿瘤中缺少 ERβ，使得肿瘤易于繁殖和侵袭，Celhay 等的研究表明，去势抵抗性前列腺癌组织中 ERβ 的表达明显低于去势依赖性前列腺癌组织。对 ERβ 启动子的分析显示前列腺癌转移灶细胞的 ERβ 上 3 个 5′CpG 岛全部低甲基化，而这些转移灶有 ERβ 基因的高表达。Guerini 等的实验表明局限性前列腺癌的癌灶内如果保留 ERβ，那么它的复发率将提高。在转移灶细胞上表达 ERβ 可能是由于机体选择了原发灶中 ERβ 保留的细胞成为转移细胞，但是这与 ERβ 作为抑癌因子相互矛盾。因此，目前对于 ERβ 是否在前列腺癌中有抗增殖功能或者是否对远处转移灶有增进转移和生长的功能还不清楚。在去势抵抗性前列腺癌的转移灶细胞是雌激素的靶细胞，因此应用抗雄激素药物或者有效选择性 ERβ 拮抗剂是一种潜在的靶向治疗方案。

总之，有证据证明前列腺上皮细胞的 ERβ 有多种功能，如预分化、抗增殖、抗炎和抗氧化诱导剂，ERβ 的缺失可以导致前列腺癌的进展，转移灶中 ERβ 的重新表达预示在去势抵抗性前列腺癌的进展中 ERβ 有潜在的作用。

第三节　雌激素受体信号通路与肿瘤免疫应答间的交互作用

ER 除了位于细胞核外，同样存在于细胞膜上。Thomas 和 Filardo 等先后证实 G 蛋白偶联受体 1(G protein-coupled estrogen receptor1，GPER1)也称为 G 蛋白偶联受体 30(G protein-coupled receptor 30，GPR30)是一种跨膜的 ER，由 375 个氨基酸组成。Luttrel 等认为 GPER1 通过改变第二信使水平介导雌激素的快速反应，调控激酶途径。

ER 通路对肿瘤进程的影响是一个多阶段、多步骤的复杂生物学事件，既能够通过多个信号通路活化 STAT3，NF-κB 等介导肿瘤本身的生物学特性，还可以直接或间接调控免疫细胞功能。

一、ER 通路通过调节 STAT3 活性影响肿瘤的发生发展进程

目前研究认为，很多肿瘤的发生发展与 ER 密切相关，并且 ER 发挥作用具有选择性。临床研究发现，选择性雌激素受体调节剂(selective estrogen receptor modulator，SERM)在不同的靶组织或器官中发挥激动剂或拮抗剂的调节作者用，这可能与 ER 所激活的胞内信号通路相关。其中，作为 STAT(转导和转录活化因子)家族的重要成员，STAT3 在多种肿瘤组织中高度活化，广泛参与肿瘤的侵袭、转移、血管发生、凋亡抵抗及免疫逃避等过程。近年来，ER 通路与 STAT3 之间的关系也受到人们的广泛关注，在性激素依赖或非依赖的不同器官，ER 通路与 STAT3 的交互作用也不尽相同。

ER 通路抑制 STAT3 信号发挥抗肿瘤发生。在非雌激素依赖的肿瘤中，如前列腺癌，ER 信号通路则对转录因子 STAT3 活性发挥抑制作用，降低炎症因子的表达，干扰肿瘤微环境的免疫抑制状态，成为肿瘤免疫的重要组成部分。在对 180 例前列腺癌患者的研究中，Hou 等研究者观察到 ERα 分子显著降低。进一步分析发现，ERα 促进雌性小鼠体内肿瘤抑制性分子 PTPRO(蛋白酪氨酸磷酸酶 O 型受体)的表达，抑制了前列腺癌细胞和组织中 STAT3 的活性，减少 IL-6 的自分泌，最终抑制肿瘤发生。同样，在过表达 ERα 细胞系 Huh-7 和 SMCC-7721 中也观察到这一现象，揭示了 ER 通过 PTPRO 分子调控 STAT3 信号通路抑制前列腺癌进程的分子机制。

二、ER 通路通过调节 NF-κB 活性影响肿瘤的发生发展进程

ER 信号通路可与 NF-κB 相互作用，调节细胞因子的表达，发挥促进或抑制肿瘤发生发展的作用。众所周知，NF-κB 与 STAT3 关键信号通路之间存在调控作用，但是 ER 是否仅仅调控某一种分子而引发其他信号通路的变化，目前尚没研究阐明。

很多学者在对于雌激素依赖的肿瘤，如乳腺癌、子宫内膜癌的研究中，发现 ER

通路激活 NF-κB 促进肿瘤发生。Frasor 等利用基因芯片发现,经 E2 处理的乳腺癌细胞系中多种基因如生长因子、增殖相关因子、凋亡与抗凋亡分子均发生显著变化,并且 ER 活化后与肿瘤发生密切相关的前列腺合酶 2(PEG2)分子亦显著升高。随后对这一现象进行深入研究发现,经 E2 处理后乳腺癌细胞 MCF-7 中 ER 发生活化,一方面迅速上调下游靶基因 PTGES(编码前列腺素 PGE2 合酶分子),同时炎症因子 TNF-α,IL-1β 表达显著增高;E2 和上述细胞因子协同刺激后,ERβ 分子活化更为显著,诱导下游 NF-κB 活化,进一步促进 PTGES 分子表达,从而增强 PGE2 分子的分泌,促进肿瘤的生长和进程。而在前列腺癌中关于 ER 与 NF-κB 的研究中,仅发现 Ishikawa 细胞系经 E2 刺激后,NF-κB 通路活化,VEGF 和 b-FGF 分子显著上调,增殖和迁移能力显著增强,这种现象可被 NF-κB 抑制剂所阻断,提示前列腺癌中关于 ER 和 NF-κB 的研究存在巨大空间,有待进一步探讨。

除上述的 STAT3,NF-κB 信号通路外,ER 还可以通过 PI3K、MAPK、PPARδ(过氧化物酶体增殖物激活受体 δ)、FOXa(叉头框结构蛋白家族)等参与肿瘤发生发展的进程,调节肿瘤免疫应答。

三、肿瘤细胞 ER 信号通路与免疫细胞功能间的交互作用

在肿瘤微环境中,聚集多种免疫抑制细胞,如 Treg、肿瘤相关巨噬细胞(TAM)及骨髓来源的一致性细胞(MDSC),与 TGF-β、IL-10 等多种高水平表达的免疫抑制因子共同负向调控抗肿瘤免疫应答。近年来研究还发现,肿瘤细胞中 ER 信号通路与免疫细胞的功能之间存在密切的交互作用。ER 信号通路与获得性免疫应答和天然免疫应答间均有交互作用。肿瘤浸润淋巴细胞对肿瘤免疫清除极为重要。另一方面,浸润的 T 细胞则可调节肿瘤细胞 ER 信号通路,进而影响肿瘤侵袭、迁延等。天然免疫在抗肿瘤中也发挥重要作用,其中 NK 细胞可以直接杀伤肿瘤细胞,是重要的免疫防线。NK 细胞通过活化性受体和抑制性受体对靶细胞识别,而雌激素 E2 可刺激肺癌细胞 LTEP-a2 和 A549 高表达促血管生成的解聚素-金属蛋白酶 17(ADAM17),导致肿瘤微环境中可溶性 MICA/B 分泌量增多,从而竞争性结合 NK 细胞活化性受体 NKG2D,抑制了 NK 细胞的杀伤功能,提示 ER 信号通路可协助肺癌细胞抵抗 NK 细胞的杀伤作用,促使肿瘤细胞逃逸免疫监视。巨噬细胞作为重要的天然免疫细胞也参与了肿瘤发展的多个方面。

雌激素受体信号通路对肿瘤的调控机制,一方面,可通过 STAT3 或 NF-κB 多种途径调控肿瘤进程,提示雌激素受体及其下游调控分子可成为潜在的肿瘤治疗靶点。另一方面,肿瘤雌激素受体信号通路与免疫细胞功能密切相关,进一步明确雌激素与肿瘤免疫耐受的分子机制。

第四节 │ 雌激素受体（ERα、ERβ）与前列腺癌的关系

有关不同种族男性血液循环激素水平流行病学研究显示,患有前列腺癌的风险与高雌激素水平有关,并且,合成雌激素乙烯雌酚对去势依赖性和去势抵抗性前列腺癌细胞株均有直接促进作用,提示 ER 在前列腺癌的进展过程中有重要作用。

近年来研究发现,ERα 主要在一些物种的前列腺基质中表达,正常前列腺上皮无 ERα 的表达。而大多数物种中的 ERβ 主要存在于前列腺上皮内,并进一步证明位于正常前列腺上皮的基质细胞和分泌细胞上,很少位于间质细胞。前列腺增生的组织中表达 ERα 和 ERβ。与良性前列腺类病变相比,ERβ 在人前列腺癌细胞株、LNCAP 及 DU145 中表达。PC3 表达 ERα,而不表达 ERβ。同时,与 ERβ 表达缺乏者相比,ERβ 阳性表达的前列腺癌患者,提示可能其复发率高,无复发生存率明显降低。Fixemer 等用免疫组化的方法进一步证实了 ERβ 主要分布于前列腺上皮,其次在前列腺基质。并且外周带 ERβ 的表达水平高于移形带,该学者同时指出复发的前列腺癌的 ERβ 的表达下降可能与雄激素抵抗有关。

目前对于 ERα 和 ERβ 在前列腺癌中表达呈下降趋势的现象多考虑由于甲基化所引起。欧阳金芝等研究发现,ER 基因启动子的甲基化广泛存在于前列腺癌中,且随着恶性程度地增加而增加,甲基化程度与肿瘤的病理级别呈正相关,与 ER 基因的表达呈负相关。张旭等研究发现,80％的低分级的前列腺癌（Ⅰ～Ⅱ级）和95％的高分级前列腺癌（Ⅲ～Ⅴ级）表现出 ER 基因启动子甲基化。在正常成人组织中,除了无活性的 X 染色体上的静止基因或者某些特殊基因外,CpG 岛不被甲基化。DNA 甲基化的失衡,包括广泛低度甲基化,部分位点高度甲基化和细胞甲基化能力增强是人类肿瘤的特征。这种失衡在肿瘤前细胞已经存在,随肿瘤的进展越来越明显。甲基化水平与肿瘤病理级别相关,与 ER 基因表达呈负相关,当 ER 基因 DNA 甲基化程度加深时可能就会引起前列腺癌的发生和恶化。

以往认为雌激素主要通过单一受体 ERα 发挥作用,因为 ERα 不在前列腺分泌上皮细胞表达,所以认为雌激素对前列腺癌的作用使通过旁分泌等途径间接作用,随着 ERβ 的发现并克隆,为了了解雌激素对前列腺癌的作用提供了新的前景。近来,有关 ERβ 在前列腺细胞系表达的研究提示,ERβ 在前列腺可能是雌激素诱导的事件的主要介质。体内实验也发现,ERα 和 ERβ 在人前列腺组织表达不同,对正常和异常的前列腺生长的意义不同。重要的是,ERβ 在前列腺上皮细胞分化层（具有分泌作用的腺腔细胞）高度表达,而 ERα 则主要定位于增殖层（基底细胞）。由于表达大量的 ERβ,所以前列腺更可能受环境雌激素的影响。早期免疫组织化

学研究发现，ERβ 在人正常前列腺组织中有表达，而超过 75% 的前列腺癌组织中无表达，且 ERβ 的表达随前列腺癌恶变程度加深而出现递增性缺失。随着对 ERβ 与前列腺癌研究的进一步深入，发现 ERβ 的高表达促进 CyclinD1 表达降低而 p21 表达升高。CyclinD1 是细胞周期素家族中重要的成员之一，它的表达和合成促进了细胞从 G0 期进入 G1 期，并进一步推动细胞周期从 G1 期向 S 期发展。它对于正常及某些肿瘤的 G1 期均是必不可少的。p21 是一个双重抑制因子，既是一种作用较强、作用谱较广的一种细胞周期抑制蛋白，抑制 cyclinD1/CDK4 的活性，使功能蛋白不能磷酸化，细胞阻滞于 G1 期，又可通过 C 端与 PCNA 结合，阻断 DNA 复制。CyclinD1 与 p21 是目前衡量肿瘤细胞生长增殖主要相关蛋白。CyclinD1 与 p21 在前列腺癌中的表达变化进一步阐明了雌激素受体在前列腺癌发生发展中的重要作用，推测 ERβ 的缺失可以导致细胞增殖的异常，ERβ 表达量的提高可以抑制肿瘤细胞的增殖。雌激素水平提高也可以抑制肿瘤细胞的增殖。雌激素水平的提高也可以抑制肿瘤细胞的增殖，因为高水平的雌激素增强了 p21 蛋白对于细胞周期分子合成的控制，也增强了 ERβ 表达的自身调节的增殖效应。

第五节　雌激素与前列腺癌的治疗

雌激素和雄激素在前列腺的生长中起协同的作用。雌激素不仅对前列腺基质细胞的增生起作用，而且通过胰岛素样生长因子-1 调节上皮细胞对雄激素的反应。雌激素的作用需要通过靶细胞上的受体，一旦 ER 与雌激素结合，其构象改变，使受体和染色质结合，并调节基因的转录。许多研究表明，前列腺癌组织中 ER 表达或不表达，低 ER 表达的前列腺癌细胞对于内分泌治疗不敏感。

前列腺是一个雄激素依赖性器官，睾酮对于正常前列腺上皮的生长是必要的。大多数前列腺癌组织中多是由种群不同的雄激素依赖性和雄激素非依赖性肿瘤细胞所组成。早期前列腺癌的细胞类型往往以雄激素依赖性细胞为主。当患者接受内分泌治疗以后，肿瘤组织中的雄激素依赖性细胞大量凋亡，只剩下原先在肿瘤中占很少比例的雄激素非依赖性细胞，后者增殖生长后成为肿瘤的主要细胞类型。

目前，通过各学者研究证据表明雌激素在前列腺的生长和癌变中的作用以及 ER 在前列腺间质细胞和上皮细胞的不同表达，因此应用雌激素拮抗剂或者激动剂治疗前列腺癌可能是有效的。许多雌激素制剂（植物性雌激素、乙烯雌酚和 2-甲氧雌二醇）以及选择性雌激素受体调节剂（SERM）（雷洛昔芬、ICI182.780、曲沃昔芬和托瑞米芬）通过各种机制影响前列腺癌的生长。在细胞实验的研究中，使用雌激素拮抗剂 ICI182.780 用于前列腺癌 DU145 和 PC3 细胞，可以抑制癌细胞的增殖和转移能力。三羟异黄酮是 3β - Aiol 的类似物,可以与 ERβ 相结合,抑制前列腺癌的侵袭和转移,在易发生前列腺癌的小鼠模型 TRAMP 的研究中,使用三羟异黄酮能够延缓前列腺癌的进展。临床前期研究证明托瑞米芬抑制 PC3 细胞的繁殖。动物实验中,托瑞米芬抑制 PC3 细胞的繁殖,同时可以有效阻止前列腺癌的发生、发展。相对于 SERM 在前期临床试验中得出的令人鼓舞的结果不同,临床试验中 SERM 治疗去势抵抗性前列腺癌的效果令人遗憾。Smith 等报道托瑞米芬对于应用雄激素剥夺(ADT)治疗的前列腺癌患者有些临床反应,托瑞米芬可以显著增加髋及脊柱的骨密度,并且改善应用 ADT 治疗患者的血脂状况。它可以显著降低患者的胆固醇、LDL 和三酰甘油,并且增加 HDL 的含量。降低胆固醇的治疗有利于前列腺癌患者的治疗。托瑞米芬是否能够延缓疾病的进展还需进一步论证。Ball 等的研究表明,他莫昔芬是一种非选择性的 ER 激动剂,而雷洛昔芬只作用于 ERβ,所以相对来说雷洛昔芬用于临床可能更为安全。在正常人体内睾酮转化为 3β - Aiol、5α - androstane 的效率非常高,它们可以与 ERβ 相结合,抑制前列腺癌的增殖和侵袭转移,与雄激素共同调节着前列腺的生长。有许多学者现针对 ERα 和 ERβ 的特异性激动剂和拮抗剂进行研究,以期发展第三代 SERM,这些药物将可能成为更为有效的靶向治疗手段。

Ellem 等认为另外一种可能成为治疗前列腺癌的药物是抑制雌二醇产生的芳香酶抑制剂。最近的研究显示在前列腺癌芳香酶高表达伴随启动子利用的增加,这一现象暗示前列腺内产生的雌二醇可以导致疾病的进展。尽管如此,临床试验中并没有发现芳香酶抑制剂可以使全部的雌激素水平下降而有效治疗前列腺癌。

除了人工合成的药物,大量的证据表明植物雌激素可能调剂前列腺的生长。重要和饮食调节治疗前列腺异常生长,植物性雌激素是基本成分。类异黄酮、白藜芦醇和大豆显示对前列腺有益,并且食用这些物质与前列腺癌的发病风险呈负相关。植物性雌激素与 ERβ 的亲和力要比与 ERα 的亲和力高 10 倍,这就可以解释为什么前列腺高表达 ERβ 有利于前列腺的健康。因此,如果 ERβ 对于早期前列腺癌确有抗增殖作用,那么可能是通过这些天然物质作用于这一特殊活性受体而产生的有益影响。但是,对于这些食疗方法的临床有效性研究还有限。

第六节 | 总结

前列腺癌在我国的发病率呈逐年上升趋势。以往的很多研究都把重点集中在前列腺疾病的控制以及预后的研究,所以关于前列腺疾病新的治疗方法以及治疗手段层出不穷。然而在重视疾病控制与治疗的探讨中,不能忽视对发病机制的探讨。只有对疾病的发病机制做出深入的研究,了解疾病发生和发展,才能更好地在前列腺疾病的治疗中寻找到切入点,这将对前列腺疾病的临床治疗产生积极的指导意义。

相当多的证据表明雌激素对于前列腺的生长和内稳态起到了重要的作用,这一作用是通过对间质细胞的 ERα 和上皮细胞的 ERβ 的不同调节而实现的。还有证据表明雌激素对于不同受体的调节可能是多种前列腺疾病发展和致病的原因。上述发现为治疗前列腺癌提供了新的途径和方法。

目前,临床上对于 SERM 治疗前列腺癌的疗效还不明确,特别是对于去势抵抗性前列腺癌的治疗还处于空白。ERα 和 ERβ 的不同剪接体对于前列腺作用的研究还较少。因此,对上述问题的进一步研究有助于我们了解 ER 的作用机制,为临床治疗前列腺癌开辟新的途径。

(周文龙　楚晨龙)

◆ 参考文献 ◆

[1] Heldring N, Pike A, Andersson S, et al. Estrogen receptors: how do they signal and what are their targets [J]. Physiol Rev, 2007,87(3): 905 - 931.

[2] Dahlman-Wright K, Cavailles V, Fugua S A, et al. International Union of Pharmacology. LXIV. Estrgen receptors [J]. Pharmacol Rev, 2006,58(4): 773 - 781.

[3] Bonkhoff H, Berges R. The evolving role of oestrogens and their receptors in the development and progression of prostate cancer [J]. Eur Urol, 2009,55(3): 533 - 542.

[4] Risbridger G P, Ellem S J, McPherson S J. Estrogen action on the prostate gland: a critical mix of endocrine and paracrine signaling [J]. J Mol Endocrinol, 2007,39(3): 183 - 188.

[5] Singh P B, Matanhelia S S, Martin F L. A potential paradox in prostate adenocarcinoma progression: oestrogen as the initiating driver [J]. Eur J Caner, 2008,44(7): 928 - 936.

[6] Kuiper GG, Enmark E, Peho-Huikko M, et al. Cloning of a novel receptor expressed in rat prostate and ovary [J]. Proc Natl Acad Sci USA, 1996,93(12): 5925 - 5930.

[7] Bosland MC. A perspective on the role of estrogen in hormone-induced prostate carcinogenesis [J]. Cancer Lett, 2013,334(1): 28 - 33.

[8] Ellem S J, Risbridger G P. The dual, opposing roles of estrogen in the prostate [J]. An N Y Acad Sci, 2009,1155: 174 - 186.

[9] Ekbom A, Wuu J, Adami H O, et al. Duration of gestation and prostate cancer risk in offspring [J]. Cancer Epidemiol Biomarkers Prev, 2000,9(2): 221 - 223.

[10] Friedman A E. Regarding "Prostatic hormonal carcinogenesis is mediated by in situ estrogen production and estrogen receptor alpha signaling" [J]. FASEB J, 2009,23(5): 1285 - 1286.

[11] Duenas Jimenez J M, Candanedo Arellano A, Santerre A, et al. Aromatase and estrogen receptor alpha mRNA expression as prognostic biomarkers in patients with astrocytomas [J]. J Neurooncol, 2014,119 (2): 275 - 284.

[12] Ellem S J, Risbridger G P. Aromatase and regulating the estrogen: androgen ratio in the prostate gland [J]. J Steroid Biochem Mol Biol, 2010,118(4 - 5): 246 - 251.

[13] McPherson S J, Wang H, Jones M E, et al. Elevated androgens and prolactin in aromatase-deficient

mice cause enlargement, but not malignancy, of the prostate gland [J]. Endocrinology, 2001,142(6):
2458 - 2467.

[14] Huang L, Pu Y, Alam S, et al. Estrogenic regulation of signaling pathways and homeobox genes
during rat prostate development [J]. J Androl, 2004,25(3): 330 - 337.

[15] Goodwin W E, Cummings R H. Squamous metaplasia of the verumontanum with obstruction due to
hypertrophy: long-term effects of estrogen on the prostate in an aging male-to-female transsexual [J]. J
Urol, 1984,131(3): 553 - 554.

[16] Yu S, Zhang Y, Yuen M T, et al. 17-Beta-estradiol induces neoplastic transformation in prostatic
epithelial cells [J]. Cancer Lett, 2011,304(1): 8 - 20.

[17] Kosti O, Xu X, Veenstra T D, et al. Urinary estrogen metabolites and prostate cancer risk: a pilot
study [J]. Prostate, 2011,71(5): 507 - 516.

[18] Ben Jemaa A, Bouraoui Y, Sallami S, et al. Co-expression and impact of prostate specific membrane
antigen and prostate specific antigen in prostatic pathologies [J]. J Exp Clin Cancer Res, 2010,29: 171.

[19] Takahashi S, Watanabe T, Okada M, et al. Noncanonical Wnt signaling mediates androgen-dependant
tumor growth in a mouse model of prostate cancer [J]. Proc Natl Acad Sci USA, 2011,108(12):
4938 - 4943.

[20] Nelles J L, Hu W Y, Prins G S. Estrogen action and prostate cancer [J]. Expert Rev Endocrinol
Metab, 2011,6(3): 437 - 451.

[21] Areshkov P A, Kavsan V M. Chitinase 3-like protein 29(CHI3L2, YKL - 39)activates phosphorylation
of extracellular signal-regulated kinases ERK1/ERK2 in human embryonic kidney(HEK293) and
human glioblastoma(U87 MG) cells [J]. Tsitol Genet, 2010,44(1): 3 - 9.

[22] Mailander P C, Meza J L, Higginbotham S, et al. Induction of A. T to G. C mutations by erroneous
repair of depurinated DNA following estrogen treatment of the mammary gland of ACI rats [J]. J
Steroid Biochem Mol Biol, 2006,101(4 - 5): 204 - 215.

[23] Fernandez I, Touraine P, Goffin V. Prolactin and human tumourogenesis [J]. J Neuroendocrinol,
2010,22(7): 771 - 777.

[24] Li H, Ahonen T J, Alanen K, et al. Activation of signal transducer and activator of transcription 5 in
human prostate cancer is associated with high histological grade [J]. Cancer Res, 2004,64(14): 4774 -
4782.

[25] Yu L, Shi J, Cheng S, et al. Estrogen promotes prostate cancer cell migration via paracrine release of
EN01 from stromal cells [J]. Mol Endocrinol, 2012,26(9): 1521 - 1530.

[26] Yu L, Wang C Y, Shi J, et al. Estrogens promote invasion of prostate cancer cells in a paracrine
manner through up-regulation of matrix metalloproteinase type 2, and cell invasion in human prostate
epithelial cells [J]. Cancer Res, 2005,65(8): 3470 - 3478.

[27] Huang X, Chen S, Xu L, et al. Genistein inhibits p38 map kinase activation, matrix metalloproteinase
type 2, and cell invasion in human prostate epithelial cells [J]. Cancer Res, 2005,65(8): 3470 - 3478.

[28] Prins G S, Korach K S. The role of estrogens and estrogen receptors in normal prostate growth and
disease [J]. Steroids, 2008,73(3): 233 - 244.

[29] Taylor S E, Martin-Hirsch P L, Martin F L. Oestrogen receptor splice variants in the pathologenesis of
disease [J]. Cancer Lett, 2010,288(2): 133 - 148.

[30] Shanle E K, Xu W. Selectively targeting estrogen receptors for cancer treatment [J]. Adv Drug Deliv
Rev, 2010,62(13): 1265 - 1276.

[31] 王健瑜,刘利,谢庭菊. 雌激素受体亚型及其与肿瘤关系的研究进展[J]. 西南国防医药,2009,19(12):
1303 - 1304.

[32] Yang J, Singleton D W, Shaughnessy E A, et al. The F-domain of estrogen receptor-alpha inhibits

ligand induced receptor dimerization [J]. Mol Cell Endocrinol, 2007,21(4): 829 - 842.

[33] Koide A, Zhao C, Naganuma M, et al. Identification of regions within the F domain of the human estrogen receptor alpha that are important for modulating transactivation and protein-protein interactions [J]. Mol Endocrinol, 2007,21(4): 829 - 842.

[34] Leung Y K, Mak P, Hassan S, et al. Esrogen receptor(ER)-beta isoforms: a key to understanding ER-beta signaling [J]. Proc Natl Acad Sci USA, 2006,103(35): 13162 - 13167.

[35] Prossnitz E R, Barton M. Signaling, physiological functions and clinical revelance of the G protein-coupled estrogen receptor GPER [J]. Prostaglandins Other Lipid Mediat, 2009,89(3 - 4): 89 - 97.

[36] Shapiro E, Huang H, Masch R J, et al. Immunolocalization of estrogen receptor alpha and beta in human fetal prostate [J]. J Urol, 2005,174(5): 2051 - 2053.

[37] Ricke W A, McPherson S J, Bianco J J, et al. Prostatic hormonal carcinogenesis is mediated by in situ estrogen production and estrogen receptor alpha signaling [J]. FASEB J, 2008,22(5): 1512 - 1520.

[38] Price D, Stein B, Sieber P, et al. Toremifene for the prevention of prostate cancer in men with high grade prostatic intraepithelial neoplasis: results of a double-blind, placebo controlled, phase IIB clinical trial [J]. J Urol, 2006,176(3): 965 - 970; discussion 970 - 971.

[39] Mehra R, Tomlins S A, Yu J, et al. Characterization of TMPRSS2 - ETS gene aberrations in androgen-independent metastatic prostate cancer [J]. Cancer Res, 2008,68(10): 3584 - 3590.

[40] Cellhay O, Yacoub M, Irani J, et al. Expression of estrogen related proteins in hormone refractory prostate cancer: association with tumor progression [J]. J Urol, 2010,184(5): 2171 - 2178.

[41] Setlur S R, Mertz K D, Hshida Y, et al. Estrogen-dependent signaling in a molecularly distinct subclass of aggressive prostate cancer [J]. J Natl Cancer Inst, 2008,100(11): 815 - 825.

[42] Alexi X, Kasiotis K M, Fokialakis N, et al. Differential estrogen receptor subtype modulators: assessment of estrogen receptor subtype-binding selectivity and transcription-regulating properties of new cycloalkyl pyrazoles [J]. J Steroid Biochem Mol Biol, 2009,117(4 - 5): 159 - 167.

[43] McPherson S J, Ellem S J, Simpson E R, et al. Essential role for estrogen receptor beta in stromal-epithilial regulation of prostatic hyperplasia [J]. Endocrinology, 2007,148(2): 566 - 574.

[44] Cheng J, Lee E J, Madison L D, et al. Expression of estrogen receptor beta in prostate carcinoma cells inhibits invasion and proliferation and triggers apoptosis [J]. FEBS LETT, 2004,566(1 - 3): 169 - 172.

[45] Guerini V, Sau D, Scaccianoce E, et al. The androgen derivative 5alpha-androstane-3beta, 17beta-diol inhibits prostate cancer cell migration through activation of the estrogen receptor beta subtype [J]. Cancer Res, 2005,65(12): 5445 - 5453.

[46] Thomas P, Pang Y, Filardo E J, et al. Identity of an estrogen membrane receptor coupled to a G protein in human breast cancer cells [J]. Endocrinology, 2005,146(2): 624 - 632.

[47] Filardo E, Quinn J, Pang Y, et al. Activation of the novel estrogen receptor G protein-coupled receptor 30(GPR30) at the plasma membrane [J]. Endocrinology, 2007,148(7): 3236 - 3245.

[48] Luttrell L M. Transmembrane signaling by G protein-coupled receptors [J]. Methods Mol Biol, 2006, 332: 3 - 49.

[49] Madak-Erdogan Z, Gong P, Katzenellenbogen B S. Differential utilization of nuclear and extranuclear receptor signaling pathways in the actions of estrogens, SERMs, and a tissue-selective estrogen complex (TSEC)[J]. J Steroid Biochem Mol Biol, 2015,158: 198 - 206.

[50] Hou J J, Xu J, Jiang R Q, et al. Estrogen-sensitive PTPRO expression represses hepatocellular carcinoma progression by control of STAT3 [J]. Hepatology, 2012,57(2): 678 - 688.

[51] Frasor J, Danes J M, Komm B, et al. Profiling of estrogen up- and down-regulated gene expression in human breast cancer cells: insights into gene networks and pathways underlying estrogenic control of proliferation and cell phenotype [J]. Endocrinology, 2003,144(10): 4562 - 4574.

[52] Jonna F, Weaver A E, Madhumita P, et al. Synergistic up-regulation of prostaglandin E synthase expression in breast cancer cells by 17 beta-estradiol and proinflammatory cytokines [J]. Endocrinology, 2008,149(12): 6272 - 6279.

[53] Song H, Liang S, Zhang J, et al. Estradiol enhances the proliferation and migration of Ishikawa cells by promotion of angiogenesis induced by activation of NF - κB via AKT pathway [J]. Zhonghua zhong liu za zhi Chinese journal of oncology, 2014,36(11): 811 - 5.

[54] Jing, Yunzhong, Mingming, et al. Estrogen upregulates MICA/B expression in human non-small cell lung cancer through the regulation of ADAM17 [J]. Cell Mol Immunol, 2014(6): 44346 - 44359.

[55] Bashirelahi N, Kneusal E S, Vassil T C, et al. Measurement and characterization of estrogen receptors in the human prostate [J]. Prog Clin Biol Res, 1979,33: 65 - 84.

[56] Hiramatsu M, Maehara I, Orikasa S, et al. Immunolocalization of oestrogen and progesterone receptors in prostatic hyperplasia and carcinoma [J]. Histopathology, 1996,28(2): 163 - 168.

[57] Prins G S, Marner M, Woodham C, et al. Estrogen receptor-beta messenger ribonucleic acid ontogeny in the prostate of normal and neonatally estrogenized rats [J]. Endocrinology, 1998,139(3): 874 - 883.

[58] Pelletier G, Labrie C, Labrie F. Localization of oestrogen receptor alpha, oestrogen receptor beta and androgen receptors in the rat reproductive organs [J]. J Endocrinol, 2000,165(2): 359 - 370.

[59] Horvath L G, Henshall S M, Lee C S, et al. Frequent loss of estrogen receptor-beta expression in prostate cancer [J]. Cancer Res, 2001,61(14): 5331 - 5335.

[60] Leav I, Lau K M, Adams J Y, et al. Comparative studies of the estrogen receptors beta and alpha and the androgen receptor in normal human prostate glands dysplasia, and in primary and metastatic carcinoma [J]. Am J Pathol, 2001,159(1): 79 - 92.

[61] 张旭,李龙承,欧阳金芝,等. 前列腺癌与雌激素受体基因启动子甲基化关系的实验研究[J]. 中华实验外科杂志,2000,17(5): 428 - 430.

[62] 黄小兵,朱绍兴. 雌激素受体与前列腺癌的研究进展[J]. 医学综述,2008,14(13): 1970 - 1972.

[63] Baylin S B, Makos M, Wu J J, et al. Abnormal patterns of DNA methylation in human neoplasia: potential consequences for tumor progression [J]. Cancer Cells, 1991,3(10): 383 - 390.

[64] Weihua Z, Warner M, Gustafsson J A. Estrogen receptor beta in the prostate [J]. Mol Cell Endocrinol, 2002,193(1/2): 1 - 5.

[65] 李峰,郭丽荣,赵雪俭,等. 雌激素受体 2 对前列腺癌细胞系 PC - 3M 增殖的影响[J]. 中国病理生理杂志,2009,25(4): 656 - 660.

[66] 贺大林,祝广峰. 雌激素受体 beta(ERβ)及其前列腺癌细胞增殖抑制作用: DU145 细胞增殖抑制的可能机制研究[J]. 现代泌尿外科杂志,2007,12(2): 123 - 124.

[67] Baylin S B, Makos M, Wu J J. Abnormal patterns of DNA methylation in human neoplasia: potential consequences for tumor progression [J]. Cancer Cells, 1991,3(10): 393 - 396.

[68] Murdoch F E, Corski J. The role of ligand in estrogen receptor regulation of gene expression [J]. Mol Cell Endocrinol, 1991,78(3): 103 - 108.

[69] Brolin J, Skoog L, Ekman P. Immunohistochemistry and biochemistry in detection of androgen, progesterone, and estrogen receptors in benign and malignant human prostatic tissue [J]. Prostate, 1992,20(4): 281 - 295.

[70] 吴阶平,顾方六,郭应禄,等. 吴阶平泌尿外科学[M]. 济南: 山东科学技术出版社,2005: 1088.

[71] Garcia G E, Wisniewski H G, Lucia M S, et al. 2-Methoxyestradiol inhibits prostate tumor development in transgenic adenocarcinoma of mouse prostate: role of tumor necrosis factor-alpha-stimulated gene 6 [J]. Clin Cancer Res, 2006,12(3 Pt 1): 980 - 988.

[72] Piccolella M, Crippa V, Messi E, et al. Modulators of estrogen receptor inhibit proliferation and

migration of prostate cancer cells [J]. Pharmacol Res, 2014,79: 13-20.

[73] Pavese J M, Farmer R L, Bergan R C. Inhibition of cancer cell invasion and metastasis by genistein [J]. Cancer Metastasis Rev, 2010,29(3): 465-482.

[74] Mahmoud A M, Al-Alem U, Ali M M, et al. Genistein increases estrogen receptor beta expression in prostate cancer via reducing its promoter methylation [J]. J Steroid Biochem Mol Biol, 2015,152: 62-75.

[75] Smith M R, Malkowicz S B, Chu F, et al. Toremifene increases bone mineral density in men receiving androgen deprivation therapy for prostate cancer: interim analysis of a multicenter phase 3 clinical study [J]. J Urol, 2008,179(1): 152-155.

[76] Smith M R, Malkowicz S B, Chu F, et al. Toremifene improves lipid profiles in men receiving androgen-deprivation therapy for prostate cancer: interim analysis of a multicenter phase Ⅲ study [J]. J Clin Oncol, 2008,26(11): 1824-1829.

[77] Ball L J, Levy N, Zhao X, et al. Cell type- and estrogen receptor-subtype specific regulation of selective estrogen receptor modulator regulatory elements [J]. Mol Cell Endocrinol, 2009,299(2): 204-211.

[78] Dondi D, Piccolella M, Biserni A, et al. Estrogen receptor beta and the progression of prostate cancer: role of 5alpha-androstane-3beta, 17beta-diol [J]. Endocrine-related cancer, 2010,17(3): 731-742.

[79] Mentor-Marcel R, Lamartiniere C A, Eltoum I A, et al. Dietary genistein improves survival and reduces expression of osteopontin in the prostate of transgenic mice witn prostatic adenocarcinoma (TRAMP)[J]. J Nutr, 2005,135(5): 989-995.

[80] Jones S B, DePrimo S E, Whitfield M L, et al. Resveratrol-induced gene expression profiles in human prostate cancer cells [J]. Cancer Epidemiol Biomarkers Prev, 2005,14(3): 596-604.

[81] Manson M M, Farmer P B, Gescher A, et al. Innovative agents in cancer prevention [J]. Recent Results Cancer Res, 2005,166: 257-275.

[82] Mak P, Leung Y K, Tang W Y, et al. Apigenin suppresses cancer cell growth through ERbeta [J]. Neoplasia, 2006,8(11): 896-904.

〉 延伸阅读 〈

业已证明(70多年前),雌性激素在治疗进展性前列腺癌中发挥一定的作用,它现仍为第二线的激素治疗药物,另外雌性激素与前列腺癌的发生和发展有关,雌性激素在男性中通过两种不同的途经在发挥一定的作用:①内分泌系统的作用,通过垂体腺间接地降低雄性激素的分泌;②通过特异性的雌性激素受体(ERs)直接对前列腺组织中的发挥作用。人前列腺有两种雌性激素受体(ERα、ERβ)系统,这两种雌性激素受体对前列腺癌的发生、发展和转移发挥一定的作用。在正常的前列腺中,ERα局限于基底细胞和含有雄性激素非依赖型的基底层细胞,其中含有前列腺干细胞用来增生和补充前列腺上皮细胞,ERβ主要在腔细胞内表达,是雄性激素依赖型,但其增殖能力有限(彩图8-1～8-6)。

一、雌性激素及其受体在前列腺癌癌变中的作用

雌性激素(雌二醇)在前列腺癌癌变中主要作用在前列腺上皮细胞上。这些实验数据主要在动物模型中得到(由 Bosland 综述)。当用低剂量的睾酮慢慢地被 Noble 鼠服用时,35%～40%的病例有前列腺癌变经过的前列腺上皮瘤形成(HGPIN)发生,在给予雌二醇同时给低剂量的睾酮,前列腺肿瘤发生的迹象几乎增加100%,这明显证明了至少在鼠模型中,雄性激素对产

生癌变最大反应是需要雌性激素的。在裸鼠模型中,当 ERα 被剔除后,用雄性激素加雌性激素慢性地治疗,不可能产生 HGPIN 和前列腺癌,表明在鼠模型中前列腺癌变的发生是需要 ERα 的功能。虽然存在前列腺中仍有争议,睾酮是男性中雌二醇最有意义的前体,睾酮是通过芳香簇酶转变为雌二醇,这种酶在脂肪组织中高表达。上述提到的鼠模型中,如果芳香簇酶被剔除后,鼠减少前列腺癌发生的迹象,它表明雌性激素在前列腺癌的发生过程是一个重要的决定因素。涉及前列腺癌发生的病因学提到慢性和反复的前列腺感染导致 DNA 的氧化损伤,产生新的前列腺癌前期变异,名为增殖性感染性萎缩症(PIA)。在鼠前列腺中,服用雌二醇导致鼠前列腺慢性感染,其感染应答主要通过 ERα 受体介导的。

引出的一个问题是,雌性激素得以证实在鼠和鼠类实验中对前列腺癌(PCa)生成的效应是否同样用于人的前列腺生物学中。少数研究证明,认为 HGPIN 最大可能是人前列腺癌(PCa)前期,在前列腺上皮瘤向恶性转化(HGPIN)中,*ERα* 基因的表达从基层细胞延伸到腔细胞中,且发生异常增生。在 HGPIN 时,ERα 可以在 30% 和 10% 的病例分别检测到 mRNA 水平和蛋白质水平。表明 ERα 是人前列腺中的一个癌基因,前列腺上皮向恶性转化中,它是过量表达的,在动物模型中已证明了 ERα 是一个关键作用的癌基因,同样在人的组织中,这些证据可以从临床研究中获得。多中心的 Ⅱb 期的研究,用前列腺癌(PCa)随访的病理切片作为原始的最终依据,对 ERα 拮抗剂托瑞米芬(toremifene)用于治疗和预防 HGPIN 进行了评价,共有 514 例诊断为 HGPIN 的病史,随机的用安慰剂或有 1/3 病例依次递增分别用 20 mg、40 mg、60 mg 剂量的托瑞米芬(toremifene),在第 6 个月和 12 个月用 8 个最小的中心部位重复进行病理切片,仅比较第 12 个月的病理切片,将用 20 mg 剂量的托瑞米芬(toremifene)组比用安慰剂组癌发生明显减少了 48.2%,有明显相反的数据报告,托瑞米芬(toremifene)和 finasteride[编者注:N-(1,1 二甲乙基)3-氧化 5α,17β-4 氮杂雄甾-1 烯-17 酰胺,治疗前列腺增生药]不能降低 PSA 的水平和缩小前列腺的体积,更有趣的是,诊断为前列腺癌用托瑞米芬(toremifene)治疗与用安慰剂比较,疾病再不可能向高程度进展。

总的说来,这些数据表明,雌二醇增强了雄性激素的生癌作用是通过雌性激素 α 受体(ERα)来产生的,用 ERα 拮抗剂托瑞米芬(toremifene)用于化疗预防成为一个新的靶标。可以相信,用 5α-还原酶抑制剂(5α-RI)(finasteride 和 dutasteride)与 ERα 拮抗剂托瑞米芬(toremifene)联合应用将会更有效地阻止人的前列腺癌发生和发展,比单用其中一种药物更好,这个结论尽管还没有被临床研究所证实。在有传统大量食用植物雌性激素的日本和中国人中,临床前列腺癌发病率低的流行病学观察到植物雌性激素对阻止前列腺癌的发生有很强的预防效果。genistein、indole-3-carbinol、reveratrol 优先与 ERβ 结合起保护前列腺上皮细胞的作用。植物雌性激素抗癌的性能已得到大量的证明。它包括抑制细胞和血管的增殖,降低 PSA 和 5α-还原酶的活性及降低 AR 的表达(AR 静态),在人的前列腺中,ERβ 在前列腺中上皮的腔细胞中高水平表达,但癌细胞生成过程中部分丢失,在 HGPIN 中大约 40% 的病例 ERβ 明显下降或缺失,这些病例在肿瘤抑制时含有 ERβ(彩图 8-6A、B),作为有抗癌性能和化疗预防作用的植物雌性激素主要是依赖于 ERβ 的存在和它的活性,它推测,食用植物雌性激素无论对是否有无 HGPIN 或是 HGPIN 中有高水平 ERβ 表达的患者都是有益的。

二、雌性激素及其受体在前列腺癌(PCa)进展中的作用

与 HGPIN 相反,未进行激素治疗的前列腺癌(PCa)一般总是有 ERβ 高水平表达,甚至在淋巴结和骨转移中(图 8-6C),对这些患者用特异性 ER 药物可以减缓前列腺癌(PCa)的进展,但这些论点在临床研究中还没有得到证实,ERβ 大量丢失,在雄性激素非依赖型的疾病中已经见到(图 8-6D)大约 40%的病例发现 ERβ 明显减少,在 10%的病例 ERβ 检测不出。

明显相反的,对乳腺癌和其他一些雄性激素相关的肿瘤中,前列腺癌(PCa)中 ERα 的存在是新的事件,在低到中度的前列腺癌(PCa)中不可能发现 ERα 的免疫活性。43%和 62%的病例分别在高级别(Gleason 分级 4~5 级)肿瘤出现 ERα 蛋白的表达。观察到在肿瘤转移和对激素难治的肿瘤患者中有 ERα 基因在 mRNA 和蛋白质水平的表达更有意义。很清楚,仅仅是在前列腺癌(PCa)组织中通过免疫组织化学测出 ERα 的存在,并不能包括与受体生物学相关联的事件。如果前列腺癌(PCa)进展期有 ERα 功能活性,人们期望在这些肿瘤中能找到 ERα 调控基因转录活性的证据,在这些变化的 ERα 调控基因中,孕酮受体(PR)在雌性激素依赖型的肿瘤中,对受雌性激素调控生长的肿瘤是非常重要的标志物,并不惊奇地发现,前列腺癌(PCa)中孕酮受体(PR)和 ERα 都明显地平行发挥免疫作用(图 8-1C)。

事实上,孕酮受体(PR)在雄性激素非依赖型或肿瘤转移,包括骨和淋巴结转移的前列腺癌(PCa)中(图 8-1D、E)是一致高水平的表达,可以确定在 60%转移性损伤和 54%复发性的肿瘤的病例是中到强的孕酮受体(PR)的表达。在肿瘤进展中突然出现(PR)的表达,提示有大量的转移和雄性激素非依赖型前列腺癌(PCa)中 ERα 有诱导孕酮受体(PR)的表达。为前列腺癌(PCa)细胞是怎样避开雄性激素剥夺疗法(ADT),依靠内源性或外源性的雌性激素来维持其生长提供了强有力的机制。当前的数据明确地需要去研究在治疗前列腺癌(PCa)ERα 特异性和拮抗剂,也建议要警惕使用抑制 ERα 和 PR 的如雌性激素和孕激素的治疗药物。

最近已有报道,另一方面更进一步记载了在前列腺癌(PCa)进展中的雌性激素标志物的重要性,前列腺癌(PCa)主要是包含获得性的染色体的易位引起 TMPRSS2 基因敏感区融合到 ETS 家族包括 ETS 相关基因(ERG)、ETS 变异体 1 和 4 的转录因子的编码区。TMPRSS2 基因融合前列腺癌(PCa)比其他的前列腺癌(PCa)更具有侵袭性的临床史。最近研究报道,从 30 例死于雄性激素非依赖型前列腺癌(PCa)患者的快速尸检中,所有非骨转移的都有 TMPRSS2：ERG 基因融合,值得注意的是,40%~60%临床确诊的病例中都可检测出致病的分子亚型。在亚型序列研究中,作者已经确定了一个在 TMPRSS2：ERG 基因融合的肿瘤的 87 个基因表达的标志物其与 ER 标志物路径相关。发现通过 ERα(雌性激素)制剂能提高 TMPRSS2：ERG 基因融合的表达,通过 ERβ 制剂能降低 TMPRSS2：ERG 基因融合的表达。作者推断,对前列腺癌(PCa)可以用药物来抑制 TMPRSS2：ERG 基因融合的表达进行治疗,通过抗 ERα 药物和 ERβ 制剂的活性与功能够成为一个新的治疗前列腺癌(PCa)的方法。

三、前期临床进行的选择性雌性激素受体调节剂(SERM)的研究

一定数量的选择性雌性激素受体调节剂(SERM)的试验在前期临床进行了研究。明显的,

他莫昔芬(tamoxifene)抑制 PC-3 和 DU-145 前列腺癌(PCa)细胞的增殖与诱导在 LN PCa 细胞的凋亡,也证明了能抵制 CWR22PCa 在裸鼠异体移植物的生长。雷洛昔芬(raloxifene)(混合的雌激素制剂和拮抗剂)诱导在 LN PCa 细胞的凋亡,雷洛昔芬和 ERα 的拮抗剂沃曲昔芬(trioxifene)在 PAⅢ前列腺癌(PCa)模型中降低肺转移和扩散纯化的抗雌激素 ICI182780,以及 ERα 的拮抗剂托瑞昔芬(toremixifene)抑制 PC-3 细胞株的增殖。

然而,与前期临床令人鼓舞的对 SERMs 的结果相反,从临床追踪的数据又是相当失望,他莫昔芬(tamoxifene)在前列腺癌(PCa)患者中进行了Ⅱ期临床试验,但治疗效果不确定,主要的问题是他莫昔芬(tamoxifene)既是雌激素制剂,又有拮抗剂的效果。

四、免疫组化检测、受体亚型和变异体

在前列腺癌(PCa)中,ERα、ERβ 和 PR 的基因甲基化和失去活性变成静态已有报道,可以相信,通过免疫组化类固醇受体的检出率与甲基化状态完全相关。在人前列腺癌(PCa)组织中存在 ERα、ERβ 和 PR 有争议的已有报道。因抗体的选择,免疫组化检测方法,组织的处理过程不同导致有明显的差异,用新鲜组织很快地在福尔马林缓冲溶液中固定是非常重要的,存档的石蜡块通过常规固定不能得到信息结果,同样重要的用超敏的单克隆抗体在连接抗原重新实验要有合适的阳性质控物,如在基质和基层细胞中有很强的 ERα 和 PR 核染色,在腔细胞中有很强的 ERβ 核染色,这就需要在前列腺癌(PCa)组织中有可靠的 ERα、ERβ 和 PR 免疫校验品的标准。这也是我们研究目标之一。

另一个话题提到的是 ERβ 受体亚型和变异体的表达和功能,用抗体引起 ERβ 转录后变为有缺陷形式的改变。Leav 等人已在基层细胞中对 ERβ 受体进行了免疫组化校准,并报道在 Gleason 分级 4~5 级的前列腺癌(PCa)中 ERβ 水平明显下降,在癌过渡区域内 ERβ 缺失。研究表明,使用抗体引起长和短的 ERβ1 受体亚型,ERβ 主要定位在鼠和鼠类前列腺分泌性的上皮细胞上,另外在癌过渡区域内 ERβ 丢失,在 Gleason 分级 4~5 级的前列腺癌(PCa)中 ERβ 水平没有 Leav 等人观察报告。

当前的研究是肯定了 ERβ1 受体亚型,同时,没有建立健全 ERβ2、3、4、5 受体亚型定位和功能,已报道,ERβ1 受体亚型与其他 ERβ 受体亚型有异种二聚体,它可有 ERβ 受体的标志和功能,很明显,更多的研究需要阐明各种 ERβ 受体亚型和变异体在人的前列腺中的作用。

五、结论

虽然 AR 仍是前列腺癌(PCa)预防和治疗的靶点,多个证据提示在前列腺癌发展进程中,要涉及雌性激素及其受体 ERα、ERβ,特别是前列腺癌(PCa)形成中,有 ERα 标志物在前列腺上皮细胞中,雄性激素对前列腺癌(PCa)形成的效应,在允许用 ERα 拮抗剂托瑞昔芬(toremixifene)进行Ⅱ期临床试验的基础上,有 1 500 美国人已开始进行Ⅲ期临床试验。

ERα、ERβ 明显地涉及不同的肿瘤进展,近期进行了观察,这两个受体调节不同具有侵袭性(转移性)前列腺癌(PCa),分子亚型如 TMPRSS2:ERG 基因融合。尽管如此,翻译当前的信息用于潜在性的治疗应用上,仍有很大的挑战。主要难题是 ERα 的拮抗剂的雌性激素效应。随着

选择性雌性激素受体调节剂(SERMs)的应用,它可能不现实地希望在终末期的雄性激素非依赖性的前列腺癌(PCa)的患者中得到临床的支持,但很少知道和了解 ERβ 受体亚型和变异体、配体依赖和非依赖的活性、基因或非基因标志的作用,尽管复杂,在患者的肿瘤组织中提供合适的受体,使用 ERα 拮抗剂和 ERβ 制剂去阻止雄性激素非依赖性肿瘤生长,或延迟疾病进展很有潜在意义,这个课题明显地需要更多研究。

● 重要提示(来源于 B. Tombal 等人)

B. Tombal 等人认为新的证据提示雌性激素及其受体 ERα、ERβ 是与雄性激素前列腺癌(PCa)在进展中是一致的,ERα 标志物是促进前列腺上皮细胞的生癌作用,ERα 和 ERβ 在前列腺癌(PCa)进展中是不同的,因为这两个受体调节不同,具有侵袭性(转移性)前列腺癌(PCa),分子亚型如 *TMPRSS2：ERG* 基因融合。很少知道和了解 ERβ 受体亚型和变异体、配体依赖和非依赖的活性、基因或非基因标志的作用的表达和功能。尽管复杂,在患者的肿瘤组织中提供合适的受体,使用 ERα 拮抗剂和 ERβ 制剂去阻止雄性激素非依赖性肿瘤生长,或延迟疾病进展是很有潜在意义的,这需要分子的分级,像对乳腺癌标准化一样,成为越来越多的证据。

(苏元华 吴学兵)

◆ 参考文献 ◆

[1] Richard Berges, Bertrand Tombal. Androgens and prostate cancer [M]. Belgium: Ismar Healthcare, 2009.
[2] 黄小兵,朱绍兴. 雌激素受体与前列腺癌的研究进展[J]. 医学综述,2008,14.

第九章 内分泌治疗的适应证

内分泌治疗用于晚期前列腺癌已有超过 60 年的历史,但是仍存在一些争议性的问题,比如治疗时机的选择、治疗持续时间及药物种类的选择、给药的方式等。特别是前列腺癌内分泌治疗的适应证问题也存在争议,前瞻性随机试验仅支持其用于少数的适应证。目前关于内分泌治疗的研究还没有有力的证据证实其能够延长具有适应证的患者的存活期,这也加剧了这种不确定性。

内分泌治疗的方法主要包括:①去势治疗;②最大限度雄激素阻断治疗;③间歇内分泌治疗;④根治性治疗前新辅助内分泌治疗;⑤辅助内分泌治疗。这些治疗方法具有不同的适应证,应结合患者的原发肿瘤情况、病理分级及分期、淋巴结转移情况、远处转移情况及治疗的情况,来选择适当的内分泌治疗方式。

第一节 | 转移患者

雄激素剥夺治疗最早出现在 20 世纪 40 年代,主要采用外科手术或药物去势(主要通过 LHRH 激动剂),是目前转移性前列腺癌的标准治疗方法。N1 期及 M1 期的前列腺癌患者均可采用内分泌治疗,治疗方式可选择去势治疗、最大限度雄激素阻断治疗及间歇内分泌治疗。

雌激素,尤其是己烯雌酚,已经被用于转移性前列腺癌患者的治疗。美国退伍军人管理局泌尿外科研究合作组(VACURG)的研究证实睾丸切除术和己烯雌酚具有相同的有效性。由于严重副作用的发生率较高,比如血栓栓塞(7%)和血管并发症(5%)等限制了己烯雌酚的常规临床使用。尽管将己烯雌酚的剂量从 5 mg 减少到了 3 mg,甚至 1 mg,这些副作用仍然能发生。为了降低心脏毒性,两项大范围随机试验对己烯雌酚胃肠外给药和经皮给药及预防性使用抗凝剂的临床效果进行了评估。这项研究再次证实雄激素剥夺治疗与胃肠外雌激素治疗有相似的效果。由于其心脏毒性的高风险性,不推荐雌激素作为转移性前列腺癌的治疗用药。目前尚无雌激素治疗对患者生活质量及心理影响的相关报道。

在两项同一研究设计的大型前瞻性随机试验中,有 1 435 例局部晚期和 M1 期的前列腺癌患者接受了首次比卡鲁胺单一治疗(剂量为 150 mg/d)或药物/外科去势治疗,并对两者进行了对比。汇总分析显示,M1 期去势患者总体生存期延长,虽然其与比卡鲁胺的差异非常小(仅 6 周)。进一步的分析显示,进行雄激素剥夺治疗仅能延长开始治疗时高 PSA 水平(>400 ng/ml)患者的生存期。亚组分析显示,在≤5 处骨转移的患者,比卡鲁胺与传统的雄激素剥夺治疗具有相似的有效性。在两项小规模的随机临床试验中,M1 期患者接受比卡鲁胺 150 mg/d 剂量治疗与完全性雄激素阻断治疗的效果是相同的。但是,这两项研究说服力均有限。

总之,药物或外科去势是 M1 期患者的治疗选择,雌激素目前不推荐用于 M1 期患者的治疗。

一、有症状的转移患者

外科去势或 LHRH 激动剂等雄激素剥夺治疗用于治疗有症状的转移性前列腺癌患者,可以缓解症状,降低潜在的严重后遗症(如脊髓压迫、病理性骨折及尿路梗阻等)的发生。同时给予非甾体类抗雄激素药(如比卡鲁胺、尼鲁米特、氟他胺)或甾体类抗雄激素药(如环丙孕酮醋酸盐)能够降低雄激素的激增反应,推荐在 LHRH 激动剂治疗的第一个月同时使用,特别是有骨转移症状的高风险患者。

在外科去势后血清睾丸激素 3~12 h 将会下降到去势水平,引起雄激素依赖的转移性前列腺癌细胞和前列腺中激素敏感性细胞的凋亡。同时在睾丸切除术后 21 日内血清 PSA 水平也将下降(<10 ng/ml)。相反,在给予 LHRH 激动剂后,血清睾丸激素会立刻比初始水平上升 1.5~2 倍。睾丸激素水平将会持续高于基线水平 7 日,直到给药后 3 周才会降到去势水平。绝大部分(>90%)接受雄激素剥夺治疗的患者症状会立刻加重,转移症状平均 2.5 年后复发。尽管在 M1 期患者中广泛使用 LHRH 激动剂,但我们仍然倾向于在症状严重的 M1 期患者,特别是在有脊髓压迫高风险的患者中采用睾丸切除术。

总之,所有有症状的 M1 期前列腺癌患者均应立即采用药物或外科手术去势等雄激素剥夺治疗。

二、无症状的转移患者

对无症状的转移癌患者进行雄激素剥夺治疗可以延缓疾病进展、预防前列腺癌发展中的相关并发症及延长生存期。目前仅有一项大样本的前瞻性随机试验的相关资料,该试验对局部晚期及无症状的 M1 期患者进行了雄激素剥夺治疗(睾丸切除术/LHRH 激动剂),分为立即进行治疗及延期进行治疗两组。这项试验由英国医学研究理事会(MRC)前列腺癌研究组实施,共有 934 名患者参与,其中 500 名为 M0 期,261 名为 M1 期,176 名为 Mx 期,469 名患者立即进行了雄激素剥夺治疗,而 465 名患者随机延迟进行了雄激素剥夺治疗。M1 期患者立即进行或延迟进行雄激素剥夺治疗,其总的生存期和前列腺癌特异性生存期相同。但是,立即进行雄激素剥夺治疗比延迟进行治疗,其病理性骨折的发生率低(1.5% 比 2.5%),脊髓压迫及尿路梗阻的发生率均较低(分别为 1.0% 比 3.0%,2.0% 比 3.2%)。

MRC 试验有一些缺陷。首先,6% 延迟进行雄激素剥夺的患者在治疗开始前就已死于前列腺癌,意味着他们还没有接受雄激素剥夺治疗即已死亡;第二,此项研究中的 176 名患者并没有进行分期(Mx),另外,接近 1/5 的患者随机方法不正确,这对试验结果可能会产生重大影响;第三,延迟组中近 10% 的患者在出现脊髓压迫症状或病理性骨折后才开始进行治疗,紧急进行激素治疗在患者中不应超过 10%,特别是在临床试验中;最后,缺乏随访标准可能导致出现有意义的结果,但是这可能背离了严格的临床试验试计。

总之,在无症状的 M1 期患者,雄激素剥夺治疗能够降低前列腺癌相关性并发症的风险,比如病理性骨折、脊髓压迫或尿路梗阻。但是,从目前的研究情况来看,立即进行雄激素剥夺治疗与出现进展后进行雄激素剥夺治疗,两种方法总的生存期并没有明显的差异。

三、盆腔淋巴结阳性患者

盆腔淋巴结阳性患者立即进行雄激素剥夺治疗能够延长肿瘤无进展生存期及总生存期。两项随机试验研究从组织学上证实了雄激素剥夺治疗对盆腔淋巴结转移的前列腺癌患者的作用。美国东部肿瘤协作组(ECOG)随机对 98 名行根治性前列腺切除术的患者进行了研究,这些患者有盆腔淋巴结转移,对这些患者通过外科去势或 LHRH 激动剂治疗后立即或延迟进行雄激素剥夺治疗。平均随访 7.1 年后,立即进行雄激素剥夺治疗与延迟进行雄激素剥夺治疗相比,前者总生存期具有明显优势($P=0.02$)。在最新的报道中,立即治疗组中位总体生存期(13.9 年)明显长于延迟治疗组(11.3 年)。从这项研究上看,在前列腺癌根治性手术中盆腔淋巴结阳性的患者立即进行雄激素剥夺治疗对患者是有益的。这项研究也具有一定的缺点,如样本数量少,缺少统一的病检,没有标准的淋巴结切除术,在延迟治疗组中病症进展比其他组更加快。这项 ECOG 研究结果与其他类似研究的结果基本一致。但是,一项欧洲癌症治疗与研究协会(EORTC)的一项试验比较了 pN1-3 期患者立即与延迟治疗的效果,这些患者的原发肿瘤没有进行局部治疗。中位随访期为 8.7 年,两者总体生存期(38.3% 比 39.5%)与前列腺癌特异性死亡率(76.1% 比 76.2%)并没有明显不同。

在对四项研究(RTOG-85-31,Granfors et al.,EST-3886,EPC program,共398名患者)进行荟萃分析之后也表明,早期雄激素剥夺治疗可显著降低总死亡率(HR 0.62,95%CI 0.46~0.84)、肿瘤特异性死亡率(HR 0.34,95%CI 0.18~0.64)、3年或9年临床进展(RR 0.29,95%CI 0.16~0.52,3年 RR 049,95%CI 0.36~0.67)。类似于膀胱癌,有些患者(特别是局限的淋巴结转移患者)可能通过简单的外科手术切除(比如盆腔淋巴结切除术)而治愈。

与骨转移的患者相比,盆腔淋巴结阳性的患者可能具有更长的生存期,而长期进行雄激素剥夺治疗就必须考虑到其副作用问题(比如抑郁、认知下降、骨质疏松/骨折、代谢综合征等)。因此,在治疗前应对患者进行仔细地说明,在治疗过程中予以关注,采取适当的措施进行预防及治疗。目前尚没有随机试验对抗雄激素药在这方面的适应证进行特别的研究。

第二节　局部晚期前列腺癌

局限晚期前列腺癌无法行根治性前列腺切除或放射治疗时,治疗方式可选择去势治疗、最大限度雄激素阻断治疗及间歇内分泌治疗。

两项大样本的随机性试验对局部晚期(M0期)患者进行雄激素剥夺治疗的作用进行了研究。EORTC 30891试验对985名新诊断的无症状局部晚期(T0-4N0-2M0)的前列腺癌患者进行了研究,一组立即进行雄激素剥夺治疗(493名患者),另一组延迟进行雄激素剥夺治疗(492名患者)。中位随访时间为7.8年时,共有541名患者死亡,大多数死于前列腺癌或心血管疾病(185名患者)。总体生存风险率为1.25,立即进行治疗更具有优势。从随机试验开始到PSA重新升高的时间,两者之间并没有不同,前列腺癌特异性死亡率也无明显不同。进行研究后开始不同的治疗的中位时间为7年。

由于死于其他疾病或肿瘤没有进展,延迟治疗组约50%的患者并未要求进行治疗。对于不适合进行根治性治疗的局部晚期前列腺癌患者,立即进行雄激素剥夺治疗能使其总的生存期明显增加,但是死亡率及无症状生存期无明显差异。在M0期患者,立即进行雄激素剥夺治疗组总体和前列腺癌特异性生存期明显延长。病理性骨折(0.6%比1.3%)、脊髓压迫(0.6%比0.6%)及尿路梗阻(4.7%比6.0%)也明显要低。由于绝对数量少,这些差异没有统计学意义。但是,在最新的报道中,M0期患者的这种生存优势并没有出现。研究者总结认为,长期随访中总体生存期的差异下降提示长期的激素治疗可能增加患者其他原因的死亡率。

在一项以比卡鲁胺150 mg/d为治疗方法的随机Ⅲ期临床试验(306/307协

议)中,亚组分析显示在 6.3 年的随访期中,M0 期患者比卡鲁胺与去势同样有效,且性功能及生活质量有明显的提高。

总之,局部晚期、无淋巴结转移的患者在做出进行雄激素剥夺治疗之前必须仔细权衡终身雄激素剥夺治疗的不利影响,这样可能避免相当数量的患者选择进行延迟治疗策略。从两项随机试验来看,早期接受雄激素剥夺治疗的患者其总体生存期更长,尽管这种差别只是中度的。比卡鲁胺是进行传统雄激素剥夺治疗的一种选择。

第三节 | 根治性前列腺切除术前新激素辅助治疗

对于早期前列腺癌患者来说,根治性前列腺切除术是最常使用的治疗手段。但是,目前术前的诊断手段并不能可靠地对局部病灶的真实范围进行准确界定。因此,前列腺癌的临床分期总是低于病理分期。据估计,约有 66% 的患者术前临床分期低于肿瘤的真实浸润范围,约 30% 的 cT1 或 cT2 期的前列腺癌患者最终病理证实为 pT3 期,30%~60% 的 cT2 期患者手术切缘为阳性。在根治性前列腺切除术前行新激素辅助治疗的目的是为了减少肿瘤体积、降低临床分期、降低前列腺切缘肿瘤阳性率、延长生存率,同时将根治术的适应证扩大至 T3 期。

一、降低临床分期

欧洲一项 402 名患者参与的研究显示,应用 3 个月新辅助治疗(诺雷德+福至尔),30% 的病例临床分期降低,15% 的病理证实临床分期降低,其中 T2 期有统计学意义,而 T3 期无统计学意义。意大利的一项 303 例病例研究显示,3 个月新辅助治疗(诺雷德+康士德),B 期和 C 期均有 20% 病例组织学证实临床分期降低。

二、降低前列腺切缘肿瘤阳性率

从目前的研究来看,在 10 项随机前瞻性 3 个月新辅助治疗中,9 项显示切缘阳性率从 37.1%~64.8% 降低至 7.8%~27.7%,有统计学意义。7 项进一步分析 T2 期的研究显示切缘阳性率降低为 48.5%~81.6%,均有统计学意义。另外 5 项进一步分析 T3 期的研究中,3 项显示切缘阳性率从 61.0%~64.0% 降至 26.0%~42.0%。

三、降低局部复发率

Schulman 等的研究显示,T2 期肿瘤应用新辅助治疗局部复发率为 3%,而直接手术为 11%（$P=0.03$），新辅助治疗能够降低局部复发率。

在一项多中心的研究中，对 1 573 例高风险前列腺癌患者（临床分期 T3～4，PSA>20 ng/ml 或 Gleason 评分 8～10 分）进行了回顾性研究。其中 1 170 例患者接受根治性前列腺切除术，403 例患者接受了新激素辅助治疗＋根治性前列腺切除术。中位随访时间 56 个月。研究显示，新激素辅助治疗能够降低前列腺癌相关死亡风险，危险比（HR）0.5，95%CI（0.32～0.80；$P=0.001\,4$）。

目前在根治性前列腺切除术前行新激素辅助治疗的效果仍有一定的争议。在 Seung 等人的一项研究中，对 31 例仅行前列腺根治性切除术和 38 例根治性前列腺切除术前行新激素辅助治疗的患者进行了对比。该作者通过研究后认为：不支持在根治性前列腺切除术前行新激素辅助治疗，其理由如下：第一，新激素辅助治疗将会引起细胞凋亡，造成前列腺周围纤维化，增加手术难度；其次，两组之间的手术失血量、转移率、术后并发症、切缘阳性率以及生化复发率相当；最后，新激素辅助治疗具有一定的副作用，可能引起血脂异常、激素抵抗及代谢综合征等等。在欧洲一项大样本的回顾性队列研究中，有 5 411 例低危前列腺癌患者、4 365 例中危前列腺癌患者和 1 360 例局限性或局部进展、高危前列腺癌患者纳入研究。中位随访时间分别为 4.1、4.4 及 4.6 年。研究显示，新辅助激素治疗能明显增加低危前列腺癌患者的总死亡率，但对中危及高危患者总死亡率无明显影响。

根治性前列腺切除术前行新激素辅助治疗的治疗方式可选择去势治疗或最大限度雄激素阻断治疗等。早期的新辅助治疗时间为 3 个月。为了说明新辅助雄激素剥夺治疗的时间问题，Gleave 等比较了 547 例新辅助治疗 3 个月和 8 个月的结果，8 个月组 PSA 下降程度、前列腺体积缩小程度均明显高于 3 个月组。8 个月组和 3 个月组切缘阳性率分别为 12% 和 23%（$P=0.000\,1$）。Meyer 等比较了 240 例新辅助治疗 3 个月或 5 个月的两组患者，治疗 5 个月组从第 3 年开始，PSA 升高率开始低于 3 个月组。Bono 等比较了意大利的经验（诺雷德＋康士德），6 个月的新辅助治疗降低临床分期和降低切缘阳性率略优于 3 个月组，但无统计学意义。上述结果提示大于 3 个月的治疗可以获得更好的结果。但是，这种组织学效果并不能降低 PSA 复发的风险和局部或全身进展。因此目前在根治性前列腺切除术前行新辅助治疗缺乏明确优势。

总之，目前不推荐在前列腺根治性切除术前行新辅助雄激素剥夺治疗。在进行治疗之前应仔细权衡治疗的临床效益、毒性及费用问题。根治性前列腺切除术前新激素辅助治疗的选择、治疗时间及疗程等仍需要进行进一步的研究。

第四节 | 根治性前列腺切除术后或根治性放疗后辅助内分泌治疗

前列腺癌的辅助内分泌治疗(adjuvant hormonal therapy，AHT)是指前列腺癌根治性切除术后或根治性放疗后，辅以内分泌治疗。其主要的适应证包括：①根治术后病理切缘阳性。②术后病理证实淋巴结阳性。③术后病理证实为 T3 期或≤T2 期，但伴有高危因素(Gleason 评分＞7，PSA＞20 ng/ml)。④局限前列腺癌伴高危因素(Gleason 评分＞7，PSA＞20 ng/ml)及根治性放疗后。⑤局部晚期前列腺癌放疗后。辅助内分泌治疗主要是针对切缘残余病灶及残余的阳性淋巴结、微小转移病灶等，提高长期存活率。治疗的主要方式为最大限度雄激素阻断治疗、药物或手术去势及抗雄激素治疗。

在 Messing 等进行的一项研究中，共有 97 名接受根治性前列腺切除并盆腔淋巴结清扫的患者术后证实有盆腔淋巴结转移，这些患者随机进行戈舍瑞林、去势治疗或等待观察至疾病出现进展。平均随访 7.1 年，47 名立即进行辅助激素治疗的患者有 7 名死亡，其中 3 名死于前列腺癌，而 51 名等待观察的患者中 18 名死亡，其中 16 名死于前列腺癌。在随后的随访中，存活且无复发的患者立即治疗组有 36 人(77%)，而观察组为 9 人(18%)。因此，在根治性前列腺切除术后淋巴结阳性的患者，立即进行辅助内分泌治疗可以降低复发率，提高患者的生存率。一项大样本、前瞻性、安慰剂对照、随机性早期前列腺癌计划研究了比卡鲁胺(150 mg/d)辅助治疗的效果，受试患者进行了包括前列腺癌根治性切除的标准治疗。平均随访7.3 年后，比卡鲁胺组无病生存期明显长于对照组，但是，总体生存期无明显影响。尽管如此，局部晚期肿瘤患者术后应用辅助内分泌治疗仍然具有更长的生存期趋势。

第五节 | 雄激素剥夺辅助治疗联合外照射治疗

放射治疗(RT)对前列腺癌细胞具有破坏杀伤作用，适用于不宜采用根治性手术切除的早期前列腺癌和一些需要缩小肿瘤体积、缓解症状的晚期前列腺癌患者。数项随机临床试验已经证实了在局限性晚期或高级别肿瘤采用 LHRH 激动剂联合放疗的优势。但是，在绝大多数研究中，雄激素剥夺治疗均与放疗联合使用，因此不可能评估在放疗中新辅助治疗所起到的作用。在此，我们将陈述在体外放射治疗(EBRT)中使用雄激素剥夺治疗的适应证。

美国肿瘤放疗学组随机对照的 RTOG85 - 31 试验中,共有 977 名局部晚期伴淋巴结阳性的患者参与研究,该研究评估了 EBRT 联合 4 周雄激素抑制治疗及 RT 与单独采用 RT 治疗的长期效果,所有患者中位随访期为 7.6 年,存活患者中位随访期为 11 年。分析显示,联合使用 LHRH 激动剂治疗与 EBRT 治疗使所有患者的终点均有明显的提高,联合治疗组的 10 年绝对生存率为 49%,而对照组为 39%($P=0.002$),10 年远处转移率两组分别为 24% 和 39%($P<0.002$),疾病特异性死亡率为 16% 和 22%($P=0.005\,2$)。这一结论支持在淋巴结阳性的患者中使用 LHRH 激动剂与 EBRT 联合治疗。

RTOG 86 - 10 试验随访数据提示,在 RT 中使用 2 个月的新辅助雄激素剥夺治疗能够使所有的终点得到明显提高。该试验共有 456 名患者纳入研究,所有患者平均随访期为 6.7 年,存活患者平均随访期为 8.6 年。在低级别 Gleason 评分为 2~6 分的患者,联合雄激素阻断治疗与单独采用雄激素剥夺治疗相比,具有以下改善:局部控制(42% 比 30%,$P=0.016$),远处转移率(34% 比 45%,$P=0.04$)、无病生存率(33% 比 21%,$P=0.001$)、生化无病生存率(PSA<1.5 ng/ml,24% 比 10%,$P<0.001$)、疾病特异性死亡率(23% 比 31%,$P=0.05$)。但是,在 Gleason 评分为 7~10 分的患者局部控制和生存率均没有明显的改善。从 10 年总体生存估计(43% 比 34%)与中位生存时间(8.8 年比 7.3 年)来看,雄激素剥夺治疗联合 EBRT 更为有利,然而这些差异没有统计学意义。在 10 年疾病特异性死亡率、远处转移、无病生存及生化失败率上则有统计学差异。这些长期研究数据提示 EBRT 联合 4 个月的雄激素剥夺治疗对局部晚期患者的治疗是十分有益的,能够明显提高肿瘤的局部控制,减少肿瘤进展及提高总生存率。

随机 RTOG92 - 02 试验评估了 1 554 名局部晚期前列腺癌患者中联合使用辅助雄激素抑制治疗和 ERBT 治疗的持续时间问题。在 ERBT 之前或同时接受 2 个月联合雄激素阻断治疗,然后随机接受 24 个月的 LHRH 治疗,或进一步的治疗。长期雄激素剥夺治疗组与仅接受 RT 治疗组相比,其结果在以下方面均有明显的进步:5 年无病生存率($P<0.001$)、5 年疾病特异性生存率($P=0.006$)、临床局部进展率($P=0.001$)及美国放疗与肿瘤协会定义的生物控制($P<0.001$)。但是,总体生存无明显进步。然而,在 Gleason 评分为 8~10 分组与单独 RT 治疗组相比,5 年总体生存率(80% 比 69%,$P=0.044$)及无病生存率(90% 比 78%,$P=0.006$)均有明显提高。

Ⅲ期 EORTC 22863 试验对 412 名局部晚期前列腺癌(T1 - 2 期,3 级或 T3 - 4N0 - 1M0)患者进行了研究。接受 EBRT 与 LHRH 治疗的患者与单独接受

EBRT 治疗的患者进行对比,时间为 3 年。在 66 个月的中位随访期后,联合雄激素阻断治疗组比单独放疗组的结果要好,5 年无病生存率、5 年疾病特异性生存率及 5 年总体生存均率有明显的提高(所有的 $P<0.001$)。

关于雄激素剥夺治疗对局限性晚期前列腺癌体外放射治疗患者总体生存率和疾病特异性生存率的影响,国内王春阳等对此进行了 Meta 分析。纳入病例 2 896 例,其中联合治疗组 1 581 例,单独放疗组 1 315 例。联合治疗组的总生存率(68.4%,1 081/1 581)较单独放疗组(57.8%,760/1 315)有所提高,合并相对危险度(RR)为 1.14(95% 置信区间 1.07~1.20,$P<0.000\,01$)。疾病特异性生存率在联合治疗组(87.5%,1 383/1 581)与单独治疗组(79.4%,1 044/1 315)差异有统计学意义,合并 RR 值为 1.09(95%CI 1.04~1.15,$P<0.000\,8$)。与单独放疗相比,雄激素阻断联合外照射治疗能够改善局限性晚期前列腺癌患者总生存率和疾病特异性生存率。

D'Amico 等的研究指出了合并症情况对判断雄激素剥夺治疗适应证的重要性。该研究中,总共 206 名局限性前列腺癌患者随机进行单独 EBRT 治疗或 EBRT 联合 6 个月的辅助雄激素剥夺治疗。与 EBRT 联合雄激素剥夺治疗相比,EBRT 单独治疗组总疾病死亡率明显增加(HR=1.8,$P=0.01$)。但是,总疾病死亡率增加的风险似乎仅仅适用于随机进行 EBRT 的没有或仅有轻微并发症的患者($P<0.001$)。在有中或重度合并症的患者,总疾病死亡率无明显差异,这提示只有在没有合并症或轻微合并症的患者中联合使用 EBRT 及雄激素剥夺治疗才能够让患者受益。

总之,基于数项随机对照试验的结果,我们推荐在中度或高风险肿瘤患者进行 EBRT 治疗的过程中,联合使用至少 6 个月(最好是 2~3 年)的辅助雄激素剥夺治疗。

第六节 | 近距离放射治疗的辅助治疗

从 20 世纪 90 年代起,通过永久性植入物(如 ^{125}I、^{103}Pd 等)进行前列腺近距离放疗治疗前列腺癌变得越来越流行,这为低到中度风险患者,特别是不适合行前列腺根治术或不愿意行外科手术的患者提供了一种新的微创治疗方式。

前列腺近距离放疗的可行性取决于前列腺体积,因此在临床上经常使用雄激素剥夺治疗来缩小前列腺体积。近距离放疗之前雄激素剥夺治疗的持续时间及类型目前仍存在一些争议。Ebara 等对 188 名患者进行了相关研究,91 名患者接受 LHRH 类似物治疗,49 名患者接受抗雄激素治疗(比卡鲁胺/氟他胺),48 名患者行联合雄激素阻断治疗。持续时间分别为：49 名患者 1～3 个月，59 名患者 4～6 个月，40 名患者 7～9 个月，32 名患者 10～12 个月，8 名患者超过 12 个月。使前列腺体积下降用 LHRH 类似物为 32%，雄激素受体拮抗剂为 18%，联合雄激素阻断治疗为 41%。因此，3 个月疗程的辅助性 LHRH 激动剂治疗可以使前列腺体积有较大程度的缩小，足以使其能够进行近距离放疗。但是，对此也有不同的观点。Potters 等进行的一项研究中，对 163 名前列腺重量不小于 60 g 的前列腺癌患者在进行近距离放疗之前进行了新辅助雄激素剥夺治疗，另 449 名患者仅行单一近距离放疗或结合外照射治疗。近距离放疗前新辅助雄激素治疗的中位持续时间为 3～4 个月，中位随访时间为 46 个月。结果表明，单一近距离放疗组 5 年 PSA 无复发存活率为 86.9%，而联合新辅助雄激素治疗组的 5 年 PSA 无复发存活率为 87.1%，两组相比差异无统计学意义，研究分析显示，联合新辅助雄激素治疗组的 Gleason 评分、疾病分期及治疗前 PSA 水平均无明显优势。因此，在局限性前列腺癌患者中，近距离放疗前进行新辅助雄激素剥夺治疗不会为患者带来任何益处。Stone 等报道，将 152 名中期前列腺癌患者分为两组，一组单纯粒子植入，另一组在粒子植入前 3 个月及植入后 3 个月采用去雄激素治疗，术后 4 年两组无病生存率分别为 85% 和 58%。因此，近距离放疗之前是否进行新辅助雄激素剥夺治疗还需要进行进一步研究。

前列腺放射粒子植入放疗的常见并发症包括术后持续几周到几个月的尿频、排尿困难、尿道、会阴不适等。有研究表明，近距离放疗相关的泌尿系症状（如 IPSS 的正常化、导尿管依赖、导尿管依赖的时间及放射粒子植入后手术干预需要）的发生率与前列腺体积及移行带体积高度相关。新辅助雄激素剥夺治疗能够明显降低前列腺体积和移行带体积。在近距离放疗后进行新辅助雄激素剥夺治疗能够明显降低这些近距离放疗后的泌尿系症状的发生率。

第七节 │ 治愈性治疗后 PSA 复发

生化失败是指在缺乏临床复发证据的患者中，PSA 水平持续较高或重新升高。局部和（或）系统性复发的区别是基于组织学、手术切缘阳性、PSA 复发的时间及其增长的动态（PSA 速度、PSA 加倍时间）来确定的。但是，局部和（或）系统性复发并不能可靠地区分开来。而且，在讨论根治性前列腺切除术后 PSA 复发的患者抗雄激素治疗的可能性时，必须要考虑 PSA 复发的患者特别是在根治性前列腺切除术后的患者较长的病史。如 Pound 等所述，PSA 复发到死亡的平均时间约为 13 年，在这些研究中仅在出现症状进展后才开始进行雄激素剥夺治疗。根治性前列腺切除术后 PSA 复发患者总体生存期与 Gleason 评分、PSA 复发的时间及 PSA 加倍时间密切相关。

目前还没有随机试验对雄激素剥夺治疗在根治性前列腺切除术或 EBRT 后 PSA 复发患者中的作用进行研究。但是，一些回顾性对照试验的结果及随机试验的间接证据支持在治愈性治疗后 PSA 复发患者中早期使用雄激素剥夺治疗。Moul 等报道了 1 352 名根治性前列腺切除术后 PSA 复发(>0.2 ng/ml)的患者。在高风险患者(Gleason 评分>7，PSA 加倍时间<12 个月)，早期雄激素剥夺治疗可明显推迟远处转移的发生。但是，总体生存期及肿瘤特异性生存期并无明显统计学差异。在分析这些数据的时候需要考虑到回顾性、非随机性分析的局限性。从上述随机(新)辅助 RT 试验、MRC 及 EORTC30891 试验的间接证据来看，这些数据都显示立即雄激素剥夺治疗具有适度的生存优势。

单独使用抗雄激素治疗可能克服药物去势的某些副作用。虽然男性乳房发育和乳房触痛是抗雄激素治疗(比卡鲁胺)的主要副作用，但是其潮红、性欲丧失及勃起功能障碍的发生率明显低于 LHRH 激动剂及联合雄激素阻断治疗。虽然在治愈性治疗措施后 PSA 复发的患者中并没有特别进行大样本随机性比卡鲁胺 150 mg/d 治疗的研究，但是，在一些间接证据中，局部晚期患者应用比卡鲁胺能够明显降低疾病进展的风险。抗雄激素治疗可能为仅有 PSA 复发的患者，特别是为较年轻和健康患者的雄激素抑制模式提供了一种可行的选择。

PSA 复发患者非传统的激素治疗包括间歇抗雄激素治疗和联合抗雄激素药及 5α-还原酶抑制剂口服治疗。但是，由于缺乏前瞻性随机临床研究，在治愈性治疗后 PSA 复发患者中常规使用这些药物尚缺乏依据。总之，由于缺乏前瞻性随机临床试验，治愈性治疗后 PSA 复发患者的雄激素剥夺治疗的适应证、时间及模式尚无一致性意见，仍有待于进一步的研究。

虽然有很多未解决的问题及争议，雄激素剥夺治疗仍然是晚期前列腺癌患者的标准治疗方法。双侧被膜下睾丸切除术或 LHRH 激动剂治疗仍然是金标准，雌激素尽管有相似效果，但由于其明显的治疗副作用而不能推荐作为标准治疗。最大限度雄激素阻断治疗及间歇雄激素阻断治疗的使用将会发挥越来越重要的作用。

随着前列腺癌内分泌治疗研究的进一步深入，基于肿瘤学特征(Gleason 评分、临床/病理分期、游离 PSA 值、PSA 加倍时间)、患者特征(年龄/合并症，Charlson 评分)的更合适的雄激素剥夺治疗的适应证将会产生，以更加精确地指导前列腺癌的内分泌治疗。

第八节 | 总结

这一章主要讲述了激素治疗的适应证及最新的治疗策略,这一点对读者尤为有价值。其他方面的重要信息如下:通过药物或外科去势的抗雄激素治疗是 M1 期患者的治疗选择。对所有有症状的 M1 期患者应该立即进行药物或外科去势的抗雄激素治疗。对无症状的 M1 期患者,抗雄激素治疗的目的主要是降低前列腺癌相关并发症的风险(比如病理性骨折、脊髓压迫或尿路梗阻),其对总体生存期没有影响。对于局部晚期的前列腺癌患者,在作出抗雄激素治疗的决定之前,必须仔细权衡终身雄激素剥夺的不良效果,这样可以避免相当一部分患者采取拖延治疗策略。

(孙双权)

─── ◆ 参考文献 ◆ ───

[1] Heidenreich A, Pfister D, Ohlmann C H, et al. Androgen deprivation for advanced prostate cancer [J]. Urologe 2008,47: 270 - 283.

[2] Huggins C, Stevens R E Jr, Hodges C V. Studies on prostate cancer. II. The effects of castration on advanced carcinoma of the prostate gland [J]. Arch Surg, 1941,43: 209 - 223.

[3] Heidenreich A, AusG, BollaM, et al. EAU guidelines on prostate cancer [J]. EurUrol, 2008,53: 68 - 80.

[4] Langley R E, Godsland I F, Kynaston H, et al. Early hormonal data from a multicentre phase II trial suing transdermal oestrogen patches as first-line hormonal therapy in patients with locally advanced or metastatic prostate cancer [J]. BJU Int, 2008,102: 442 - 445.

[5] Anderso J, Abrahamsson P A, Crawford D, et al. Management of advanced prostate cancer: can we improve on androgen deprivation therapy [J]. BJU Int, 2008,101: 1497 - 1501.

[6] Messing E M, ManolaJ, Yao J, et al. Eastern Cooperative Oncology Group study EST 3886: immediate versus deferred androgen deprivation treatment in patients with node-positive prostate cancer after radical prostatectomy and pelvic lymphadenectomy [J]. Lancet Oncol, 2006,7: 472 - 479.

[7] Schroder F H, Kurth K H, Fossa S D, et al. Members of the European Organisation for the Research and Treatment of Cancer Genito-urinary Group. Early versus delayed endocrine treatment of pN1 - 3 M0 prostate cancer without local treatment of the primary tumor: results of European Organisation for the Research and Treatment of Cancer 30846 - a phase II study [J]. J Urol, 2004,172: 923 - 927.

[8] Kunath F, Keck B, Rucker G. Early versus deferred androgen suppression therapy for patients with lymph node-positive prostate cancer after local therapy with curative intent: a systematic review [J]. BMC Cancer, 2013,13: 131.

[9] Madersbacher S, Hochreiter W, Burkhard F, et al. Radical cystectomy for bladder cancer today-a homogeneous series without neoadjuvant therapy [J]. J Clin Oncol, 2003,21: 690 - 696.

[10] Studer U E, Whelan P, Albrecht W, et al. Immediate or deferred androgen deprivation for patients with prostate cancer not suitable for local treatment with curative intent: European Organisation for Research and Treatment of Cancer(EORTC) Trial 30891 [J]. J Clin Oncol, 2006,24: 1868 - 1876.

[11] Mcleod D G, Iversen P, See W A, et al. Casodex Early Prostate Cancer Trialists' Group. Bicalutamide 150 mg plus standard care vs. standard care alone for early prostaet cancer [J]. BJU Int, 2006,97: 247 - 254.

[12] Schulman C C, Debruyne F M, Forster G, et al. 4-Year follow-up results of a European prospective randomized study on neoadjuvant hormonal therapy prior to radical prostatectomy in T2 - 3N0M0 prostate cancer. European Study Group on Neoadjuvant Treatment of Prostate Cancer [J]. Eur Urol, 2000,38(6): 706 - 713.

[13] Bono A U, Pagano F, Montironi R, et al. Effect of complete androgen blockade on pathologic stage and resection margin status of prostate cancer: progress pathology report of the Italian prosit study [J]. Urology, 2001,57(1): 117 - 121.

[14] Gleave M E, Goldenberg S L, Chin J L, et al. Randomized comparative study of 3 versus 8-month neoadjuvant hormonal therapy before radical prostatectomy: biochemical and pathological effects [J]. J Urol, 2001,166(2): 506 - 507.

[15] Meyer F, Bairati I, Bedard C, et al. Duration of neoadjuvant androgen deprivation therapy before radical prostatectomy and disease-free survival in men with prostate cancer [J]. Urology, 2001,58(2 Suppl): 71 - 77.

[16] 鲍镇美. 晚期前列腺癌的治疗新动向[J]. 中华泌尿外科杂志,2002,23:69 - 71.

[17] Moreau J P, Delavault P, Blumberg J. Luteinizing hormone-releasing hormone agonists in the treatment of prostate cancer: a review of their discovery development, and place in therapy [J]. ClinTherap 2006; 28: 1485 - 1508.

[18] Pilepich M V, Winter K, John M J, et al. Phase III Radiation Therapy Oncology Group(RTOG) trial 86 - 10 of androgen deprivation adjuvant definitive radiotherapy in locally advanced carcinoma of the prostate [J]. Int J Radiat Oncol Biol Phy, 2001,50: 1243 - 1252.

[19] Tosco L, Laenen A, Briganti A. The survival impact of neoadjuvant hormonal therapy before radical prostatectomy for treatment of high-risk prostate cancer [J]. Prostate Cancer Prostatic Dis, 2017,20 (4): 407 - 412.

[20] Nanda A, Chen M H, Moran B J. Neoadjuvant hormonal therapy use and the risk of death in men with prostate cancer treated with brachytherapy who have no or at least a single risk factor for coronary artery disease [J]. Eur Urol, 2014,65(1): 177 - 185.

[21] Pilepich M V, Winter K, Lawton C A, et al. Androgen suppression adjuvant to definitive radiotherapy in prostate carcinoma-long-term results of phase III RTOG 85 - 31 [J]. Int J Radiat Oncol Biol Phys, 2005,61: 1285 - 1290.

[22] Hanks G E, Pajak T F, Porter A, et al. Radiation Therapy Oncology Group. Phase III trial of long-term adjuvant androgen deprivation after neoadjuvant hormonal cytoreduction and radiotherapy in locally advanced carcinoma of the prostate: The Radiation Therapy Oncology Group Protocol 92 - 02 [J]. J Clin Oncol, 2003,21: 3972 - 3938.

[23] Aoki M, Miki K, Kido M. Analysis of prognostic factors in localized high-risk prostate cancer patients treated with HDR brachytherapy, hypofractionated 3D - CRT and neoadjuvant/adjuvant androgen deprivation therapy (trimodality therapy)[J]. J Radiat Res, 2014,55(3): 527 - 532.

[24] Bolla M, Collette L, Blank L, et al. Long-term results with immediate androgen suppression and external irradiation in patients with locally advanced prostate cancer (an EORTC study): a phase III randomisedtrial [J]. Lancet, 2002,360: 103 - 106.

[25] Roach M 3rd, Bae K, Speight J, et al. Short-term neoadjuvant androgen deprivation therapy and external-beam radiotherapy for locally advanced prostate cancer: long-term results of RTOG 8610 [J]. J Clin Oncol, 2008,26: 585 - 591.

[26] 王春阳,韩瑞发,陶维阳. 雄激素阻断提高局限性晚期前列腺癌放疗患者总生存率和疾病特异性生存率的 Meta 分析[J]. 天津医药,2008,36: 115 - 118.

[27] D'Amico A V, Chen M H, Renshaw A A, et al. Androgen suppression and radiation vs. radiation alone for prostate cancer: a randomized trial [J]. JAMA, 2008,299: 289 - 295.

[28] Ebara S, Manabe D, Kobayashi Y, et al. The efficacy of neoadjuvant androgen deprivation therapy as a prostate volume reduction before brachytherapy for clinically localized prostate cancer [J]. Acta Med Okayama, 2007,61: 335 - 340.

[29] Potters L, Torre T, Ashley R, et al. Examining the role of neoadjuvant androgen deprivation in patients undergoing prostate brachytherapy [J]. J Clin Oncol, 2000,18(6): 1187 - 1192.

[30] Hinerman-Mulroy A, Merrick G S, Butler W M, et al. Androgen deprivation-induced changes in prostate anatomy predict urinary morbidity after permanent interstitial brachytherapy [J]. Int J Radiat Oncol Biol Phys, 2004,59(5): 1367 - 1382.

[31] Moul J W, Wu H, Sun L, et al. Early versus delayed hormone therapy for prostate specific antigen only recurrence of prostate cancer after radical prostatectomy [J]. J Urol 2004;171: 1141 - 1147.

第十章　雄激素剥夺治疗时机

用于前列腺癌(PCa)的雄激素剥夺疗法(ADT),是已知的对于实体肿瘤最有效的全身性姑息疗法之一。目前,关于即刻还是延迟使用雄激素剥夺治疗(ADT)前列腺癌,仍有新的争论焦点。对于伴有症状的前列腺癌患者和处于进展期的患者而言,很显然需要采取迅速有效的治疗措施。然而,由于缺乏高质量的研究,无症状转移患者的治疗时机仍然存在争议。

在广泛开展前列腺特异性抗原(PSA)检验之前的时期里,对于伴随症状较少的晚期患者以及淋巴结阳性却无医学证据证明已发生大面积转移的患者而言,何时开始进行治疗一直存在争议。在未开展 PSA 检验的那段时期里,此类患者需通过对晚期肿瘤分类确诊后再开始治疗,或者需等待到肿瘤相关症状出现进展和/或发生临床转移的时候再进行治疗。而且,那个时期的治疗方式,仅限于睾丸切除术或使用雌激素。随着新的去势药物的出现,能够提供可逆性的药物去势,雄激素剥夺治疗的适应证也扩展到了包括非转移性肿瘤期。

自从 20 世纪 90 年代初期开始将 PSA 检验应用于临床实践,该项技术提供了评判治疗效果的客观评估。通过一系列关于 PSA 检验应用的总结分析,雄激素剥夺治疗的时机问题变得更加广泛而复杂,原因主要是:

(1)前列腺癌能够较早获得确诊,转移性病例的诊断比例也随之而来的出现下降。

(2)前列腺癌的治疗概念也在发生不断的变化。从高级别的转移性病例(M+)或淋巴结阳性(N+)病例,发展到较低级别肿瘤指标的病例,比如 pT3 期肿瘤病例(镜下局部进展型)或者低 Gleason 评分的肿瘤。

(3)前列腺癌的复发也能够早期诊断,积极治疗后的出现生化复发的相关患者例数不断的增加,患者期待着能够长期存活。

在霍普金斯大学发表的相关文献中,我们能够获得一些关于根治性前列腺切除术后,前列腺特异性抗原水平增高后疾病自然进展的重要信息。研究结果显示,前列腺癌复发进展至发生转移的一般中位数时间,发生在 PSA 检查指数开始出现升高后的八年左右时间。而转移癌恶化出现死亡的中位数时间,则在此基础上再延长五年。

　　减少疾病进展并获得更长存活期,具有重要意义。如果雄激素剥夺治疗一经确诊就使用,则疗程会比较长,并且治疗产生的副作用和治疗成本也比较高。因此对于即刻治疗,必须要能够证明,通过治疗患者获得的收益应与治疗产生的不良后果相当。例如,需要能够证明治疗后患者获得更长的存活率,从而弥补了雄激素剥夺治疗所产生的不良反应。

　　不仅如此,要解决这个两难的问题,还需满足两个主要问题:①必须证明雄激素剥夺治疗能够延长生命。关于这一点仍需要等待相关研究,比如与前列腺癌的发病机制及进展有关的分子途径的理论研究方面,取得重大进展。②确定患者个体化的恶化风险,使其能够执行个体化的治疗方式。

第一节　｜　早期或延迟使用雄激素剥夺治疗

一、早期或延迟使用雄激素剥夺治疗的一些争议

　　到目前为止,尚没有一项研究能够明确证明,及早采取雄激素剥夺治疗拥有显著的生存优势。由于诊疗建议的不确定性和激烈的商业支持,导致泌尿科医师与放疗化疗肿瘤科医师,在前列腺癌晚期治疗的方案选择上有很大的差异。Shahinian 等在 6 个月中,对 61 717 位前列腺癌患者的雄激素剥夺治疗的不同处方进行了评估。有趣的是,使用雄激素剥夺治疗的推动原因,泌尿科医生的学术方面因素(例如专业委员会、学术派别等),比肿瘤及患者特征方面的因素更多。非学术性泌尿科医生,更多的是对局限性的前列腺癌患者使用雄激素剥夺治疗,目前还不能确定这样做是否有益处。

(一) 赞成早期使用雄激素剥夺治疗的一些依据

　　(1)早期的动物实验模型表明,在肿瘤发展的早期阶段使用雄激素剥夺治疗更有效。

　　(2)雄激素的减弱程度与转移性疾病发展程度之间的确切关系尚不明确。然而一些研究表明,小肿瘤比大肿瘤能够取得更好的结局,对未来发生的骨转移数量和位置也有很大影响。

　　(3)如果对患者及早进行治疗,那么辅助治疗[经尿道前列腺切除术(TURP),D-J 管支架]以及可能危及生命的一系列并发症(病理性骨折、脊髓压迫和截瘫)的出现概率就比较少。

　　(4)前列腺癌的发展过程是痛苦的,患者往往都要经受身体不适感、疲劳以及

一系列的非健康状态。此外,部分患者则没有机会获得治疗,就将面对死亡。

(二) 赞成延迟使用雄激素剥夺治疗的一些依据:

(1) 由于雄激素剥夺治疗仅能起减缓作用(治标),对一些无症状的患者来说,没有相应的症状需要减缓。推迟使用雄激素剥夺治疗能够避免雄激素的剥夺,从而能够避免相应的副作用产生。而当肿瘤进展症状出现时,各种有效的治疗手段仍旧可以使用。

(2) 观察意味着积极监测,而不是忽视病情。病情的快速发展和并发症的发生,能够通过 PSA 检查和先进的影像学技术及早监测。这样仍有足够的时间来采取治疗措施,以防止灾难性的并发症发生。通过长期连续观察,能够获得 PSA 数据和 PSA 倍增时间(PSAdt)数据。PSAdt 数据被认为是评价进展性肿瘤,疾病进展的最重要数据之一。而且先进的影像学技术,例如中轴骨的磁共振成像(MRI)能够帮助确定早期癌转移,并能显示骨病变的发展过程。这样能够早期治疗,从而减少神经系统损害的发生概率。

(3) 分化良好的前列腺癌发展缓慢,许多患有此类前列腺癌的患者死于其他原因。也就是说,因患有前列腺癌的死亡人数比直接死于前列腺癌疾病的人更多。

(4) 尽管所有的研究评估显示,及早采取雄激素剥夺治疗能够有效延缓前列腺癌复发,但直到今天仍没有让人信服的 OS 优势。

二、早期或延迟使用雄激素剥夺治疗的时机问题的相关研究

转移性前列腺癌的发病率面临着新的变化。在最近的研究中,绝大多数患者(达到 78%)患有早期前列腺癌(T1 - 2,M0),而淋巴结阳性(N+)和转移性(M+)患者的发生概率则进一步降低。欧洲一项关于前列腺癌筛选的抽样研究(ERSSPC)的中期报告指出,局限性晚期和转移性(T4/N+/M+)前列腺癌的发生率为 2.3%,大部分表现为低级别的肿瘤(也就是 90% 以上患者的 Gleason 评分<7)。同样的,在最近的研究中,前列腺癌患者的淋巴结阳性的发病率从 20 世纪 80 年代末的 20%~40% 下降为如今的 5% 不到。美国加州大学旧金山分校的前列腺癌泌尿战略研究小组(CaPSURE)数据库最近的一个调查表明,从 1992 年到 2004 年采用盆腔淋巴结清扫术结合前列腺癌根治性切除术的男性比例从 94% 下降至 80%,在低、中等和高风险人群中淋巴结阳性率分别为 0.87%、2.0%、7.1%。

(一) 应用前列腺特异性抗原检查前的研究

自从 Charles Huggins 开创性的发现去势治疗对前列腺癌细胞的影响开始,在开展 PSA 检查前的时期里,即刻雄激素剥夺治疗获得了系统性论述和广泛开展。一般而言,对没有明显症状的患者及早采取治疗措施,能够对他们的生存受益。后

来，美国退伍军人管理局泌尿研究组（VACURG）发表了研究，它总结性的认为，早期采取雄激素剥夺治疗能够延缓病情的进展，但是不能延长患者的生存期。己烯雌酚的过量使用（每天使用 5 mg），导致了心血管疾病死亡率升高，掩盖了它治疗的有效性。美国退伍军人管理局泌尿研究组（VACURG）的第二份研究表明，如果即刻治疗中每天使用量为 1 mg 己烯雌酚，则能够提高存活率。然而，目前对数据的重新分析，表明区分不同情况的重要性。只有对高级别的肿瘤患者及早采取以上措施才有好处，这证明应根据患者的不同情况而区别采用治疗方式。这个研究的最大缺点是，有相当一部分患者使用安慰剂，或延迟治疗组的患者从未接受过雄激素剥夺治疗。同样的，即使淋巴结阳性但未转移（M0、N+）的前列腺癌患者，采用前列腺癌根治术或采用睾丸去势术并结合前列腺癌根治术都被证明是有效的，梅约医学中心的研究证明这与 DNA 倍体有关。雄激素剥夺对没有二倍体的患者的存活毫无作用。然而，具有二倍体的患者采用雄激素剥夺治疗比那些没有二倍体的肿瘤患者更有效；那些具有二倍体的特定的肿瘤患者，10 年后雄激素剥夺治疗的效果才变得明显。

美国医学研究理事会（MRC）开展的一项随机研究，比较了中晚期前列腺癌患者即刻使用雄激素剥夺治疗（确诊即开始使用）和延期使用雄激素剥夺治疗（根据临床发展使用）的不同效果。结果表明，即刻使用雄激素剥夺治疗能够延缓临床症状的发展，能够有效减少随着疾病发展而产生的严重并发症的发生。M1 和 Mx 期前列腺癌患者即刻使用雄激素剥夺治疗和延期使用雄激素剥夺治疗的死亡率，在统计学意义上并无重大区别。然而，这两个小组中，M0 期前列腺癌患者的总体生存率和疾病特异性生存率具有统计学意义上的重大差异（$P = 0.02$ 双侧检验，$P < 0.001$ 双侧检验）。由于在此前使用雄激素剥夺治疗小组中有几位患者从未接受过雄激素剥夺治疗，因而这个试验结果受人指责，在退伍军人管理局泌尿研究组（VACURG）的第二个研究中同样存在着问题和一些关于延期治疗的问题。在一个前瞻性研究中，278 名无症状患者接受延期雄激素剥夺治疗，17% 死于前列腺癌，未得到雄激素剥夺治疗的益处。此外，由于医学研究理事会（MRC）的研究在常规应用 PSA 检查前开展，可以认为密切监测前列腺特异性抗原（PSA）和定期随访，能够更早确诊疾病发展以防止重大并发症的发生。

（二）现阶段的研究

最近开展了很多新的研究。遗憾的是，目前认为前列腺特异性抗原（PSA）检查仍不能作为确诊依据。也就是说，这项技术尚不够成熟到能作为严格的治疗标准。美国东部肿瘤协作组（ECOG）组织了一个具有前瞻性的随机试验，研究中的98 名患者因为临床局限性病变（≤T2）接受过前列腺癌根治术和双侧盆腔淋巴结清扫术,那些患者经组织切片发现有淋巴转移。患者随机分类为两组,接受即刻雄激素剥夺治疗组(去势或戈舍瑞林,$N=46$)或者延期根据病情发展接受雄激素剥夺治疗组($N=52$)。试验报告显示,随访 11.9 年后,接受即刻雄激素剥夺治疗的患者组在总体存活率(死亡危险指数(HR)1.84,$P=0.04$),前列腺癌特异性生存率(死亡危险指数 4.09,$P=0.0004$),无进展生存(死亡危险指数 3.42,$P<0.0001$)等方面具有巨大优势。这是目前随机临床研究中发现的,即刻使用雄激素剥夺治疗所得出的最大功效。但是如预期所料,医学界滥用了这项研究成果,更多的治疗选择采用尽早使用雄激素剥夺治疗。需要值得注意的是,在这个研究中的患者都是高危患者(例如精囊腺侵犯,手术切缘阳性,Gleason 评分 8~10),这些患者不能反映绝大多数与前列腺特异性抗原相关患者的情况。最近的一系列前列腺癌根治术的研究表明,并非所有患者都需要淋巴结阳性清扫术和采取补救化疗措施。

欧洲癌症研究与治疗组织(EORTC)进行 30846 项目试验,并和美国放疗协助组(RTOG)进行了比较研究。研究对淋巴结转移(PN1~3)且肿瘤初期未接受过治疗的患者比较了不同。共 234 名患者随机分组而接受即刻雄激素剥夺治疗和延期雄激素剥夺治疗。平均随访 13 年,这个研究结果还不能明显显示这两个小组在总体存活率和前列腺癌特定存活率上的差别。即刻雄激素剥夺治疗小组的中位生存期为 7.6 年(95%置信区间 CI,6.3~8.7 年),而延期使用雄激素剥夺治疗的中位生存期为 6.1 年(95%置信区间,5.7~7.3 年),两组之间区别不大($P=0.166$)。

欧洲癌症研究与治疗组织(EORTC)30891 项目试验得出进一步的结论,延长雄激素剥夺治疗时间对无症状患者有益。这个实验选择了那些患有局限性晚期前列腺癌但不适用局部治疗方式的患者,并对使用即刻雄激素剥夺治疗和延期雄激素剥夺治疗进行了比较。在这个研究中,985 名不适合放射疗法的患者被随机分组,当疾病症状发生进展时选择接受即刻雄激素剥夺治疗或延期雄激素剥夺治疗。采用即刻雄激素剥夺治疗的患者的总体存活率有所上升(死亡危险指数 HR1.25,$P<0.1$),但有趣的是,这项结果得益于与前列腺癌不相关疾病死亡率的下降。激素非依赖性前列腺癌,即刻雄激素剥夺治疗和延期雄激素剥夺治疗两个小组在随机发生到出现进展的时间上并无明显差异,其前列腺癌特异存活率也相差不大。在这个研究中,有趣的是延期雄激素剥夺治疗的一般开始时间为患者参加研究后的 7 年,而延期雄激素剥夺治疗组中 26%的患者未经治疗就已死亡了。在进一步分析中,研究者认为 PSA 指数>50 ng/ml 或者 PSAdt<12 个月的患者马上采用雄激素剥夺治疗能获得最大功效。对于其他患者,延期使用雄激素剥夺治疗仍是安全的。至少,这个研究结果指出了哪些患者需要马上采用雄激素剥夺治疗。

第二节 | 生化复发对雄激素剥夺治疗时机的影响

对于生化复发患者、放射治疗后前列腺特异性抗原检查(PSA)指数不合格的患者,何时开始治疗仍旧是最具挑战性及困惑性的问题之一。目前的焦点是,我们是治疗患者呢,还是治疗前列腺特异性抗原(PSA)指数? 许多关于雄激素剥夺治疗的研究,如医学研究理事会(MRC)的研究,都是在前列腺特异性抗原(PSA)检查成为常规治疗手段之前开展的,因而对现代患者是否采用更进一步治疗的决定作用不大。对大多数泌尿科专家而言,把长期的持续的监测前列腺特异性抗原(PSA)指数,作为剩余前列腺组织与肿瘤疾病进展的指标,已是一个常识性的共识问题。但是回顾性的分析研究仍比较谨慎,一般认为局部前列腺癌行根治术后前列腺特异性抗原(PSA)检查仍旧异常的患者,其总体存活率与那些没有接受前列腺特异性抗原(PSA)检查的总体存活率相当。这个研究结论很重要。由于人们对前列腺癌根治术后前列腺特异性抗原(PSA)升高的错误理解,导致产生了一种针对前列腺特异性抗原(PSA)检查结果的强迫症样的关注。这个因素促使医生几乎自动去选择雄激素剥夺治疗,把减少患者的焦虑情绪作为唯一目的,而忽视了治疗生化复发的主要目的是防止癌转移和死于前列腺癌。在这点上,霍普金斯的一系列研究,所提供的数据给出了两个重要信息。首先,研究证明所有可检测的转移性前列腺肿瘤患者中,死亡的都是死于前列腺癌的进展。这个结论强调,有必要筛选出具有可检测肿瘤风险的患者,以将这些患者放入治疗名单中。其次,研究者找出了三个预后因素,能帮助将那些前列腺癌根治术后前列腺特异性抗原(PSA)检查异常的患者进行合理筛选分层。PSA 倍增时间(<3 个月,3.0~8.9 个月,9.0~14.9 个月,≥15 个月)、Gleason 评分(≤7,8~10)和手术到复发的时间(≤3 年,>3 年),对前列腺癌死亡率而言,这些都是重要的时间危险因素。Gleason 初期数据、前列腺特异性抗原检查(PSA)指数、年龄和病理分析是对治疗结果的最有力的预测。

在一项研究中,研究人员通过回顾美国国防部前列腺疾病研究中心(CPDR)的观测数据,在适当的情况下进行了前瞻性研究。该项研究中,总共 4 967 名患者接受了前列腺癌根治术,这些患者中 1 352 名患者手术后出现生化复发。将这些 1 352 名患者进一步分组。早期雄激素剥夺治疗组:由 335 名患者组成,这些患者在前列腺特异性抗原检查(PSA)异常但在发生临床转移前接受了雄激素剥夺治疗;延期雄激素剥夺治疗组:由 997 名患者组成,他们在发生临床转移或根据实际情况采用雄激素剥夺治疗。此项研究的主要目的是,观测临床转移的发展过程。

研究结果显示,早期使用雄激素剥夺治疗能延迟临床转移,Gleason 评分＞7 或者 PSA 倍增时间≤12 个月(死亡危险指数 HR2.12, $P=0.01$)。然而,所有患者提早使用 HT 对临床转移没有影响。前列腺癌根治术患者的种族、年龄、前列腺特异性抗原(PSA)检查的诊断指数对无转移生存率没有影响。($P＞0.05$)。目前,在这种困难条件下前列腺特异性抗原检查(PSA)指数仍旧是指导医生的最好证据。

第三节 | 局限性前列腺癌的早期雄激素剥夺治疗

雄激素剥夺治疗仍被经常用来治疗局限性前列腺癌患者,尽管没有设计良好的随机试验来证明这个原理。Kawakami 等人复习了 7 045 名患有局限性前列腺癌美国患者的病历记录,发现 993 名患者(14.1%)接受过早期雄激素剥夺治疗。接受雄激素剥夺治疗 5 年后,这些患者中 67.3%患者仍旧接受雄激素剥夺为唯一疗法,13.8%患者接受过有望治愈的其他治疗方式[如前列腺癌根治术,体外放射疗法(EBRT),近距放射疗法或者低温疗法]。唯一的关于雄激素剥夺治疗局限性前列腺癌的随机性试验,是早期前列腺癌试验(EPC)。在这个实验中,8 113 名非转移性前列腺癌患者(都是 M0)每天口服 150 mg 比卡鲁胺或者口服安慰剂。随访 7.4 年后,有趋势表明局限性前列腺癌患者马上使用雄激素剥夺治疗会减短患者存活期。(死亡危险指数 1.16,95%置信区间,0.99~1.37, $P=0.07$)。虽然使用抗雄激素方式作为研究对象,这个实验帮我们看清了提早使用雄激素剥夺治疗的利害关系,关于雄激素剥夺治疗,并非越早使用越好。

Lu-Yao 等组织了一个以人群为基础的队列研究,共计 19 271 名 66 岁或 66 岁以上的前列腺癌患者,其临床阶段为 T1~T2 期,未接受过明确局部治疗。在这些前列腺癌患者中(平均年龄 77 岁),7 867 名患者(41%)接受了雄激素剥夺治疗,11 404 名患者接受了保守治疗,不包括雄激素剥夺治疗。和保守疗法相比使用雄激素剥夺治疗得到较低的前列腺癌 10 年特异存活率(死亡危险指数 1.17,95%置信区间,1.03~1.33),10 年总体存活率并无增加(死亡危险指数 1.00,95%置信区间,0.96~1.05)。然而,那些低分化癌患者,使用雄激素剥夺治疗能够提高前列腺癌特定存活率(死亡危险指数 0.84, $P=0.049$),但对总体存活率无作用(死亡危险指数 0.92,95%置信区间,0.84~1.01)。

第四节 | 总结

总之,虽然关于何时使用雄激素剥夺治疗的明确指导方针仍未成熟,但在可评价的风险因素的基础上,可给出切实可行的建议。具有明显症状的患者和高危患者,很明显应立即接受治疗。反之,那些低危患者可以选择观察等待治疗。对绝大多数拒绝参加随机研究的中等危险性患者而言,在获取了充分无误的信息后,可根据个人情况选择治疗方式。

(张　奎)

◆ 参考文献 ◆

[1] Lecouvet F E, Geukens D, Stainier A, et al. Magnetic resonance imaging of the axial skeleton for detecting bone metastases in patients with high-risk prostate cancer: diagnostic and cost-effectiveness and comparison with current detection strategies [J]. J Clin Oncol, 2007,25(22): 3281 - 7.

[2] Payne H A, Gillatt D A. Differences and commonalities in the management of locally advanced prostate cancer: results from a survey of oncologists and urologists in the UK [J]. BJU Int, 2007,99(3): 545 - 553.

[3] Shahinian V B, Kuo Y F, Freeman J L, et al. Characteristics of urologists predict the use of androgen deprivation therapy for prostate cancer [J]. J Clin Oncol, 2007,25(34): 5359 - 565.

[4] Venkitaraman R, Barbachano Y, Dearnaley D P, et al. Outcome of early detection and radiotherapy for occult spinal cord compression [J]. Radiother Oncol, 2007,85(3): 469 - 472.

[5] Moul J W, Wu H, Sun L, et al. Early versus delayed hormonal therapy for prostate specific antigen only recurrence of prostate cancer after radical prostatectomy [J]. J Urol, 2008,179(5 Suppl): S53 - 59.

[6] Studer U E, Collette L, Whelan P, et al. Using PSA to guide timing of androgen deprivation in patients with T0 - 4 N0 - 2 M0 prostate cancer not suitable for local curative treatment (EORTC 30891)[J]. Eur Urol, 2008,53(5): 941 - 549.

[7] Schroder F H, Kurth K H, Fossa S D, et al. Early versus delayed endocrine treatment of T2 - T3 pN1 - 3 M0 prostate cancer without local treatment of the primary tumour: final results of European Organisation for the Research and Treatment of Cancer protocol 30846 after 13 years of follow-up (a randomised controlled trial)[J]. Eur Urol, 2009,55(1): 14 - 22.

[8] Kunath F, Grobe H R, Rucker G, et al. Non-steroidal antiandrogen monotherapy compared with luteinising hormone-releasing hormone agonists or surgical castration monotherapy for advanced prostate cancer [J]. Cochrane Database Syst Rev, 2014,(6): Cd009266.

[9] Lu-Yao G L, Albertsen P C, Moore D F, et al. Fifteen-year survival outcomes following primary androgen-deprivation therapy for localized prostate cancer [J]. JAMA Intern Med, 2014, 174 (9): 1460 - 1467.

[10] Duchesne G M, Woo H H, Bassett J K, et al. Timing of androgen-deprivation therapy in patients with prostate cancer with a rising PSA (TROG 03. 06 and VCOG PR 01 - 03 [TOAD]): a randomised, multicentre, non-blinded, phase 3 trial [J]. Lancet Oncol, 2016,17(6): 727 - 737.

第十一章　前列腺癌的内分泌治疗

1941 年,Huggins 和 Hodges 首次证实了手术去势和雌激素对前列腺癌的治疗效果后,前列腺癌的内分泌治疗即在临床上得到了广泛的应用,研究者们对前列腺癌的内分泌治疗进行了大量的研究来提高激素治疗的效果。目前,内分泌治疗仍是晚期前列腺癌的主要治疗手段。这种治疗方法能够缓解症状,降低前列腺癌相关风险(如骨折、尿潴留)的发生率,还可以延缓无症状的转移性患者进入到症状期的时间,预防严重的疾病进展,能够提高淋巴结阳性的患者的无进展生存期,提高局部晚期患者癌症生存率。

前列腺癌的内分泌治疗包括手术去势与药物去势,或在受体水平抑制血液中的雄激素的作用均能够达到激素阻断的效果。手术去势主要通过双侧睾丸切除术,或在睾丸切除的基础上加以双侧肾上腺切除;药物去势则通过使用雌激素类药物、抗雄激素类药物或黄体素释放激素类似物(luteining hormone releasing hormone, LHRH),包括拮抗剂与激动剂等药物阻断雄激素的产生。目前临床上已开始联合使用多种药物或手术与非甾体类抗雄激素药物联合应用以进行最大限度雄激素阻断(maximal androgen blockade, MAB)治疗,其目的在于同时阻断睾丸和肾上腺分泌的所有睾酮对前列腺的作用。并且,还通过增加 5α-还原酶抑制剂来阻断睾丸激素,以降低前列腺组织中的双氢睾酮水平。除了睾丸切除术,雌激素、黄体激素释放激素(LHRH)激动剂、甾体或非甾体抗雄激素药以及最新的 LHRH 拮抗剂均已经用于激素治疗。

第一节　睾丸切除术

外科去势通常被认为是去除睾丸雄激素的金标准。双侧睾丸切除可迅速、有效地降低体内的雄激素,是目前国内外转移性前列腺癌雄激素阻断治疗的标准手段。1941 年 8 月,Huggins 等报道了应用双侧睾丸切除术治疗 21 例晚期前列腺癌的研究结果。通过对比手术前后患者酸性磷酸酶和临床症状及体征的变化来评价疗效。研究发现 90%(19/21)的患者酸性磷酸酶明显下降(较术前下降了 6.75~

38 U/100 ml),71%(15/21)的患者临床症状缓解,具体表现为体重增加(术后 2～18 个月内,体重增加 3～18 kg)和食欲增加,外周血红细胞数增加(比术前增加 $0.2×10^6$/ml～$2.7×10^6$/ml),骨痛缓解,原发肿瘤缩小,X 线显示前列腺癌骨转移破坏灶的压迫症状缓解。手术后大约 3 h 内,血液中的睾丸激素水平就下降到最低点。

尽管药物去势已经很大程度上取代了外科去势,与各种类型的雄激素阻断治疗对睾丸激素的抑制作用相比,睾丸切除术后睾丸激素水平仍然保持在一定的基础水平。20 世纪 80 年代,美国食品药品管理局确定外科去势术后睾丸激素水平为 50 ng/dl。80 年代以来,采用敏感性更高的检测方法显示,外科去势能够使睾丸激素水平下降到≤20 ng/dl 的水平。

睾丸切除能够有效地引起肿瘤消退,并且明显改善患者的自觉症状。一般 70%～80%的患者症状得到缓解,80%～90%的患者骨痛减轻。非手术的雄激素阻断治疗应该与外科去势具有相似的持续睾丸激素抑制模式,并且具有与外科去势相同的依从性,这一点是非常重要的。但是,目前没有一种药物疗法达到了这一目标。

与药物去势相比,睾丸切除术手术简单、安全、价格低廉,依从性高。由于睾丸切除术仅去除体内 90%～95%的睾酮,肾上腺所分泌的少量睾酮可能降低睾丸切除后的去势效果。然而,早期的几项临床试验发现,与双侧睾丸切除术相比,双侧睾丸及肾上腺切除对改善前列腺癌转移灶所引起的症状效果并不明显。由于肾上腺切除通常伴有较大的副作用,而且效果不确切,目前去势手术均不包括肾上腺切除。

睾丸切除术的主要缺点在于其是一种侵入性的治疗方法,并且是不可逆的,手术可能引起出血、切口感染等。另外,睾丸切除后可能引起患者心理上的负担,出现精神上的抑郁症状等。这些可以通过被膜下切除来减少创伤,这种切除方法仅仅切除睾丸的功能性部分,具有一定的优势。

睾丸切除术的并发症与雄激素去除相关,如脸部潮红、性欲丧失及勃起功能障碍、骨质疏松等。这些不良事件的发生率约为 60%,可以进行相关对症治疗。

第二节 | 雌激素

研究表明,血液中大量雌激素能抑制下丘脑 LHRH 的分泌,从而减少脑垂体黄体激素的释放,进而减少睾丸间质细胞产生睾酮。此外,雌激素还能够竞争性地与雄激素受体结合以降低睾酮对前列腺癌细胞的作用,另外对前列腺上皮具有直接的细胞毒性作用。

自 Huggins 等发现雌激素和手术去势具有同样的去势效果后,人工合成的雌激素便开始用于治疗晚期前列腺癌。20 世纪 60~70 年代,使用最为普遍的药物为己烯雌酚(diethylstilbestrol, DES),口服己烯雌酚 3 mg/d,可使血清睾酮在 1~2 周降至去势水平。尽管几项临床试验均证明了雌激素药物对前列腺癌的治疗效果,但其副作用十分明显,主要可能导致严重的心脑血管病症(如心肌梗死、脑栓塞和肺栓塞)。

美国退伍军人管理局泌尿外科协作组(Veterans' Administration Cooperative Urological Research Group, VACURG)于 1960~1975 年间为全面评估前列腺癌的内分泌治疗效果进行了一系列的随机对照临床研究。在 VACURG 研究 I 中,共有 1 903 例晚期前列腺癌患者入组,随机分为 4 组,分别给予己烯雌酚(476 人,5 mg/d)、安慰剂(485 人)、手术去势+己烯雌酚(473 人,5 mg/d)、手术去势+安慰剂(476 人),随访 9 年时间。结果显示:4 组患者的 9 年总生存率(overall survival, OS)分别为 24.1%、24.5%、21.3%和 22.0%;心血管疾病致死率分别为 39.5%、29.5%、35.3%和 32.2%。VACURG 研究 II 中,共有 508 例晚期前列腺癌患者入组,其中 III 期患者 294 例,IV 期患者 214 例,随机分为 4 组,分别给予安慰剂(128 人)、己烯雌酚(125 人,0.2 mg/d,称为 E0.2 组)、己烯雌酚(128 人,1.0 mg/d,称为 E1.0 组)、己烯雌酚(127 人,5.0 mg/d,称为 E5.0 组)。结果显示:E5.0 组与 E1.0 组 4 年疾病进展率分别为 15%和 17%(无显著统计学差别),而 E5.0 组与 E1.0 组的 4 年心血管疾病致死率分别为 58%和 32%,E5.0 组明显高于 E1.0 组,E1.0 组 4 年心血管疾病致死率稍高于安慰剂组(分别为 21.9%和 19.5%),结果显示己烯雌酚与手术去势效果相似,但即使每天口服 1 mg 的己烯雌酚,仍可出现心血管毒性,特别是与睾丸切除术相对比时。因此雌激素未广泛用于抗雄激素治疗。

另一方面,随着新的雌激素受体 β 的发现,这一受体似乎与前列腺肿瘤基因相关。通常与雄激素撤退相关的治疗相关性长期副作用(如骨质疏松症,认知下降)也不再随着雌激素出现。

为了降低心脏毒性,雌激素通常采取胃肠外给药以避免肝脏的首过代谢,同时使用心血管保护剂以降低心血管不良事件的发生率。Scandinavian 前列腺癌研究小组对 900 名转移性前列腺癌患者进行了前瞻性的随机临床试验研究,对雌激素(聚雌二醇磷酸盐)与联合雄激素阻断治疗(睾丸切除术或 LHRH 激动剂联合氟他胺)进行了比较。最终分析结果显示治疗组之间疾病特异性生存率和总体生存率无明显差异,雌激素组心血管死亡率也没有明显增加,虽然其非致死性心血管不良事件的发生率明显高于另外一组。在一项小样本的Ⅱ期临床试验中,晚期前列腺癌患者或激素难治性前列腺癌患者使用己烯雌酚(1 或 3 mg/d),联合使用低剂量华法林钠(1 mg/天)或低剂量阿司匹林(75～100 mg/d),以预防心血管毒性,但是持续存在一定比例的血栓形成的并发症。

雌激素类药物与手术去势相比,其所造成的心理负担小,与 LHRH 激动剂相比,费用低廉。但由于口服雌激素类药物所致严重的心血管毒副作用,在 20 世纪 70 年代雌激素逐渐被停止使用。20 世纪 80 年代,由于前列腺癌雌激素受体的研究进展、新型雌激素类化合物的合成以及雌激素给药方式的改变,人们又开始关注雌激素在前列腺癌内分泌治疗中的作用,但目前对其安全性仍无定论。目前,中国泌尿外科学会(China Urological Association,CUA)、美国国家综合癌症网(National Comprehensive Cancer Network,NCCN)和欧洲泌尿外科学会(European Association of Urology,EAU)制订的《前列腺癌诊治指南》中都推荐将口服己烯雌酚作为二线内分泌治疗用药。

第三节 | 雄激素剥夺治疗

雄激素剥夺治疗(androgen deprivation)指采用 LHRH 激动剂(LHRH‐a)或拮抗剂来降低体内的雄激素。雄激素剥夺治疗是目前临床上较为常用的去除雄激素的药物治疗方式。

一、LHRH 激动剂

在 20 世纪 70 年代,Andrew Schally 发现 LHRH 受体并且合成了第一种 LHRH 激动剂,为药物去势提供了一个基础。常用的 LHRH 激动剂包括戈舍瑞林(goserelin),商品名:诺雷德(zoladex),剂型为 3.6 mg;亮丙瑞林(leuprolide),商品名:抑那通(enantone),剂型为 3.75 mg;此外还有曲普瑞林(triptorelin),商品名:达菲林(depherelin),剂型为 3.75 mg;均为皮下注射,每 4 周一次。

LHRH 由下丘脑产生,并且通过垂体调节黄体生成素(LH)及卵泡刺激素(FSH)的分泌。LH 刺激睾丸间质细胞合成睾丸激素。LHRH 激动剂是一种 LHRH 的合成类似物。LHRH 激动剂对所有的 decapeptyl 蛋白在位置 6 进行了修饰,如亮丙瑞林为将甘氨酸换成 D‐亮氨酸,布舍瑞林或戈舍瑞林为将甘氨酸换成 D‐丝氨酸,曲普瑞林为将甘氨酸换成 D‐色氨酸,组氨瑞林为将甘氨酸换成 D‐组氨酸。

LHRH 激动剂进入人体后将会与垂体的 LHRH 受体结合,促使 LH 过度合成。从而引起 2～3 周内体内的睾丸激素激增，并引起初始急性反应，这会暂时加重临床症状，如下尿路症状或转移性骨痛。因此，伴有严重尿道梗阻以及疼痛性脊椎转移的前列腺癌患者不应单独使用 LHRH－α 治疗，而应在 LHRH－α 治疗的前一周给予为期两周的抗雄激素治疗。

LHRH 激动剂治疗大约一周后，将引起 LHRH 受体的下调，从而继发性抑制垂体 LH 的分泌和睾丸激素的产生。在注射 LHRH 激动剂 2～4 周后，体内的睾丸激素将会达到去势水平。

单次注射 LHRH 激动剂后睾丸激素的抑制持续时间在不同的患者是完全不同的，并且与给药模式密切相关。一项 42 名患者参与的前瞻性研究中证实了这一结论。该研究主要是依据血清中睾丸激素的水平来决定不定期间歇性给予 LHRH 激动剂的合适剂量。亮丙瑞林 3 个月的剂量 22.5 mg 并不是每隔 3 个月即规律给予，而仅仅是在血清睾丸激素水平达到 50 ng/dl（睾丸去势水平）后才给药。这就有了一个 6 个月的平均给药间歇期（5～12 个月）。这种新的给药方法可能对患者的生活质量产生正面的影响。该项研究中，患者 LHRH 激动剂的给药方式取决于睾丸激素的检测值。不同的 LHRH 激动剂给药模式显示出不同的睾丸激素抑制水平，并且具有实质性的不同。这一发现说明 LHRH 激动剂的给药模式具有极度的重要性。

LHRH－a 的副作用主要包括乏力、性欲减退、阳痿和类停经症状，但潮红现象较手术去势略轻，长期使用也可能导致骨质疏松。

（一）LHRH 相关性睾丸激素水平波动

由于 LHRH 激动剂的作用机制，在给药的第一周会出现暂时性的睾丸激素剧增，这将会导致肿瘤症状的恶化，如少部分患者将会出现骨痛、脊髓压迫、心血管问题及泌尿系统症状。据估计，约 10％ 的 D2 期患者在 LHRH 激动剂治疗后将会加剧这种临床症状。这种症状通常会逐渐减轻，并能够通过使用抗雄激素药物来临时性进行对抗。但是，在长期的治疗过程中，患者睾丸激素水平还可能会出现波动（如注射相关性睾丸激素逃逸）。而且，睾丸激素的波动可能在治疗过程的任一时间出现（如突破逃逸）。Tombal 等在一项研究中分析了 61 例接受戈舍瑞林（47人）或外科去势（14 人）治疗患者的冰冻血清标本。这些患者被严格随访了至少 84 周，每 12 周一次。随访当天在注射戈舍瑞林之前采取血清标本。所有的血清标本均立即进行检验以减少检验变异性。研究显示约 28％～37％ 的患者能维持睾丸激素水平低于 20 ng/dl。Zinner 等报道使用 LHRH 激动剂戈舍瑞林治疗后，高达 23％ 的患者出现了睾丸激素从去势水平（≥18.5 ng/dl）的逃逸。在其他的报道中，使用 LHRH 激动剂治疗的患者也相似地有 4％～13％ 出现突破逃逸。

虽然这些研究的临床价值尚不明确,但可以肯定的是,LHRH 激动剂治疗与外科去势治疗出现的睾丸激素反应大体上并不一样。而且,基于现在对增加的潜在前列腺癌细胞对睾丸激素的反应的认识,睾丸激素的量可能对疾病的进展存在一定的影响。Morote 等目前进行的一项回顾性研究显示,出现突破逃逸的患者(在 LHRH 激动剂治疗期间睾丸激素水平>32 ng/dl)比不出现的患者其生化生存率下降,并且在>50 ng/dl 的患者,接受比卡鲁胺辅助治疗的患者比不接受的患者具有更好的预后。尽管这种小样本的回顾性研究的结果需要考虑到其他很多因素,但是认为 LHRH 激动剂与外科去势之间完全没有差异还言之尚早。

(二) LHRH 激动剂及其给药模式

LHRH 激动剂是一种肽,口服后被肠道内的肽酶灭活。因此,这些药物通常通过鼻腔、皮下或肌内注射途径来给药。这些药物和给药间歇及给药方式见表 1。现在,6 个月和 12 个月的长给药间歇模式正变得越来越流行。

表 11-1　LHRH 激动剂及其给药模式

给药间歇	1 个月	2 个月	3 个月	6 个月	12 个月	给药方式
亮丙瑞林	7.5 mg		22.5 mg	45 mg		皮下注射
戈舍瑞林	3.6 mg		10.8 mg			皮下注射
布舍瑞林		6.3 mg	6.45 mg			皮下注射
组胺瑞林					50 mg	皮下注射
曲普瑞林	3.75 mg					皮下或肌注

由于不同的药物及给药方式的不同,这些药物及不同的给药方式的效果是否具有一定的等级差异呢?Evans 等分析了 LHRH 激动剂效果的相关研究,发现有些试验缺乏随机性原则,而有些试验则样本数量过少,仅有很少的直接对比性研究,而且没有得出确切的结论。目前进行的一项随机研究比较了曲普瑞林(3.75 mg)和亮丙瑞林(7.5 mg)1 月模式的效果、安全性和睾丸激素药效。284 名晚期前列腺癌癌者(C 期和 D 期)接受了为期 9 个月的曲普瑞林(140 人)或亮丙瑞林(144 人)治疗。在第 29 天,曲普瑞林组达到睾丸去势水平比例低于亮丙瑞林组(91.2%比 99.3%),但在第 57 天时基本一致,两者维持睾丸去势水平的效果相当。但是,9 个月生存率显示曲普瑞林具有一定的优势(97.0%比 90.5%,$P<0.033$),这仍需要进一步更长时间的随访。目前尚没有证据表明达到去势水平较慢有什么危害。这项研究强调,相似的睾丸激素抑制水平并不意味着具有相似的临床效力,使用睾丸去势水平作为对生存率的判断标志可能并不合适。

其他一些关于 LHRH 激动剂的研究也对这种等级效果假说提出了质疑,比如突破逃逸或注射相关性睾丸激素逃逸,以及一次注射后睾丸激素抑制持续时间,这种持续时间与使用的载体有关。例如亮丙瑞林可以以不同的方式来给药:早期亮丙瑞林是通过皮下注射冻干微粒的方式给药。但是,这种微粒给药的方式在相当数量的患者中不能达到 20 ng/dl 去势水平。后来研制的一种新的多聚运载系统 Atrigel 可以使亮丙瑞林醋酸盐进行一种新的持续性释放。这种运载系统由可生物降解的聚合物(D, L-聚乙丙交酯)组成,其能够分解成生物相溶性的溶剂(N-甲基-2-吡咯烷酮)。在注射前将亮丙瑞林醋酸盐与 Atrigel 混合,然后将这种混合物注射到皮下组织,在皮下形成固体药物埋入体。药物被密封在埋入体内,聚合物基质随时间进行生物降解,并逐渐释放出药物,在体内形成稳定的、临床有效的血清亮丙瑞林醋酸盐血清浓度。Atrigel 运载系统不仅仅用于 1 个月和 3 个月给药模式,而且也用于发展 6 个月给药模式。6 个月模式被设计成在 6 个月时间(168 天)内释放 45 mg 亮丙瑞林。三个多中心非盲研究证实不同的亮丙瑞林 Atrigel 模式均具有有效性和安全性。在 Sharifi 等的研究中,71 名患者分别进行亮丙瑞林 1 个月给药模式和 3 个月缓释给药模式试验,结果显示,两种给药模式效果相当,各组均有 1 例患者睾丸激素抵制失败,其余患者睾丸激素均达到了睾丸去势水平。所有这些发现均对 LHRH 激动剂等级效果假说提出了挑战,并且明确指出了在 LHRH 激动剂治疗期间测量睾丸激素水平的重要性。

(三) LHRH 激动剂与其他形式的雄激素剥夺治疗的比较

睾丸切除术曾经是抗雄激素治疗的金标准,而合成雌激素己烯雌酚(DES)及甾体类抗雄激素药环丙孕酮醋酸盐(CPA)则是可选择的药物。尽管己烯雌酚和环丙孕酮醋酸盐由于其耐受性及不能很好地提高生存率而并没有作为常规的治疗方法,在随机临床试验中还是对 LHRH 激动剂与这两种方法进行了比较。在一系列 LHRH 激动剂与睾丸切除术的对比试验中,LHRH 激动剂(如戈舍瑞林,曲普瑞林及布舍瑞林)与睾丸切除术的生存率并无显著不同,如 Kaisary 等对戈舍瑞林与睾丸切除术进行了比较,两组患者分别为 148 名和 144 名,平均随访时间为 2 年,两组生存率分别为 42% 和 36%,无显著差异。

LHRH 激动剂与己烯雌酚进行比较的一系列临床试验中,所有的研究均显示两者存活率没有明显的不同。在 LHRH 激动剂与环丙孕酮醋酸盐进行比较的一系列临床试验中,仅仅对戈舍瑞林与环丙孕酮醋酸盐进行了比较。但 Thorpe 等对戈舍瑞林与环丙孕酮醋酸盐治疗效果进行对比的一项研究中,每组各有 175 名患者入选,最大随访时间为 4 年,出现肿瘤进展的平均时间分别为 346 天和 225 天,戈舍瑞林延缓肿瘤进展方面效果更好($P = 0.016$)。另一项 meta 分析分析了 12 项比较 LHRH 激动剂单一治疗与睾丸切除术或己烯雌酚治疗的数据,LHRH 激动剂组存活的总风险率(HR)与睾丸切除术相当。尽管没有一项试验直接比较三种 LHRH 激动剂,但是可以进行间接的比较,7 项戈舍瑞林研究($N=1\,137$)、4 项布舍瑞林研究($N=308$)及一项亮丙瑞林($N=94$)研究显示这些治疗个体存活风险率与睾丸切除术相似。

在 20 世纪 90 年代采用戈舍瑞林 3.6 mg 一月一次给药模式进行了大量的研究,对 LHRH 激动剂及睾丸切除术进行了比较。这些试验提示两者的生存率相当。在 M1 期患者进行的研究中,Kaisary 等对戈舍瑞林 3.6 mg 组(平均存活 115 周,$N=148$)和睾丸切除组(平均存活 104 周,$N=144$, $P=0.33$)进行了平均两年的随访,两者总的生存率无显著差异。在一项多中心随机试验中,138 名 D2 期前列腺癌患者采用戈舍瑞林治疗,而 145 名患者采用睾丸切除术,在 4 年的随访中,两组生存率无明显差异($P=0.42$)。

LHRH 激动剂的耐受性看起来似乎优于己烯雌酚(3 mg/d),接受 LHRH 激动剂治疗的患者因(心血管)不良事件终止治疗的患者数量低于接受己烯雌酚治疗的患者。而且,接受雌激素治疗的患者生活质量的改善程度低于接受 LHRH 激动剂或睾丸切除治疗的患者。在己烯雌酚组相当多的患者在首次评估(通常为 12 周)前就因为不良事件而终止治疗,还未对肿瘤进展进行评估,这可能就是为什么己烯雌酚组的临床反应及临床进展/死亡时间稍微优于 LHRH 激动剂组的原因。最后,LHRH 激动剂组患者的反应早于己烯雌酚组,例如,戈舍瑞林组首次出现反应的时间为 3 个月,而己烯雌酚为 6 个月。

药物治疗或睾丸切除术的前列腺癌患者生活质量有所不同。在一项研究中,共有 299 名接受 LHRH 激动剂治疗和 132 名接受睾丸切除术治疗的患者接受了调查,询问他们对前列腺癌是否存在担忧。接受 LHRH 激动剂治疗的患者对此存在担忧的比例要明显高于接受睾丸切除治疗的患者(分别为 66.9%比 50.7%,$P=0.004$)。重复注射可能再次诱使患者产生对于前列腺癌的负面情绪。在欧洲的前列腺癌患者的调查中发现,以上发现对前列腺癌患者确实存在一定影响,因此目前倾向于较长的注射间歇,这样更具有灵活性,有助于维持患者的生活方式及更少的提醒患者疾病的存在。这些发现也为发展更长的给药间歇的药物提供了依据,这种药物目前已经上市(如:亮丙瑞林植入物,给药间歇为 6 个月,组氨瑞林,给药间歇为 12 个月)。

综上所述,从目前的研究来看,LHRH 激动剂与睾丸切除术、雌激素及甾体类抗雄激素药在患者的生存率方面基本无明显差异,但是 LHRH 激动剂副反应相对较少,具有一定的优势。

二、LHRH 拮抗剂

LHRH 拮抗剂是将 LHRH 激动剂进行修饰后得到的,包括阿巴瑞克、地盖瑞克及西曲瑞克。这些药物能够立即并均一地降低 LH、FSH 及睾丸激素或双氢睾酮水平,不会产生短暂的睾酮峰,而没有 LHRH 激动剂相关性促性腺激素的早期激增反应。而且,腺垂体的 LHRH 受体能够被 LHRH 拮抗剂逐渐阻断,呈剂量依赖关系。因此,LHRH 拮抗剂能够用于各种情况,如体外受精(低剂量)、良性前列腺增生(BPH)(中等剂量)及前列腺癌(高剂量)。

(一) 阿巴瑞克

阿巴瑞克(aharelix)商品名:普来纳西(plenaxis),是由美国 Praeeis 制药公司开发的纯 LHRH 阻滞剂,2003 年获美国 FDA 批准作为晚期前列腺癌的一线内分泌治疗药物,次年在美国上市。

阿巴瑞克给药方式为每 28 天肌注给药一次。在治疗的第一个月内,第 15 天需要增加注射一次。美国进行了两项多中心、随机对照Ⅲ期临床研究,该研究对象超过 500 名患者,对阿巴瑞克(100 mg)与 LHRH 激动剂进行了为期 24 周的对比研究。两项研究所涉及的患者包括 D1/D2 期前列腺癌患者(<8%),PSA 水平升高患者(35%~40%),接受新辅助治疗的患者(35%~40%)及间歇激素治疗的患者(约 17%)。其中一项主要进行与亮丙瑞林(每次肌注 7.5 mg,28 天为一周期)进行对比,结果显示,阿巴瑞克组中 24% 的患者在治疗后第一天达到去势效果,78% 的患者在治疗后第 7 天达到去势效果。而同时亮丙瑞林组中无 1 例达到去势效果。另外,在治疗一周期后,阿巴瑞克组患者的 PSA 降低明显多于亮丙瑞林组。另一项与亮丙瑞林联合比卡鲁胺(50 mg/d)进行对比。研究显示阿巴瑞克组中 71% 的患者于治疗第 15 天血清睾酮达到去势水平,且未出现血中一过性的睾酮升高,而亮丙瑞林联合比卡鲁胺组中仅 21% 的患者治疗第 15 天血清睾酮达到去势水平,且有 14% 的患者出现血清睾酮峰。阿巴瑞克不会引起起始 LH 及睾丸激素激增。雄激素达到睾丸去势水平的时间比亮丙瑞林快很多(早 3 周以上)。

阿巴瑞克在男性性功能方面的副作用较小,但是可能会引起严重的过敏反应(低血压及昏厥),包括过敏性休克。其发生率随使用时间的延长而增加,这导致其使用受到一定的限制,需要采用一定的预防措施。

(二) 地盖瑞克

地盖瑞克(degarelix)是一种可溶性的 LHRH 受体阻断剂,注射后形成皮下凝胶,从而仅引起十分微弱的组胺释放反应。其不会像阿巴瑞克那样具有过敏反应。接受地盖瑞克治疗的患者 3 天后睾丸激素就会下降到很低的水平,并且在治疗期间其睾丸激素将一直保持在较低水平。

在一项为期 12 个月、随机、非盲、平行小组Ⅲ期临床研究中,研究者们对前列腺癌患者给予地盖瑞克和亮丙瑞林治疗,每月一次,时间超过一年,并对两者的有效性和安全性进行了比较。患者随机分为两组,一组采用第一个月地盖瑞克 240 mg 皮下注射,后每个月维持剂量为 80 mg($N=207$),另一组采用肌内注射亮丙瑞林缓释剂 7.5 mg,每月一次($N=201$)。从第 28 天到第 364 天,每个月测量一次睾丸激素水平,研究初始终点为睾丸激素水平低于或等于 50 ng/dl。地盖瑞克在达到与维持睾丸激素去势水平的有效性方面至少与亮丙瑞林相当。接受地盖瑞克治疗的患者睾丸激素水平≤50 ng/dl 的时间显著快于接受亮丙瑞林治疗的患者。在第 3 天,96％的患者出现了治疗反应。在同样时间内,接受亮丙瑞林治疗的患者没有一例出现治疗反应。

总之,地盖瑞克治疗最常见的不良反应包括注射部位反应(如:疼痛,肿胀,红斑,硬化)、乏力、潮热、体重增加以及血清转氨酶和 γ 谷氨酰转移酶升高。这些不良反应 99％均为轻到中度的。特别是注射部位的不良反应,绝大多数均为暂时性的,轻到中度的,在起始治疗时出现,很少会持续出现(＜1％)。出现注射部位重度不良反应的患者≤2％。

(三) LHRH 激动剂与拮抗剂对 FSH 的影响

LHRH 不仅促使垂体释放 LH,而且释放 FSH。多项研究证实 LHRH 激动剂对 FSH 的下降作用超过 LH。而且,FSH 将在治疗后 2～3 周达到最低水平后,重新开始上升,并且在随后的随访中达到治疗前的水平,这种现象被称为"FSH 逃逸现象"。这种现象发生于长期的 LHRH 激动剂治疗中,并且在睾丸切除术后和抗雄激素治疗后迅速增加。这种临床相关性目前仍不清楚,但研究显示 FSH 不仅仅在垂体产生,其也在前列腺水平产生,而且在体外能够刺激前列腺癌细胞增生。

与其他的促性腺激素相比,LHRH 拮抗剂不仅阻断睾丸激素的通路不同,其作用效果也不一样:使用 LHRH 激动剂进行雄激素阻断治疗后,在治疗的 2～3 周 FSH 水平达到最低点,其后 FSH 水平开始上升,回到并保持在治疗前的水平,相反,LHRH 拮抗剂能够立即降低 FSH 浓度。在一项阿巴瑞克与亮丙瑞林对比试验中,出现 FSH 逃逸的患者比例,亮丙瑞林组在 3 个月内及 1 年时分别为 17.7％及 19.4％,而阿巴瑞克组分别为 1.7％和 10.0％,采用亮丙瑞林治疗的患者迅速出现了 FSH 逃逸(3 个月内),并能维持 FSH 浓度。另一项研究中,接受亮丙瑞林和比卡鲁胺联合治疗的患者出现 FSH 逃逸的比例更高(24.0％～30.4％),接受阿巴瑞克治疗的患者,到治疗 6 个月时仅有 3％出现 FSH 逃逸现象。这种发现能否导致接受 LHRH 拮抗剂治疗的前列腺癌患者出现更好的结果目前尚不清楚。

另外,据证实,LHRH受体不仅在垂体细胞表达,而且在前列腺细胞也有表达,这种现象在大鼠Dunning前列腺肿瘤、人类前列腺癌细胞标本及人类前列腺癌细胞系如PC-3和DU-14558中均有发现。而且,LHRH拮抗剂不仅作用于中枢垂体LHRH受体,而且作用于外周肿瘤细胞(前列腺内)的LHRH受体。LHRH拮抗剂的直接的肿瘤生长抑制作用可能部分由表皮生长因子(EGF)和/或胰岛素样生长因子(IGF-II)受体的下调引起,因此能够抑制生长因子如EGF和IGF等的生长刺激作用。

第四节 │ 抗雄激素治疗

20世纪60年代末至70年代初研制出了可以阻断睾酮受体的抗雄激素药物。根据其分子结构的不同,分为甾体类和非甾体类两种。甾体及非甾体抗雄激素或雄激素受体拮抗剂(AAs,如比卡鲁胺、氟他胺、尼鲁米特)与前列腺细胞核雄激素受体具有强亲和力,这类药物能使雄激素无法与前列腺正常细胞及肿瘤细胞的受体结合,从而降低睾酮及双氢睾酮对前列腺癌细胞的生长促进作用。非甾体类雄激素受体拮抗剂并不降低血浆睾丸激素水平,甾体类雄激素受体拮抗剂(如:醋酸环丙孕酮)由于其额外黄体酮作用会降低血浆睾丸激素水平。非甾体雄激素受体拮抗剂可能增加LH及FSH分泌,血清睾丸激素水平可能轻度增加以补偿雄激素阻断作用。虽然持久正常或超乎正常的循环雄激素水平可能理论上胜过可用的雄激素受体拮抗剂的作用,并且可能对肿瘤具有刺激作用,但这并没有在临床上或实验研究中得到证实。雄激素受体拮抗剂通常通过口服给药。

一、非甾体类抗雄激素药

氟他胺是目前在临床上使用时间最长的非甾体类抗雄激素类药,而比卡鲁胺是最新的非甾体类抗雄激素类药。许多临床试验都对比卡鲁胺单一疗法进行了评估。而对于尼鲁米特单一疗法的有效性,目前尚有待于更多的研究证实。

(一)比卡鲁胺

比卡鲁胺(bicalutamide)口服剂量为50 mg/d,是目前应用较多的一种选择性抗雄激素药,在体内的半衰期为5～6天,与雄激素受体的亲和力比氟他胺强4倍,其结构和成分与氟他胺不同,某些被氟他胺刺激而突变的雄激素受体可被比卡鲁胺所抑制,说明两种药物在雄激素受体的作用位点不同。

在欧洲和美国进行了比卡鲁胺和(外科或药物)去势治疗平行对照、开放性研究。基于生活质量问卷调查的结果显示,去势治疗在疼痛和卧床残疾方面表现更好,而比卡鲁胺在性欲和性功能方面表现更好。而且,虽然比卡鲁胺在治疗的第一个月总的健康、社会功能和情感健康方面更具有优势,但去势治疗在治疗 3~6 个月时具有优势。这可能是由于比卡鲁胺最常见的不良事件(男性乳房发育和乳房触痛)需要经过数月的发展,并随时间加重。而去势治疗最常见的不良事件是潮热,其会立即出现并且随时间稳定和消失。每天 50 mg 比卡鲁胺能使 PSA 水平下降 85%~88%,而去势治疗使 PSA 水平下降约 96%~97%,前者略低于后者,前者出现治疗结果如失败、进展或生存(中位生存差异时间为 97 天或>3 个月)的时间更短。现已发现 PSA 水平下降与进展的时间之间存在直接关系。两项在非转移的局部晚期前列腺癌(T3~T4,M0)或转移性前列腺癌(M1)患者中进行的评估比卡鲁胺 150 mg/d 单一治疗的试验显示,这种抗雄激素药物与在局部晚期但未转移的前列腺癌中进行去势治疗效果相比,其生存率大致相当。但是在转移的前列腺癌患者中,其有效性不如去势治疗(与中位生存时间 42 天不同)。

统计学显示,比卡鲁胺在性欲($P=0.029$)和生理功能($P=0.046$)方面的副作用要显著低于去势治疗。2000 年 Seidenfeld 等报道了使用单药治疗进展性前列腺癌的系统回顾及荟萃分析结果。该分析包括 8 项研究中的 2 717 名患者,对非甾体抗雄激素治疗与睾丸切除术(去势)、己烯雌酚或一种 LHRH 激动剂进行了比较。两项研究发现了统计学差异,另外有 14%~15%的患者生存超过 2 年。该研究总结认为单一采用非甾体抗雄激素药比睾丸切除术、己烯雌酚或 LHRH 激动剂治疗生存率要低。

比卡鲁胺与去势治疗的直接对照试验显示,去势患者更常出现潮热(40%~50%),而比卡鲁胺患者较少出现(5%~24%)。但是,接受比卡鲁胺治疗的患者更常出现男性乳房发育(50 mg 组为 16%~32%,150 mg 组为 36%~47%)及乳房触痛(50 mg 组为 24%~48%,150 mg 组为 39%),去势治疗组较少出现(0~4%出现男性乳房发育,0~2%出现乳房触痛)。在三项Ⅱ期临床研究中,采用直接问卷方式对这些不良事件进行了调查,汇总分析后发现,男性乳房发育和乳房触痛的发生率更高,分别为 36%~78%和 48%~89%。进一步研究发现这些不良事件的发生与剂量有关的,在三项Ⅱ期研究中,男性乳房发育在 50 mg 和 150 mg 组的发生率分别为 36%和 78%,而乳房触痛的发生率分别为 48%和 89%。男性乳房发育是不可逆的,即使停止抗雄激素治疗后仍存在。

(二)氟他胺

大多数评估氟他胺(flutamide)单一治疗的有效性和耐受性研究的患者样本数均十分有限,随访时间也很短,缺乏足够的说服力来说明其结果的统计学差异。而且,其研究标准/终点与现在使用的终点很难一致。例如,在一项不到 100 名转移性前列腺癌患者中进行的氟他胺与睾丸切除术的比较研究显示,进展和生存时间两组并没有差异。但是,该研究并没有同等的说服力。而且,两项治疗有效性相当的原因可能在于,这项研究中的患者肿瘤较小,且为轻到中度分化的肿瘤,而在氟他胺及己烯雌酚(3 mg/d)对比试验中,92 名患者均为晚期转移性肿瘤。在这项研究中,己烯雌酚组在无进展生存及总体生存率方面有效性更高,虽然反应率并没有明显的不同。这可能提示,和比卡鲁胺一样,氟他胺不适合用于晚期前列腺癌的单一治疗。

氟他胺的心血管并发症少于己烯雌酚,分别为 17.6% 和 33.3%。在一项 210 名晚期前列腺癌患者(56% 有转移)进行研究的中,研究者们对醋酸环丙孕酮(250 mg/d)、己烯雌酚(3 mg/d)及甲羟孕酮醋酸酯(MPA)进行了对比。结果显示,醋酸环丙孕酮与己烯雌酚反应率相当,进展及生存率也相当,而甲羟孕酮醋酸酯则明显比二者要差。雄激素受体拮抗剂比己烯雌酚的耐受性要好,并且心血管不良事件的发生率明显要低($P = 0.001$)。

氟他胺也与醋酸环丙孕酮直接进行了总体生存率、耐受性及性功能保护方面的对比。在一项随机的、安慰剂对照的多中心试验中,617 名未经治疗的转移性前列腺癌患者接受了氟他胺与 LHRH 激动剂亮丙瑞林的联合治疗。这些患者均为 D 期,其中 311 名患者接受亮丙瑞林+氟他胺治疗,306 名患者接受亮丙瑞林+安慰剂治疗。联合治疗的中位生存时间为 34.9 个月,亮丙瑞林单独治疗的中位生存时间为 27.9 个月。增加氟他胺治疗使得总的生存时间提高了 25%。无进展生存分析显示,加用氟他胺延长了 2.6 个月,比亮丙瑞林联合安慰剂组提高了 19%。

氟他胺在体内的半衰期仅 5 小时,但其体内活性代谢物二氢氟他胺的半衰期超过 9 小时。目前氟他胺的建议用量为每 8 小时 250 mg。氟他胺典型的副作用是恶心与呕吐。由于其需要在肝脏内转化为活性药物形式羟基氟他胺,因此具有肝脏毒性,轻度的肝脏损害如转氨酶等往往在停药后具有自限性(发生率约 10%),但也有报道服用氟他胺后致命性肝损害的发生率为 3/10 000,高于普通人群 10 倍,因此服药期间应定期检查肝脏功能。

(三) 尼鲁米特

在睾丸切除术后的晚期前列腺癌患者,联合使用尼鲁米特(nilutamide)能够提高反应性。但是,在一些试验中,患者的生存率并没有提高,骨痛的改善作用没有提高这些患者的生活状况。少数几个尼鲁米特单一治疗或联合 LHRH 激动剂治疗的临床试验样本数量太少,不足以得出其有效性或在晚期前列腺癌治疗中能发挥什么作用的,有意义的结论。目前尚没有尼鲁米特与其他雄激素受体拮抗剂的对比试验,也没有关于尼鲁米特对患者生活质量影响的研究结论公布。尽管缺乏资料,美国卫生部(NIH)在非转移的激素难治性前列腺癌患者中进行了一项独一的疫苗试验,尼鲁米特作为对照组。在这项研究中,42 名患者随机接受痘病毒基础的 PSA 疫苗或尼鲁米特治疗。出现进展即为研究终点。纳入研究的所有患者中位生存时间为 4.4 年,疫苗组似乎具有一定的优势(5.1 比 3.4 年,$P=0.13$)。

尼鲁米特可能引起暗适应延迟、恶心、呕吐、胃痛、食欲丧失及流感样症状。大约 1% 的病例出现肺间质纤维化。尼鲁米特的不良事件发生率似乎较其他的非甾体类雄激素受体拮抗剂要高。

(四) 阿帕鲁胺

阿帕鲁胺(apalutamide)是一种合成双芳基硫海因化合物,2011 年由 Clegg 等首次报道其体内及动物实验研究,是第二代的雄激素受体拮抗剂,其与雄激素受体的结合力是比卡鲁胺的 $7\sim10$ 倍。阿帕鲁胺的安全性和有效性在 SPARTAN 研究中得到了证实。SPARTAN 是一项三期多中心、双盲安慰剂对照临床试验,观察阿帕鲁胺在非转移性 CPRPC 患者中的疗效。共有 1 207 例患者纳入研究,治疗组组每日口服 240 mg 阿帕鲁胺,PSA 倍增时间小于 10 个月。结果显示,无转移生存时间在阿帕鲁胺组为 40.5 个月,安慰剂组为 16.2 个月(HR0.28,$P<0.001$)。阿帕鲁胺组在症状进展时间(HR0.45,$P<0.001$)及出现转移时间(HR0.27,$P<0.001$)上较安慰剂组有显著延长。由于副反应而终止治疗的患者比例在阿帕鲁胺组为 10.6%,安慰剂组为 7%。

阿帕鲁胺的常见副反应为乏力、骨折(11.7%)、皮疹(23.8%)等。出现甲状腺功能减退的发生率为 8.1%,明显高于安慰剂组的 2%,因此在使用阿帕鲁胺治疗时应注意监测患者甲状腺功能。基于 SPARTAN 试验的结果,FDA 批准了阿帕鲁胺用于治疗非转移性 CRPC。

(五) 恩扎鲁胺

恩扎鲁胺(enzalutamide)也是一种新的非甾体类抗雄激素剂,是第二代的雄激素受体拮抗剂,其与雄激素受体的结合力是比卡鲁胺的 $5\sim8$ 倍。其作用机制不仅仅在抑制雄激素与其受体相结合,而且能够阻止雄激素与雄激素受体复合物的核转运过程及其与 DNA 应答元件的结合。在两项安慰剂对照、多中心 Ⅲ 期临床试验中(AFFIRM 和 PREVAIL),恩扎鲁胺的安全性和有效性都得到了验证。恩扎鲁胺通过肝脏首关消除,其半衰期是 5.8 天,在 28 天达到稳态。目前恩扎鲁胺国内尚未上市。其最常见的副反应是乏力、背痛、潮热、高血压和腹泻。

二、甾体类抗雄激素药

这一组雄激素受体拮抗剂仅有两种药可以用于抗雄激素治疗,MPA(醋酸甲羟孕酮)和 CPA(cyproterone acetate,醋酸环丙孕酮),只有后者已经获得临床应用。醋酸环丙孕酮是 17-羟孕酮的人工合成衍生物,具有雄激素受体拮抗剂作用及微弱的孕酮和糖皮质激素活性。每天给予正常年轻人 100 mg 醋酸环丙孕酮,将会引起其血浆 LH 和 FSH 浓度下降 50%,血浆睾丸激素水平下降 75%。

使用醋酸环丙孕酮进行单一治疗仅仅在小样本人群中进行过临床试验,其结论尚不确定。Thorpe 等报告了单用戈舍瑞林、单用醋酸环丙孕酮、戈舍瑞林+醋酸环丙孕酮治疗转移性前列腺癌前瞻性、Ⅲ 期临床随机对照研究结果。该研究将1986—1989 年在英国医疗中心就诊的 525 转移性前列腺癌患者随机分为 3 组,每组 175 例,分别给予戈舍瑞林(3.6 mg/28 d)、醋酸环丙孕酮(300 mg/d)、戈舍瑞林(3.6 mg/28 d)+醋酸环丙孕酮(300 mg/d),分别在开始治疗后的第 1、2、3、6、9和 12 个月进行评价,以后每 6 个月进行 1 次评价,共持续 48 个月。结果显示:联合治疗组与其他单一治疗组相比,中位进展时间均没有明显的统计学差异,虽然戈舍瑞林单独治疗与醋酸环丙孕酮单独治疗之间存在明显的统计学差异,戈舍瑞林更具有优势($P=0.016$)。所有的患者对药物均具有良好的耐受性,在接受戈舍瑞林治疗的患者,醋酸环丙孕酮能够降低肿瘤激发反应及潮红。该项研究认为,应用醋酸环丙孕酮(300 mg/d)及戈舍瑞林(3.6 mg/28 d)进行全雄激素阻断与传统的单一治疗相比,其在延长进展时间上并没有优势,但是能够降低采用 LHRH 激动剂时行单一治疗时的副作用。

欧洲癌症治疗协作组为对比己烯雌酚、醋酸环丙孕酮和醋酸甲羟孕酮对晚期前列腺癌患者治疗效果进行了Ⅲ期临床随机对照研究,210 例晚期前列腺癌患者被随机分为 3 组,分别给予醋酸环丙孕酮($n=75$,250 mg/d)、醋酸甲羟孕酮($n=71$,先给予 500 mg/次,肌注,3 次/周,持续 8 周的负荷量;然后给予 100 mg/次,2次/d,口服)、己烯雌酚($n=64$,1 mg/次,3 次/d,口服)。结果显示:醋酸环丙孕酮与己烯雌酚反应率、出现进展的情况及生存率相当,而醋酸甲羟孕酮明显要差许多。雄激素受体拮抗剂的耐受性比己烯雌酚好很多,心血管不良事件发生率明显低于己烯雌酚($P=0.001$)。

一项在 310 名转移性前列腺癌患者中进行的随机双盲对比试验中,研究者对醋酸环丙孕酮 100 mg、每天三次给药与氟他胺 250 mg、每天三次给药进行了对比。试验的初始终点为总体生存率。另外,这项试验设计还验证了非甾体类雄激素受体拮抗剂是否能够更好地保留性功能,因为其睾丸激素水平未受到影响。中位随访时间为 8.6 年,两个治疗组之间总体生存率、特异生存率及进展时间均无明显差异。醋酸环丙孕酮的副作用更小,特别是男性乳房发育、腹泻及恶心。有趣的是,氟他胺不能保护勃起功能与性活动,而两种雄激素受体拮抗剂均具有延迟勃起及性功能损害的时间的作用。

醋酸环丙孕酮不仅仅作用于垂体轴,和其他非甾体雄激素受体拮抗剂一样,其也能在受体水平阻断睾丸激素,其还能够抵制肾上腺雄激素的产生,这是传统抗雄激素治疗后雄激素的唯一来源。因此,对前列腺癌患者持续给予醋酸环丙孕酮可能具有一定的益处,而不是在肿瘤进展后才给药。在一项多中心的随机对照临床研究中,有131例骨转移的前列腺癌患者间歇给予醋酸环丙孕酮治疗,而127例患者持续给予醋酸环丙孕酮治疗。研究结果显示,醋酸环丙孕酮持续给药与间断给药两者在PSA进展、临床进展及生产率方面并无明显差异,但间断给药在减轻临床症状、生活质量评分方面具有一定程度的优势。

由于具有孕酮活性,醋酸环丙孕酮也常用来降低潮红的发生,这在睾丸切除的患者中已得到成功的证实。

第五节 | 雄激素生物合成抑制剂治疗

前列腺癌接受去势治疗后,体内仍存在低水平的雄激素,前列腺也可产生雄激素,醋酸阿比特龙通过抑制雄激素合成途径的关键酶CYP17,从而抑制睾丸、肾上腺和前列腺癌细胞的雄激素合成,达到对机体雄激素合成的全面阻断。目前用于无症状或轻微症状的mCRPC患者,或不适合化疗的症状性mCRPC患者的一线治疗,以及化疗后有病情进展的mCRPC患者的一线治疗。

国际COU-AA-301研究中,共有13个国家的1 195例多西他赛化疗后病情进展的mCRPC患者纳入研究,随机按2:1的比例分入治疗组与安慰剂组。797例患者接受醋酸阿比特龙(1 000 mg,每日1次口服)联合泼尼松(5 mg,每日2次口服)治疗,398例接受安慰剂联合泼尼松(5 mg,每日2次口服)治疗,阿比特龙组中位生存期为15.8个月,相比安慰剂组生存期延长了4.6个月,PSA进展中位时间阿比特龙组8.5个月,安慰剂组6.6个月,有PSA反应的患者比例阿比特龙组29.5%,安慰剂组5.5%。降低死亡风险26%。最常见的不良事件是乏力(阿比特龙组9%,安慰剂组10%)、贫血(阿比特龙组8%,安慰剂组8%)、背痛(阿比特龙组7%,安慰剂组10%)和骨痛(阿比特龙组6%,安慰剂组8%)。阿比特龙组在缓解疼痛,推迟疼痛进展和预防骨骼相关事件上具有明显的优势。

国际COU-AA-302研究中,1 088例化疗失败的无症状或轻微症状的mCRPC患者随机按1:1的比例分入治疗组与安慰剂组,醋酸阿比特龙联合泼尼松组中位生存期为35.3个月,相比安慰剂组生存期延长了5.2个月,降低死亡风险21%,影像学疾病进展风险降低47%。

这些研究表明,对于无症状或轻微症状的 mCRPC 患者,或不适合化疗的症状性 mCRPC 患者的一线治疗,以及化疗后有病情进展的 mCRPC 患者,醋酸阿比特龙联合泼尼松治疗能够延长生存期,降低死亡风险,对于缓解患者疼痛,推迟疼痛进展和预防骨骼相关事件,提高患者生存质量等具有明显的作用。

2017 年,雄激素剥夺治疗联合醋酸阿比特龙在转移性激素敏感性前列腺癌(metastatic hormone sensitive prostate cancer,mHSPC)治疗领域再次取得了突破性进展。LATITUDE 和 STAMPEDE 两项临床研究报道,针对高肿瘤负荷的 mHSPC 患者,去势治疗联合醋酸阿比特龙能降低患者 38%～39% 的死亡风险,患者总生存时间超过 65 个月。2017 年 11 月欧洲泌尿外科指南以 1A 类证据推荐联合阿比特龙用于所有适合的 mHSPC 患者。美国国家综合癌症网络(NCCN)在 2018 年以 1 类证据推荐内分泌治疗联合阿比特龙用于 mHSPC 患者的临床治疗。

醋酸阿比特龙的不良反应主要包括:①肝功能异常,血清谷丙转氨酶和谷草转氨酶升高的发生率为 10%～13%,用药前要对患者肝功能进行评估,治疗期间定期监测血清谷丙转氨酶、谷草转氨酶和总胆红素水平变化。②阿比特龙对 CYP17 的抑制作用会导致盐皮质激素水平升高,可能会引起高血压、低钾血症和体液潴留。③心脑血管不良事件,发生率不高,主要包括:高血压、房颤、心律失常、心力衰竭、心肌梗死、出血性/缺血性脑血管事件等。

目前,国内仅批准了醋酸阿比特龙在中国晚期前列腺癌患者的治疗适应证,恩扎鲁胺等其他新型内分泌药物尚未在中国上市。

第六节 | 最大限度雄激素阻断治疗

雄激素剥夺治疗可显著抑制睾丸产生睾酮,去势后可去除血清中 90% 的睾酮,但另外 10% 的肾上腺来源的雄激素仍有可能发挥作用。而 65 岁以上的男性,其睾酮的产生与年轻人不同,其 60% 的睾酮来源于睾丸,另外 40% 来源于肾上腺。另外,去势对前列腺组织中活性睾酮-双氢睾酮的影响也较小,前列腺组织中双氢睾酮的水平仍可达到正常值的 30%～40%,因此单纯去势对雄激素的阻断是不完全的,而且这种部分雄激素被认为有可能引起雄激素非依赖性肿瘤细胞的迅速生长,导致内分泌治疗的失败。如果能够阻断这部分雄激素,则可望达到更好的临床疗效。最大限度雄激素阻断治疗的目的即是在雄激素剥夺治疗的基础上,增加一种抗雄激素药物来阻断肾上腺来源的睾酮发挥作用,以达到最大限度雄激素阻断体内雄激素对前列腺癌细胞的生长促进作用,进而提高前列腺癌的治疗效果。目前,最大限度雄激素阻断主要用于晚期及复发性前列腺癌、根治术前新辅助内分泌治疗及配合放疗的辅助内分泌治疗。

1983 年 Labrie 等首次报告了最大限度雄激素阻断（maximal androgen blockade，MAB)疗法,研究者对 37 名 T3M1 期未接受过内分泌治疗的前列腺癌患者进行了戈舍瑞林＋尼鲁米特的联合治疗,结果显示对 97％的患者有效。作者认为 MAB 比传统去势治疗有效率要高 25％～30％。Janknegt 的研究结果表明,睾丸切除联合氟他胺效果明显优于单纯睾丸切除者。国内夏溟等的研究也表明,MAB 治疗晚期前列腺癌能降低 PSA 及前列腺体积,效果优于单纯手术去势治疗,治疗 1 年 MAB 组骨转移灶缓解率为 80％,而单纯去势组仅为 33％,对比效果显著。

为明确该治疗方案的安全性和有效性,研究者们进行了一系列临床研究。2000 年荷兰前列腺癌协作组对 MAB 与单一雄激素剥夺治疗中、晚期前列腺癌的效果进行了荟萃分析,分析资料包括 27 个随机对照临床研究,共 8 275 例患者,其中 88％为转移性前列腺癌患者,12％为局部进展性前列腺癌患者。其中一半以上的患者年龄超过 70 岁,随访期约为 5 年。研究结果显示：MAB 组与单一雄激素剥夺治疗组 5 年生存率分别为 25.4％和 23.6％,无明显统计学差异($P=0.11$)。但将 MAB 治疗中使用的醋酸环丙孕酮或非甾体雄激素受体拮抗剂分别进行分析时发现,应用醋酸环丙孕酮的 MAB 组与单一雄激素去除治疗组的 5 年生存率分别为 15.4％和 18.1％($P=0.04$);应用非甾体雄激素受体拮抗剂（尼鲁米特或氟他胺）的 MAB 组与单一雄激素剥夺治疗组的 5 年生存率分别为 27.6％和 24.7％($P=0.005$),提高了 2.9％。作者分析后认为,如果采用非甾体雄激素受体拮抗剂作为 MAB 的治疗方案,将比采用单一雄激素剥夺治疗使前列腺癌患者的 5 年生存率提高 2％～3％。2002 年 Samson 等报告了 MAB 与单一雄激素剥夺治疗晚期前列腺癌效果的荟萃分析结果。分析包括 27 项临床研究的结果,共 7 987 例患者。结果显示：MAB 组和单一雄激素剥夺治疗组 2 年总生存率无明显差异;MAB 组的 5 年总体生存率高于单一雄激素剥夺治疗组,其中 3 项研究结果显示 MAB 较单一雄激素剥夺治疗可以增加晚期前列腺癌患者的中位生存时间 3.7～7 个月。MAB 组中使用非甾体雄激素受体拮抗剂的效果要优于使用醋酸环丙孕酮。两组中由于药物毒副作用所致的停药率分别为 10％和 2％。作者认为,MAB 可以稍微提高患者的总生存率,但治疗费用和毒副作用及停药率都明显高于单一雄激素剥夺治疗组。另外,Klotz 等研究发现,合用比卡鲁胺的 MAB 疗法与单独去势相比,其可以降低死亡风险约 20％,并可相应延长无进展生存期。Labrie 等对 MAB 疗法的长期效果也进行了研究。研究表明,长期使用 MAB 治疗能够有效控制局限性前列腺癌的 PSA 复发。

根据目前的研究结果,与单一雄激素剥夺治疗相比,MAB 可以提高前列腺癌患者的生存率,有效控制局限性前列腺癌的 PSA 复发,但其治疗费用相应增加,药物的毒副作用及患者的生活质量的下降也是需要权衡的,因此其应用仍有一些争议。

第七节 | 间歇内分泌治疗

间歇内分泌治疗(Intermittent hormonal therapy,IHT)是指前列腺癌患者内分泌治疗一段时间后血清睾酮水平下降至去势水平,PSA 降至正常水平以下即停止治疗,然后根据肿瘤进一步发展情况(如 PSA 升高)再重新开始下一个治疗周期的循环治疗方法。研究表明,随着 MAB 的进行,大部分前列腺癌患者最终将发展成为不依赖于雄激素而生长的雄激素非依赖性前列腺癌(androgen independent prostate cancer,AIPC),而 MAB 不能延长前列腺癌细胞进展到非雄激素依赖的时间,还能降低患者的生活质量,如性欲低下、阳痿、疲乏,抑郁等,而且治疗费用昂贵。采取间歇性内分泌治疗后,在低水平的雄激素状态下,残存的前列腺癌细胞通过补充的雄激素获得抗凋亡潜能而继续生长,从而延长进展到雄激素非依赖的时间。临床研究表明,间歇内分泌治疗能够提高患者生活质量,延长雄激素依赖时间,可能有生存优势,降低治疗成本。目前常用的间歇内分泌治疗方案是联合应用药物去势和雄激素受体阻断剂间歇性治疗前列腺癌患者。

第八节 | 药物雄激素剥夺治疗后睾丸激素的恢复

在过去,雄激素剥夺治疗仅仅在晚期疾病中使用,并仅使用相对短的一段时间。现在由于分期的变化及关于放疗并辅助雄激素剥夺治疗的 III 期临床试验结果,这一做法发生了改变。间歇治疗也引起了大家的兴趣,特别是后者引出了一个问题,短期和长期的药物雄激素剥夺治疗后,雄激素何时能恢复至正常水平?

目前的研究证据表明,雄激素剥夺治疗特别是 LHRH 激动剂可能导致较长时间的睾丸激素的抑制,有些患者睾丸甚至永久性的停止产生激素。在一项研究中,87 名患者接受了 3 个月缓释剂型的不同的 LHRH 激动剂注射,这些药物不仅降低睾丸激素到去势水平的能力不同,而且这些缓释剂型对睾丸激素抑制的时间也有实质性的差异,从 4 个月到 10 个月不等,很明显这是由于不同的药物及药物从不同的缓释剂型中缓慢释放引起的,这反驳了 LHRH 激动剂等级作用与效果这一假说。

在另一项前瞻性试验中，153 名 pT3N0M0 期的患者经治疗后（尼鲁米特 4 周治疗，加布舍瑞林醋酸盐，每两月一次，共 2 年），雄激素得到了确切的抑制，当 PSA 再度升高后，血清睾丸激素水平恢复到去势以上水平经过的中位时间为 12.7 个月，恢复到基线和/或正常水平的时间为 22.3 个月。多变量分析认为，在调整睾丸激素基线水平后（$P=0.447$），年龄较轻（<60 岁，$P=0.000\,6$）及雄激素抑制持续时间较短（<2 年，$P=0.028$）为较快恢复至基线和/或正常睾丸激素水平的预测因素。

总之，如果要进行药物雄激素剥夺治疗，就应该在常规测量 PSA 的同时测量睾丸激素的水平，以保证睾丸激素水平抑制在 20 ng/dl 以下的外科去势水平。而且，如果要进行间歇性治疗，则也应该监测睾丸激素抑制的持续时间。

第九节 | 总结

激素治疗主要通过在受体水平阻断雄激素的活动（通过甾体或非甾体类抗雄激素药），或去除循环中的雄激素（通过外科去势、雌激素、LHRH 激动剂或拮抗剂，部分通过甾体类抗雄激素药）。睾丸切除术仍然是标准治疗，其对睾丸激素抑制的速度和程度仍然是各种治疗的标准（如：<20 ng/dl）。但是，主要由于心理原因及其不可逆性，睾丸切除术已经广泛地被 LHRH 激动剂药物去势所取代。各种模式的治疗效果并没有等级，在治疗期间应该监测睾丸激素的抑制水平，确保每个个体的睾丸激素被抑制在一个合理的水平。将来，LHRH 拮抗剂的使用可能更加轻易地达到与睾丸切除术相似的睾丸激素抑制形式。但是，有些问题比如不良反应、过敏反应及缺乏长效的药物等可能阻碍有些治疗方法的广泛使用。

（孙双权）

◆ 参考文献 ◆

[1] Tombal B, Jasienski S, Debie B, et al. Is there a significant difference in testosterone level after surgical castration, goserelin of triptorelin? [J]. EurUrol Suppl, 2007,6(87)：(abs. 260).

[2] Hedlund P O, Ala-Opas M, Brekkan E, et al. Scandinavian Prostatic Cancer Group. Parenteral estrogen versus combined androgen deprivation in the treatment of metastatic prostatic cancer-Scandinavian Prostatic Cancer Group (SPCG) Study No.5 [J]. Scand J UrolNephrol, 2002,36：405 - 413.

[3] Fontana D, Mari M, Martinelli A, et al. 3-month formulation of goserelin acetate (Zoladex) in advanced prostate cancer：results from an Italian open multicentre trial [J]. Urol Int, 2003,70：316 - 320.

[4] Evans C P, Fleshner N, Fitapatrick J M, et al. An evidence-based approach to understanding the pharmacological class effect in the management of prostatic diseases [J]. BJU Int, 2005,95：742 - 749.

[5] Heyns C F, Simonin M P, Grosgurin P, et al.; for the South African Triptorelin Study Group. Comparative efficacy of triptorelin pamoate and leuprolide acetate in men with advanced prostate cancer [J]. BJU Int, 2003,92: 226-231.

[6] Sartor O. Eligard: leuprolide acetate in a novel sustained-release delivery system [J]. Urology, 2003, 61(2 Suppl 1): 25-31.

[7] Perez-Marrero R, Tyler R C. A subcutaneous delivery system for the extended release of leuprolide acetate for the treatment of prostate cancer [J]. Expert Opin Pharmacother, 2004,5: 447-457.

[8] Cox M C, Scripture C D, Figg W D. Leuprolide acetate given by a subcutaneous extended-release injection: less of a pain? [J]. Expert Rev Anticancer Ther, 2005,5: 605-611.

[9] Chu F M, Jayson M, Dineen M K, et al. A clinical study of 22.5 mg. La-2250: A new subcutaneous depot delivery system for leuprolide acetate for the treatment of prostate cancer [J]. J Urol, 2002,168: 1199-1203.

[10] Perez-Marrero R, Chu F M, Gleason D, et al. A six-month, open-label study assessing a new formulation of leuprolide 7.5 mg for suppression of testosterone in patients with prostate cancer [J]. Clin Ther, 2002,24: 1902-1914.

[11] Crawford E D, Sartor O, Chu F, et al. A 12-month clinical study of LA-2585(45.0 mg): a new 6-month subcutaneous delivery system for leuprolide acetate for the treatment of prostate cancer [J]. J Urol, 2006,175: 533-536.

[12] Klotz L, Boccon-Gibod L, Shore N D, et al. The efficacy and safety of degarelix: a 12-month, comparative, randomized, open-label, parallel-group phase Ⅲ study in patients with prostate cancer [J]. BJU Int. 2008,102(11): 1531-1538.

[13] Peter Iversen, Jan-Erik Damber, Anders Malmberg, et al. Degarelix monotherapy compared with luteinizing hormone-releasing hormone (LHRH) agonists plus anti-androgen flare protection in advanced prostate cancer: an analysis of two randomized controlled trials [J]. Ther Adv Urol, 2016,8 (2): 75-82.

[14] Tombal B, Tammela T, Wolff J, et al. Efficacy and safety of a 3-monthly depot formulation of degarelix compared with goserelin in prostate cancer [J]. Eur Urol, 2012, Suppl 11: 228.

[15] Clegg N J, Wongvipat J, Joseph J D, et al. ARN-509: a novel antiandrogen for prostate cancer treatment [J]. Cancer Res, 2011,72(6): 1494-1503.

[16] Smith M R, Saad F, Chowdhury S, et al. Apalutamide treatment and metastasis-free survival in prostate cancer [J]. N Engl J Med, 2018,8: Epub.

[17] Beer T M, Armstrong A J, Rathkopf D E, et al. Enzalutamide in metastatic prostate cancer before chemotherapy [J]. N Engl J Med, 2014,371(5): 424-433.

[18] Shore N D, Chowdhury S, Villers A, et al. Efficacy and safety of enzalutamide versus bicalutamide for patients with metastatic prostate cancer (TERRAIN): a randomized, double-blind, phase 2 study [J]. Lancet Oncol, 2016,17(2): 153-163.

[19] von Klot C A, Kuczyk M A, Merseburger A S. No androgen withdrawal syndrome for enzalutamide: a report of disease dynamics in the postchemotherapy setting [J]. Eur Urol, 2014,65(1): 258-259.

[20] Scher H I, Fizazi K, Saad F, et al. Increased survival with enzalutamide in prostate cancer after chemotherapy [J]. N Engl J Med, 2012,367(13): 1187-1197.

[21] Potosky A L, Knopf K, Clegg L X, et al. Quality-of-life outcomes after primary androgen deprivation therapy: results from the Prostate Cancer Outcomes Study [J]. J Clin Oncol, 2001,19: 3750-3757.

[22] Chulman C. Assessing the attitudes to prostate cancer treatment among European mane patients [J]. BJU Int, 2007,100(Suppl 1): 6-11.

[23] Trachtenberg J, Gittleman M, Steidle C, et al. A phase 3, multicenter, open label, randomized study

of abarelix versus leuprolide plus daily antiandrogen in men with prostate cancer [J]. J Urol, 2002,167: 1670 - 1674.

[24] Gittelman M, Pommerville P J, Persson B E, et al. A 1-year, open label, randomized phase Ⅱ dose finding study of degarelix for the treatment of prostate cancer in North America [J]. JUrol, 2008,180: 1986 - 1992.

[25] VanPoppel H, Tombal B, de la Rosette J J, et al. Degarelix: a novel gonadotropin-releasing hormone (GnRH) receptor blocker-results from a 1-yr, multicentre, randomised, phase 2 dosage-finding study in the treatment of prostate cancer [J]. EurUrol, 2008,54: 805 - 813.

[26] Madan R A, Gulley J L, Schlom J, et al. Analysis of overall survival in patients with nonmetastatic castration-resistant prostate cancer treated with vaccine, nilutamide and combination therapy [J]. Clin Cancer Res, 2008,14: 4526 - 4531.

[27] Schroder F H, Whelan P, deReijke T M, et al. Members of the EORTC Genito-Urinary group. Metastatic prostate cancer treated by flutamide versus cyproterone acetate. Final analysis of the "European Oraganization for Research and Treatment of Cancer"(EORTC) Protocol 30892 [J]. Eur Urol, 2004,45: 457 - 464.

[28] Verhagen P Cl, Wildhagen M F, Verkerk A M. et al. Intermittent versus continuous cyproterone acetate in bone metastatic prostate cancer: results of a randomized trial [J]. World J Urol, 2014,32 (5): 1287 - 1294.

[29] Logothetis C J, Basch E, Molina A, et al. Effect of abiraterone acetate and prednisone compared with placebo and prednisone on pain control and skeletal-related events in patients with metastatic castration-resistant prostate cancer: exploratory analysis of data from the COU - AA - 301 randomised trial [J]. Lancet Oncol, 2012,13(12): 1210 - 1217.

[30] Fizazi K, Scher H I, Molina A, et al. Abiraterone acetate for treatment of metastatic castration-resistant prostate cancer: final overall survival analysis of the COU - AA - 301 randomised, double-blind, placebo-controlled phase 3 study [J]. Lancet Oncol, 2012,13(10): 983 - 992.

[31] Rathkopf D E, Smith M R, de Bono J S, et al. Updated interim efficacy analysis and long-term safety of abiraterone acetate in metastatic castration-resistant prostate cancer patients without prior chemotherapy (COU - AA - 302)[J]. Eur Urol, 2014,66(5): 815 - 825.

[32] Ryan C J, Smith M R, Fizazi K, et al. Abiraterone acetate plus prednisone versus placebo plus prednisone in chemotherapy-naive men with metastatic castration-resistant prostate cancer (COU - AA - 302): final overall survival analysis of a randomised, double-blind, placebo-controlled phase 3 study [J]. Lancet Oncol, 2015,16(2): 152 - 160.

[33] Saad F, Shore N, VanPoppel H, et al. Impact of bone-targeted therapies in chemotherapy-naïve metastatic castration-resistant prostate cancer patients treated with abiraterone acetate: post hoc analysis of study COU - AA - 302 [J]. Eur Urol, 2015,68(4): 570 - 577.

第十二章　间歇性雄激素剥夺疗法

在 1941 年 Huggins 首次提出了去势疗法对前列腺癌的作用后的半个世纪里，晚期前列腺癌的治疗方式仅局限于手术去势或终生雌激素治疗。手术去势是雄激素剥夺疗法的重要方式，它能够将睾酮下降至"去势水平"。这是最快的方式，通常12 小时内即可到达。但它的缺点是睾酮的降低是不可逆转的。以往的检测方式标准下，去势后睾酮能够达小于 50 ng/dl(1.7 nmol/L)。而目前的睾酮检测方法较前有不同认识，目前认为手术去势后的睾酮平均值为 15 ng/dl。因此当前认为去势水平定义为睾酮<20 ng/dl(1 nmol/L)更合适，更能获得好的治疗结果。雌激素治疗会导致睾酮的抑制，但是由于严重的副作用，目前已逐渐退出一线治疗。由于绝大多数晚期转移性前列腺癌患者，一般存活期仅为 3~4 年，中位生存期约为42 个月。对此类患者而言，使用高剂量雌激素将产生血栓栓塞的严重并发症，相比之下治疗所产生的其他副作用，就显得微不足道了。当然，直到 1985 年，开始出现新的前列腺癌激素治疗药物。由于新的药物减少了致命的血栓栓塞副作用，激素治疗的相关副作用才引起了重视。

从 20 世纪 80 年代中期开始，雄激素剥夺疗法(ADT)使用促黄体激素释放激素激动剂，逐渐取代传统雌激素方法成为治疗晚期和复发性前列腺癌的主要治疗方式。长效 LHRH 激动剂是目前 ADT 的主要方式有 1 个月、2 个月、3 个月、6 个月等不同制剂。持续暴露于 LHRH 激动剂可以导致 LHRH 受体的下调，抑制LH 和 FSH 分泌并因此抑制睾酮产生，去势水平通常在 2~4 周内获得。LHRH拮抗剂的主要作用机制是 LHRH 受体的竞争性结合。不同于 LHRH 激动剂，LHRH 拮抗剂引起促黄体激素和促卵泡激素的分泌，随后对睾酮产生立即和可逆的抑制。与 LHRH 激动剂相比，睾酮达到去势水平，大多数患者在第 3 天达到去势水平。并且，患者的 PSA 下降更迅速。不足的是，LHRH 拮抗剂缺乏长效制剂，而且它对 LHRH 激动剂的明确优势仍有待证实。与其他可选择的治疗方式相比，促黄体激素释放激素激动剂(LHRH)具有可逆转性、无血栓栓塞副作用、减少就医率和药物易得等优势。

随着雄激素剥夺疗法的广泛开展，治疗可能产生十分严重的副作用，比如雄激素剥夺综合征。相关副作用的严重性和意义只有在最近几年才确认及重视。出现此类副作用的患者可能出现诸如燥热、性欲丧失、勃起功能障碍和渐进性感觉乏力等症状。然而,更加严重的副作用甚至会对患者的生存和生活质量(QoL)产生影响。严重的副作用包括骨密度减少(BMD),认知障碍、肌肉质量损失和代谢综合征(MetS)。其中,代谢综合征(MetS)往往和心血管副作用的增加和存活率的减少联系在一起。

第一节 | 晚期前列腺癌的间歇性雄激素剥夺疗法

长期使用雄激素剥夺疗法治疗晚期前列腺癌患者,可能会导致雄激素非依赖性前列腺癌细胞的产生。在雄激素剥夺情况下,即使延长暴露时间正常的前列腺细胞也不能生长和再生。但是对于前列腺癌细胞,特别是那些已经转移到骨髓的,雄激素剥夺疗法后可出现雄激素非依赖性细胞。部分学者认为,前列腺癌疾病本身就具有多病灶。这些病灶,分别由雄激素依赖性(依赖雄激素而生存)、雄激素敏感性(受雄激素刺激但不会因雄激素的缺乏而死亡)和雄激素非依赖性(对雄激素刺激不敏感而且不会因雄激素的缺乏而死亡)等不同的前列腺癌细胞群体混合组成。对于转移性患者,雄激素非依赖性一般在采用雄激素剥夺疗法后 3～4 年出现。很显然,雄激素剥夺性治疗仅能对雄激素依赖性前列腺癌细胞奏效,并不能清除体内雄激素敏感性或雄激素非依赖性细胞,这意味着在雄激素非依赖性前列腺癌细胞中还存在着其他起主导作用的生长方式。一般而言,一旦雄激素非依赖性前列腺癌发生了转移就意味着进入了该疾病的终末阶段,因为 90% 多的前列腺癌患者会死于骨转移,常常并无明显内脏转移的临床征象。

雄激素非依赖性的发展是非常复杂的,主要机制是通过上调细胞存活基因,选择和适应进而发生。有研究者认为,尽管去势[例如促黄体激素释放激素激动剂(LHRH)或双睾去势]能使血清中睾酮减少 95%,但是对前列腺组织内的双氢睾酮浓度影响很小,前列腺内的双氢睾酮浓度仍维持正常人的 40% 水平。在低浓度雄激素环境下,前列腺癌细胞可逐渐适应这种环境,继而转变为对雄激素不敏感的细胞并且继续生长。肾上腺分泌的雄激素,则具有进一步促进前列腺癌生长恶化的作用。此外,前列腺正常上皮细胞与前列腺癌细胞的增殖,主要依赖于其细胞内的雄激素受体(androgen receptor, AR)。此受体在细胞胞质内与热休克蛋白结合在一起则呈现为无活性状态。在前列腺组织中当睾酮转化为双氢睾酮后,其与AR 结合,同时与热休克蛋白分离。该复合物进入胞核后,AR 发生结构改变形成二聚体,与目的基因上的 DNA 雄激素反应元件结合,激活细胞生长、增殖的基因表达。因此,AR 异常表达、雄激素基因突变和 AR 异常激活均与雄激素非依赖性前列腺癌的发生发展密切相关。有文献报道,20%~30%的复发性雄激素非依赖性前列腺癌标本中存在 AR 基因扩增的现象。EDWARDS 等对 102 对雄激素依赖性和非依赖性前列腺癌配对标本进行了研究,发现 AR 蛋白的表达与 AR 基因的扩增相关。AR 基因的扩增在雄激素非依赖肿瘤中发生率为 20%,而激素敏感性肿瘤仅 2%,且 80%的雄激素非依赖肿瘤中 AR 表达上调与 AR 基因扩增相关。因此,AR 基因扩增引起的 AR 表达上调与部分雄激素非依赖前列腺癌显著相关。同时,AR 的突变导致其他内固醇激素和生长因子引起 AR 的活化在前列腺癌细胞内十分常见。这一现象首先在前列腺癌细胞 LNCaP 中被证实,AR 上第 877 个氨基酸残基丙氨酸被苏氨酸所取代(T877A),引起雄激素调节受体基因发生转录活化,从而对孕激素、17β-雌二醇或羟基氟他胺的作用起反应。而 AR 共活化因子的活性改变,增强了 AR 的稳定性及 AR 启动子活性。研究显示,AR 介导的信号通路在雄激素剥夺的环境中也能被活化。此外,在一部分前列腺癌患者中检测到存在 HER2/neu 基因的过表达或扩增现象,HER2/neu 介导的信号可能是前列腺癌进展的重要机制之一。另外,还有大量细胞凋亡方面的研究,如 *Bcl-2*、*p53*、*p21* 和 *EphB*2 基因的突变及表达异常,促进前列腺癌的生长、恶化。多肽类生长因子,如 EGF、ILGF、TGF-β 等对前列腺的生长和功能具有调节作用,并在前列腺癌的发展过程中也起着重要的作用。细胞外基质(ECM)包括各种胶原、蛋白多糖、弹性蛋白和粘连蛋白,与雄激素非依赖性前列腺癌的关系也有相关报道。

在 20 世纪 90 年代早期,Bruchovsky 推测把前列腺癌干细胞重新暴露在雄激素环境下,可能再次诱导产生雄激素依赖型细胞。通过一个有关 Shianogi 乳腺癌激素依赖型细胞株的出色研究中,这个设想首次得到证实。实验中对患有 Shianogi 肿瘤的动物采用去势疗法,观察到仍会伴随肿瘤缩小,或肿瘤再生长。这些激素难治性肿瘤被移植到完整的动物上,激素依赖性仍旧成立。类似的结论出现在,依次植入双氢睾酮颗粒并采取去势疗法动物的 LNCaP 细胞中。内源性激素概念的兴起表明,雄激素水平的恢复可能延长雄激素依赖时间。这些研究激起了人们对间歇性雄激素剥夺疗法的兴趣(IAD),并导致大量机构开始相关的临床前期研究和临床研究。

研究表明,间歇性雄激素剥夺疗法(IAD)可获得优于其他疗法的四重功效:在治疗间歇期提高了生活质量水平(QoL),降低心血管和骨质疏松相关疾病的发病率、有利对长期性疾病的控制和降低治疗成本。很少有这样的治疗方案能获得这么多的治疗效果。而针对这个问题的关键是,与持续使用雄激素剥夺疗法相比,间歇性剥夺疗法能否获得相同的(或者更长的)前列腺癌特定存活率和总体存活率。

这个问题,可以通过几个大型的随机试验来解答。

第二节 ｜ 间歇性雄激素剥夺疗法的一些临床研究

一、雄激素剥夺疗法和代谢综合征

代谢综合征(metabolic syndrome,MetS)是多种代谢成分异常聚集的病理状态,是一组复杂的代谢紊乱症候群,是导致糖尿病(DM)心脑血管疾病(CVD)的危险因素,其集簇发生可能与胰岛素抵抗(IR)有关。

代谢综合征的相关症状:①腹部肥胖或超重。②致动脉粥样硬化血脂异常[高甘油三酯(TG)血症及高密度脂蛋白胆固醇(HDL-C)]低下。③高血压。④胰岛素抗性及/或葡萄糖耐量异常。⑤有些标准中还包括微量白蛋白尿、高尿酸血症及促炎症状态(C-反应蛋白 CRP)增高及促血栓状态(纤维蛋白原增高和纤溶酶原抑制物-1,PAI-1)增高。这些成分聚集出现在同一个体中,使患心血管疾病的风险大为增加。

关于代谢综合征的临床诊断,目前有美国 NCEP-ATPⅢ,世界卫生组织(WHO)和国际糖尿病联盟(IDF)等标准。

中华医学会糖尿病学分会建议的诊断标准是具备以下 4 项组成成分中的 3 项或全部者:①超重和(或)肥胖:$BMI \geqslant 25.0$ kg/M2。②高血糖:$FPG \geqslant 6.1$ mmol/L(110 mg/dl)和(或)2 hPG$\geqslant 7.8$ mmol/L(140 mg/dl),和(或)已确诊糖尿病并治疗者。③高血压:$SBP/DBP \geqslant 140/90$ mmHg,和(或)已确诊高血压并治疗者。④血脂紊乱:空腹血 $TG \geqslant 1.7$ mmol/L(110 mg/dl),和(或)空腹血 $HDL-C < 0.9$ mmol/L(35 mg/dl)(男),< 1.0 mmol/L(39 mg/dl)(女)。

代谢综合征的核心是胰岛素抵抗,胰岛素抵抗会引起一系列的后果,对重要器官产生损害,胰腺也是胰岛素抵抗受累的主要器官。胰岛素抵抗还会造成全身性的影响。比如启动一系列炎症反应,造成 C 反应蛋白(CRP)和细胞因子白介素 6(IL-6)水平会明显升高。通过对内皮功能的损害,加速动脉粥样硬化的进程。内皮黏附因子增多、平滑肌细胞增生以及血管扩张功能下降。这一系列改变是促进动脉粥样硬化形成的重要因素。胰岛素抵抗还引起凝血和纤溶状态的失衡,出现高凝状态,极易造成血栓的形成。内脏脂肪堆积是代谢综合征的重要特征,也是导致胰岛素抵抗的主要原因。

Keating 等人组织的一项大型临床观察研究中,73 196 名患者使用雄激素剥夺疗法。使用促黄体激素释放激素(LHRH)激动剂疗法,常伴随着糖尿病(调整死亡危险指数(HR)1.44 $P<0.001$),冠心病(调整死亡危险指数 1.16, $P<0.001$),心肌梗死(调整死亡危险指数(HR)1.11, $P=0.03$)和心源性猝死[调整死亡危险指数(HR)1.16, $P=0.004$]的高发生率。

由雄激素剥夺疗法产生的代谢综合征(MetS),在几个方面和传统的代谢综合征不同。例如,腹部脂肪基本上都是皮下脂肪而非内脏脂肪。而且,高密度脂蛋白胆固醇(HDL)能够保持不减少。尽管如此,有几个研究结果证明雄激素剥夺疗法能导致心脏病的高发病率和死亡率,这充分说明雄激素剥夺疗法产生的全身不良反应非常重要。而一项 meta 研究中,不同地区代谢综合征与前列腺癌风险的相关性不尽相同。在欧洲的 8 项研究中,这种关联性是显著的,但在 4 项美国或 2 项亚洲研究中没有发现。目前的研究中,代谢综合征在前列腺癌发展的风险因素中,代谢综合征中高血压($P=0.035$)和腰围$>102\,cm$($P=0.007$)的单一因素与前列腺癌的风险是显著相关的。

二、间歇性雄激素剥夺疗法对副作用和生活质量的影响

间歇性雄激素剥夺疗法(IAD)能够提高生活质量水平(QoL),是建立在治疗间隙,睾酮恢复的基础上。几项研究证明了这一观点。Higano 等人通过对 19 名非转移性晚期前列腺癌患者的研究,检测了间歇性雄激素剥夺疗法,对骨密度(BMD)的影响。9 个月的激素治疗期间内,骨密度(BMD)降低了。经过中位数为7.9 个月的治疗结束期后,骨密度(BMD)虽然没有达到基准水平但是有所恢复。

对于间歇性雄激素剥夺疗法,在副作用和生活质量水平(QoL)方面的益处,几项研究作了表述。Bruchovsky 和 Klotz 在关于间歇性雄激素剥夺疗法的一项大型二期研究结论中,对此作了特别论述。研究表明,当患者在接受治疗时,副作用的发生率比较高。疲劳、呼吸困难和血尿是最常见的症状和体征(分别为50.5%、24.8%和 17.4%)。心肌梗死(7.3%)、脑血管意外(6.4%)、深静脉血栓(5.5%)则相对频繁。正如在治疗间歇期,身体和工作能力、燥热、阳痿、性功能、尿急和夜尿都回归到基准水平所表现出来。生活质量水平(QoL)在治疗间歇期有所改善。

Crook 等人认为放疗后前列腺特异性抗原(PSA)升高的患者,间歇性雄激素剥夺可改善生活质量并延迟激素抵抗。研究选择了局部前列腺癌的原发性或抢救性放疗后 1 年以上,PSA 水平大于 3 ng/ml 的患者。有 1 386 名患者登记入组,690名被随机分配到间歇治疗组,696 名连续治疗组。中位随访时间为 6.9 年。不良事件之间没有显著的组间差异。在间歇治疗组中,35%的患者发生完全睾酮恢复,睾酮恢复至试验进入阈值的比例为 79%。间歇性治疗组在身体功能,疲劳,排尿,

潮热,性欲和勃起功能方面有潜在的益处。间歇治疗组有 268 例死亡,连续治疗组有 256 例死亡。间歇治疗组的中位总生存期为 8.8 岁,连续治疗组为 9.1 岁(死亡风险比为 1.02;95％置信区间为 0.86~1.21)。间歇性雄激素剥夺在总体存活方面不劣于持续治疗,并且间歇性治疗可以改善一些生活质量。

三、关于间歇性雄激素剥夺疗法的其他二期临床研究

间歇性雄激素剥夺疗法的首次研究结果,是由 Klotz 等人报告的。在 1978 年前后,由一名职业网球运动员患者,首先向纪念 Sloan-Kettering 癌症中心(MSKCC)的 Willet Whitmore 博士提出了关于间歇性使用雄激素剥夺治疗的设想及建议。这位运动员使用己烯雌酚(DES)治疗其前列腺癌骨转移,治疗期间无任何不良症状。但是,他的网球竞技能力由于激素治疗而严重受损。因此,他询问Whitmore 博士,是否需要持续治疗并且不能停止用药。Whitmore 博士同情他的遭遇,按他的要求改变了治疗方式。而在治疗间歇期,这位患者的网球水平显著改善。一旦患者再次出现骨转移症状,马上恢复以往的治疗,而患者的肿瘤症状也能及时得到缓解。这次治疗的经历促使了纪念 Sloan-Kettering 癌症中心(MSKCC)开展了一项研究,对 20 名采取类似治疗方式的 D2 期患者进行研究。不足的是在开展该研究的时代,还未使用前列腺特异性抗原(PSA)和促黄体激素释放激素(LHRH)激动剂。因此在这项间歇性雄激素剥夺疗法(IAD)的研究中规定,一旦患者出现临床症状反应,仍需恢复己烯雌酚(DES)治疗。这种肿瘤疾病进展的中位数时间为 8 个月。值得注意的是,那些在治疗期间出现性功能障碍的患者。在治疗间歇期,反而十例中有九例恢复了性能力。而一旦恢复雌激素治疗,所有患者都能有迅速的临床治疗反应。

目前,已发布了 15 个评估间歇性雄激素剥夺疗法(IAD)价值的二期研究(表12-1)。这些研究选择了很多不同类型的患者。这些研究表明了动力学和睾酮的恢复程度,其参数预测间歇治疗时间的长短,为恢复治疗建立经验性的 PSA 指数机制。

虽然这些研究内容各不相同,但是能概括出很多观点。雄激素剥夺疗法持续到前列腺特异性抗原(PSA)达到最低点(或到达预定目标),然后中止到预定的PSA 值后再恢复。提示恢复治疗的前列腺特异性抗原(PSA)值,通常为 10~20 ng/ml。研究表明当患者恢复治疗时,他们的原有治疗继续有效。此外,研究证明,循环周期的长短是前列腺特异性抗原(PSA)基准水平函数。研究同样表明,随着治疗周期的增加,治疗间歇期变短,直到雄激素非依赖性肿瘤出现。

表 12-1　对前列腺癌患者进行间歇性激素剥夺疗法的二期研究。除特别说明外平均值如下

研究	患者人数	用药	先期治疗时间(月)	先期治疗后中止时间	恢复治疗时 PSA 水平(ng/ml)	恢复治疗人数	治疗循环次数
Klotz	20	己烯雌酚	10	7.8	NR	All	1~4
Goldenberg	47	LHRHa+AA	6＋直到 PSA 值到最低点	10	10~20	NR	2
Higano	22	LHRHa+AA	9~12	6	不相同	NR	3
Tunn	20	LHRHa+AA	9	9	>3	All	2
Oliver	20	LHRHa+AA	3~48	9~42	不相同	10/13	2
Theyer	23	LHRHa+AA	9	7	不相同	NR	1
Horwich	16	LHRHa	5.5	8	任何参数提高	All	2
Bruchovsky	110	LHRHa+AA	9	16	>10	All	2
Crook	54	LHRHa+AA	8	8.8	10	35 人中 20 人	5
Strum	52	LHRHa+AA	16	15.5	5	30 人中 27 人	3
Grossfeld	61	LHRHa±AA	8	9	不相同	90%参与者	5
De La Taille	146	60 人 LHRHa+AA;86 人仅 AA	15	10.1	前列腺根治术>4;其他>10	NR	1~8
Albrecht	107	LHRHa+AA	6	14.3 周	50%超过最低点到>20	69 人中 49 人	1~7
Sato	49	LHRHa+AA	NR	46.1 周	15 如果治疗前水平>15,或治疗前水平	12 人中 6 人	1~4
Peyromaure	57	AA 或 LHRHa	5 或 6(m)	8(m)	>4	51 人中 43 人	1~4

注: LHRHa: 促黄体激素释放激素激动剂;RP: 前列腺根治术;NR: 未报告;(m): 中位值。

目前,最大规模且最成熟的二期研究是在加拿大进行的。有 110 位接受限定放射治疗(RT)后生化复发的患者参加了研究。这个研究的结果被分别发表在三篇独立的论文中,包括整体结果、生活质量指数(QoL)和发病率的结果,以及生化结果。患者接受了 9 个月的促黄体激素释放激素(LHRH)激动剂和醋酸环丙孕酮(CPA)治疗,并当前列腺特异性抗原(PSA)达到 10 ng/ml 时重新开始治疗。这些研究的观察结论总结如下:

(1) 在治疗间歇期,所有领域的生活质量指数(QoL)恢复到基准水平。

(2) 前列腺特异性抗原(PSA)指数最低点为基准水平的 95%,不考虑分组情况。

(3) 前列腺特异性抗原(PSA)的基准水平和最低点指数,是治疗间歇期的重要预测工具。前列腺特异性抗原(PSA)基准指数为<10、10~20、>20 ng/ml,患者的首次治疗间歇期分别为 91、65 和 39 周。

(4) 随着每次治疗周期增加,治疗间歇期变得越来越短。不考虑前列腺特异性抗原(PSA)的基准水平,到第四周期,治疗间歇期的中位数时间为 23~29 周。治疗间歇期的缩短反映了雄激素独立性的逐步发展。

(5) 大多数患者恢复了血清睾酮水平。随着治疗周期的增加,血清睾酮水平的恢复降低。从第 1~4 周期,分别有 75%、50%、40% 和 30% 的患者,血清睾酮水平恢复到>7.5 nmol/L。

(6) 雄激素剥夺疗法治疗期间血红蛋白水平平均下降为 11 ng/L,在治疗间歇期,恢复到基准水平。

在治疗期间和治疗间歇期的前列腺特异性抗原(PSA)的基准水平和最低点指数情况,预测了雄激素非依赖性进展时间。

最近,在一项已发表的 meta 分析中,对 10 项二期研究进行分析,包括了 1 446 名患者的数据。在所有试验中,患者平均治疗间歇期为治疗总时间的 39%。

四、间歇性雄激素剥夺疗法(IAD)的三期试验

虽然二期研究提供了有关生活质量指数(QoL)、前列腺特异性抗原(PSA)反应和睾酮水平的重要信息,三期试验仍需要解决间歇性雄激素剥夺疗法对雄激素非依赖性发展时间和前列腺癌特定存活率的影响这一关键问题。

目前几个进行中的大型三期试验总结见表 12-2。加拿大国家癌症研究所(NCIC)PR-7/西南肿瘤研究小组(SWOG) JPR7 的一个大型研究,对 1 365 名放射治疗失败的患者进行间歇性治疗和持续性治疗对比。南欧洲泌尿组(SEUG)的一项研究,626 名患者随机接受 3 个月或终生促黄体激素释放激素(LHRH)激动

剂和醋酸环丙孕酮(CPA)治疗。接受间歇性治疗的小组,中止雄激素剥夺疗法直至前列腺特异性抗原(PSA)达到 20 ng/ml。这项研究已趋于成熟,分别有 60% 和 44% 的患者死于前列腺癌。该项研究表明间歇性雄激素剥夺疗法(IAD)和持续的雄激素剥夺疗法在存活率上根本没有差别。总体存活率和前列腺特定存活率在所有分组和分层的患者中,其危险度是相同的。

表 12-2 关于间歇性雄激素剥夺疗法的三期试验

试验	人数(N)	进行状态	雄激素剥夺治疗时 PSA 最低水平 Ng/ml	
			停止	开始
NCIC - PR7	放射疗法后 PSA 复发 N = 1 365	结束	正常	>10
EC 507	放射疗法后 PSA 复发 N = 201	结束	<1.0 无 CP	>2.5 或发展中
ICELAND	PSA 复发/局部晚期 N = 700	进行	<4.0 无 CP	>10(或 20 或超过最低点 20%)
SEUG	晚期前列腺癌 N = 766	完全	<1.0	>20 或发展中
Japan	局部晚期 N = 300	结束	<4.0	>10 或发展中
SWOG9346	M+(PSA>5 ng/ml) N = 1 535	结束	<4.0	>10 或发展中
EC 210	M+(PSA>20 ng/ml) N = 387	结束	<0.5 无 CP	≥3 和/或 CP 迹象

注:CP:临床发展(NCIC - JPR8,CALGB - 9594,NCIC - PR8,ECOG - S9346,EORTC - 30985)。

来自德国的另一个随机性试验,对 355 名接受过 6 个月或连续接受雄激素剥夺疗法的 M1 或淋巴结阳性患者进行研究。这项研究同样表明两个小组在病程进展、前列腺特定存活率和总体存活率上并无差异。重要的是,间歇性雄激素剥夺疗法对淋巴结阳性患者在病程进展上的功效是可见的($P = 0.07$)。这是三期试验首次得出的一项结论,重新暴露内源性雄激素对疾病发展可能带来益处。

目前的三期试验中,SWOG9346 是针对 M1b 患者开展的最大规模的试验,在筛选的 3 040 名患者中,只有 1 535 名患者最终符合纳入标准。这显示,最多只有 50% 的 M1b 患者是可以预期 IAD 治疗的候选人,即最佳 PSA 应答者。研究表明在随机治疗 7 个月后前列腺特异性抗原(PSA)降到最低点。前列腺特异性抗原

(PSA)的最低点为>4 ng/ml、<4 ng/ml 和<0.2 ng/ml 的平均存活期分别为 13、44 和 74 个月。中位随访期为 9.8 年。连续治疗组的中位生存期为 5.8 年,间歇治疗组的中位生存期为 5.1 年(间歇治疗的死亡风险比为 1.10;90%置信区间为 0.99~1.23)。间歇疗法在第 3 个月时与勃起功能和心理健康相关($P<0.001$ 和 $P=0.003$),但之后没有。各组间在治疗相关的高度不良事件方面,没有显著差异。目前为止,没有试验显示间歇治疗可以提高生存率。

SEUG9901 是一项三期随机试验,则比较间歇性和持续性雄激素抑制与 OS,雄激素依赖丧失时间,无症状生存和生活质量的关系。此项工作中随机分配了 918 名患者,其中 462 名患者接受了 IAD 治疗,456 名患者接受了连续治疗。诱导治疗前的中位 PSA 水平为 15 ng/ml,然后在诱导期后为 1.4 ng/ml,其中 31%具有 PSA≤0.5 ng/ml。OS 对间歇性治疗没有显著差异[HR:0.90;95%CI:0.76~1.07;$P=0.99$(单侧试验)]。实际上,在诱导治疗后 PSA 水平≤1 ng/ml 的患者中,间歇性治疗组死亡的风险比持续治疗组低 20%。随机化时 PSA 和转移状态均与生存率独立相关,并且有证据表明 PSA 与治疗相互作用的趋势($P=0.05$);PSA≤1 ng/ml 的患者间歇性治疗比连续治疗更有效(HR:0.79;95%CI:0.61~1.02,$P=0.07$)。与持续治疗的患者相比,间歇性治疗的患者性问题较少且性活动较多。

五、治疗间歇期使用 5α-还原酶抑制剂

一些研究表明,非那雄胺有抗前列腺癌作用并能延长治疗间歇期。非那雄胺通过选择性的阻断 5α-还原酶,中止睾酮转化成 DHT。对于接受过前列腺癌根治术(RP)的前列腺特异性抗原(PSA)复发的患者,非那雄胺能延迟 1~2 年前列腺特异性抗原(PSA)的升高。非那雄胺能够促使晚期转移性患者的前列腺特异性抗原(PSA)指数适当降低,但是却无临床意义。据称,作为检测潜在前列腺癌的诊断技术(PSA),和仅用抗雄激素治疗方式相比能够降低前列腺特异性抗原(PSA)的最低点指数,非那雄胺能加强雄激素剥夺疗法对前列腺癌的治疗效果。在一个大型随机前列腺癌预防研究中表明,使用非那雄胺能够降低前列腺癌 25%的新发病率。

Scholz 等人对 101 名接受间歇性雄激素剥夺疗法的患者做了回顾研究,他们中 60 人在治疗间歇期使用了非那雄胺。使用非那雄胺患者治疗间歇期的中位数为 31 个月,而接受常规间歇性雄激素剥夺疗法患者治疗间歇期的中位数为 15 个月。

第三节 | 间歇性雄激素剥夺疗法使用原则

那么谁能接受间歇性雄激素剥夺疗法？如何使用间歇性雄激素剥夺疗法？目前的研究表明，所有使用雄激素剥夺疗法的患者，都是间歇性雄激素剥夺疗法的候选使用者。尽管 IAD 用于确定 ADT 停止或重新开始的 PSA 阈值，仍然需要进一步的前瞻性研究。许多研究人员已达成了较多的共识。

一、应注意以下使用情况

（1）骨转移患者相对来说生命期有限，治疗间歇期也不断减少，仅能从间歇性雄激素剥夺治疗中获得适当收益。这些患者如果在初始治疗后前列腺特异性抗原（PSA）的最低点指数较好，前列腺特异性抗原（PSA）指数降低到或接近不可检测的水平，可以考虑使用间歇性雄激素剥夺疗法。反之不能取得较低的前列腺特异性抗原（PSA）最低值数，则不能使用间歇性雄激素剥夺疗法。

（2）如果患者的前列腺特异性抗原（PSA）指数异常时间很长（＞3 年）和 PSA 倍增时间＞1 年，并且有很长的前列腺癌存活期（90%～97% 为 10 年）。这些患者应延期使用雄激素剥夺疗法治疗；或应考虑使用间歇性雄激素剥夺疗法。欧洲癌症研究治疗中心（EORTC）30902 研究表明，对前列腺特异性抗原（PSA）指数＞20 ng/ml 年龄＜70 岁或前列腺特异性抗原（PSA）指数＞50 ng/ml 年龄＞70 岁的患者，延迟治疗与提早治疗获得的治疗效果相同。

（3）局部治疗后前列腺特异性抗原（PSA）指数失败的绝大多数患者，这些患者要考虑采用雄激素剥夺疗法。并且根据 PSA 动力学和/或等级分级，这些患者已处于中高危险级别。（放射治疗后使用雄激素剥夺疗法的辅助治疗方式，则是另一回事）。这些患者的前列腺特异性抗原（PSA）指数在 10 ng/ml 范围内时，可以考虑采用间歇性雄激素剥夺疗法（IAD）。

（4）与延迟使用雄激素剥夺疗法相比，淋巴结转移的患者提早使用能够提高存活率。对这些患者而言，间歇性雄激素剥夺疗法（IAD）是具有吸引力的概念。间歇性雄激素剥夺疗法（IAD）对淋巴结阳性患者的价值并未充分评估过。在采用连续雄激素剥夺疗法的淋巴结阳性患者中不可能取得明显临床效果，相对少数的淋巴结阳性患者能够通过间歇性雄激素剥夺疗法取得成功的临床治疗。

（5）只有满足以下标准，才应停止雄激素剥夺治疗：良好沟通及配合的患者；没有临床进展；有明确的 PSA 反应，目前根据经验定义为在转移性患者检测 PSA＜4 ng/ml。

二、干预

（1）大多数的临床研究都采用 8～9 个月的诱导治疗期。而欧洲的研究却是明显例外，诱导治疗标准时间为 3～6 个月。为了取得前列腺特异性抗原(PSA)指数最低点而需要的观察时间，通常需要 8～9 个月诱导治疗为基础。诱导周期不应超过 9 个月，否则雄激素恢复的可能性不大。然而，多长的诱导治疗期是合理的，还需要相关的前瞻性研究。

（2）由于 IAD 基于间歇性去势，因此只有去势药物才是合适的治疗方式。大多数的研究采用全雄激素阻断法[CAB：促黄体激素释放激素(LHRH)激动剂加抗雄激素]。这是有意义的，由于突然去除阻断会减轻雄激素短期剥夺。然而尽管如此，目前仍无证据证明，在突然阻断后继续使用全雄激素阻断法(CAB)的重要性。促黄体激素释放激素拮抗剂可能是激动剂的有效替代物。

（3）相同的治疗至少使用 3～6 个月。随后的治疗周期基于相同的原理，直到去势抵抗的第一个迹象变得明显。

（4）从 IAD 中获益最多的患者群体仍然需要确定，但最重要的因素似乎是患者对 IAD 第一周期的反应，例如 PSA 水平反应。

三、监测

（1）患者应在治疗间歇期，严格进行随访：疾病越进展，随访越紧密。每两个月作 PSA 血清监测和睾酮测定，约每 6 个月作临床检查及评估。

（2）PSA 应始终由同一实验室进行测量。

（3）当患者临床进展或 PSA 升高超过预先确定的(经验设定的)阈值时，治疗重新开始：转移患者通常为 10～20 ng/ml。

第四节 ｜ 总结

间歇性雄激素剥夺疗法(IAD)能够提高生活质量指数(QoL)，减少副作用的发生率，降低治疗成本及可能取得雄激素依赖性的不断改善。迄今为止的所有资料表明，间歇性雄激素剥夺疗法，不会降低前列腺癌的存活率。在治疗间歇期使用 5α-还原酶抑制剂(5α-RLs)，能延长治疗的间歇期。然而，目前仍有许多问题未解决。包括，雄激素剥夺疗法诱导治疗期的最佳时间段，重新开始治疗时的 PSA 触发指数，在诱导治疗期内全雄激素阻断法(CAB)与单一治疗相比的重要性，在治疗间歇期使用的 5α-还原酶抑制剂对雄激素依赖性时间的影响，以及一些患者能否通过重新接触内源性雄激素获得存活。正在进行中的相关研究将会对其中一些问题作阐述，但是很多问题仍旧有待解答。

（张　奎）

◆ 参考文献 ◆

［1］ Tunn U. The current status of intermittent androgen deprivation (IAD) therapy for prostate cancer: putting IAD under the spotlight [J]. BJU Int, 2007,99 Suppl 1: 19 - 22; discussion 23 - 4.

［2］ Bruchovsky N, Klotz L, Crook J, et al. Quality of life, morbidity, and mortality results of a prospective phase Ⅱ study of intermittent androgen suppression for men with evidence of prostate-specific antigen relapse after radiation therapy for locally advanced prostate cancer [J]. Clin Genitourin Cancer, 2008,6(1): 46 - 52.

［3］ Calais da Silva FE, Bono AV, Whelan P, et al. Intermittent androgen deprivation for locally advanced and metastatic prostate cancer: results from a randomised phase 3 study of the South European Uroncological Group [J]. Eur Urol, 2009,55(6): 1269 - 77.

［4］ Mottet N, Van Damme J, Loulidi S, et al. Intermittent hormonal therapy in the treatment of metastatic prostate cancer: a randomized trial [J]. BJU Int, 2012,110(9): 1262 - 9.

［5］ Esposito K, Chiodini P, Capuano A, et al. Effect of metabolic syndrome and its components on prostate cancer risk: meta-analysis [J]. J Endocrinol Invest, 2013,36(2): 132 - 9.

［6］ Sciarra A, Salciccia S. A novel therapeutic option for castration-resistant prostate cancer: after or before chemotherapy? [J]. Eur Urol, 2014,65(5): 905 - 6.

［7］ Magnan S, Zarychanski R, Pilote L, et al. Intermittent vs Continuous Androgen Deprivation Therapy for Prostate Cancer: A Systematic Review and Meta-analysis [J]. JAMA Oncol, 2015,1(9): 1261 - 9.

［8］ Hershman D L, Unger J M, Wright J D, et al. Adverse Health Events Following Intermittent and Continuous Androgen Deprivation in Patients With Metastatic Prostate Cancer [J]. JAMA Oncol, 2016,2(4): 453 - 61.

［9］ Hussain M, Tangen C, Higano C, et al. Evaluating Intermittent Androgen-Deprivation Therapy Phase Ⅲ Clinical Trials: The Devil Is in the Details [J]. J Clin Oncol, 2016,34(3): 280 - 5.

［10］ Niraula S, Tannock IF. Harms of Intermittent vs Continuous Androgen-Deprivation Therapy for Prostate Cancer [J]. JAMA Oncol, 2016,2(4): 461 - 2.

［11］ Tsai HT, Pfeiffer RM, Philips GK, et al. Risks of Serious Toxicities from Intermittent versus Continuous Androgen Deprivation Therapy for Advanced Prostate Cancer: A Population Based Study [J]. J Urol, 2017,197(5): 1251 - 1257.

［12］ Maru S, Uchino H, Osawa T, et al. Long-term treatment outcomes of intermittent androgen deprivation therapy for relapsed prostate cancer after radical prostatectomy [J]. PLoS One, 2018,13(5): e0197252.

第十三章　前列腺癌根治术的新辅助
与辅助激素治疗

从 20 世纪 90 年代中期起,由于前列腺特异性抗原(PSA)检测成为例行常规检查方式,早期前列腺癌的发病率有所增加。在世界范围内,前列腺癌是男性第二大最常被诊断出的恶性肿瘤,2012 年全球约有 110 万名确诊患者,占所有已诊断出恶性肿瘤男性患者中的 15%。目前在欧洲,前列腺癌占所有男性恶性肿瘤比例的 20.3%,前列腺癌死亡率占所有男性癌症死亡数的 9.2%。在中国,前列腺癌自 2008 年起成为泌尿系统发病率最高的肿瘤,2009 年的发病率达到 9.92/10 万,在男性恶性肿瘤发病率排名第 6 位。

早期前列腺癌的治疗管理,是泌尿外科实践中的一个最有争议的领域。尽管前列腺癌根治术(RP)已成为 T1b - T2 期前列腺癌患者的标准治疗方式,并且在接受相关并发症治疗后的预期寿命能够超过 10 年。但是仍有相当数量的术后患者,出现临床或生化复发。分析其原因,部分原因可能是对于局限性前列腺癌而言,临床分期仍不可靠,临床分期过低而扩大了前列腺癌根治术的选择范围。而另一方面,对于临床 T3 期肿瘤,存在过高分期,且发生较为频繁。有统计表明,约 20% 的 T3 期临床肿瘤,最后被证明为病理 T2 期。尽管还需要更多的临床证据,但是 Joniau 等人研究已证明,RP 在临床 T3 期前列腺癌治疗中仍占有一席之地,并且能够取得较好的总体存活率和前列腺癌特定存活率。

自从 Huggins 和 Hodges 首次证明,前列腺癌对雄激素剥夺疗法所产生的反应。由此以后,关于联合治疗的基本原理引起了人们的关注。比如在前列腺癌局部治疗后,选择前列腺根治术和雄激素剥夺疗法相结合的联合疗法以增加临床治疗效果。当前,临床上已有不同类型的雄激素剥夺疗法。不过目前尚不清楚,雄激素剥夺疗法是否在所有临床情况下,例如局限性或局部进展期前列腺癌,均能真正提高存活率。此外,雄激素剥夺疗法实施的启动时间,具体包括不同情况下选择新辅助或辅助治疗方式,以及雄激素剥夺疗法所采用的治疗类型,均已成为前列腺癌患者选择适合治疗方式的关键。

在本章中我们将分析讨论对于局限性或局部进展期前列腺癌,能否从前列腺癌根治术结合新辅助或辅助雄激素剥夺疗法中获得潜在临床受益,并分析相关的一些随机对照研究(RCT)资料。

第一节 │ 前列腺癌根治术的新辅助雄激素剥夺疗法

根据 Cochrane 的 Meta 分析,前列腺癌根治术(RP)结合 3 个月新辅助雄激素剥夺疗法,对促进总体存活率或者无进展存活率并无多大作用。然而,手术切缘阳性率明显下降($P<0.00001$),而且对其他病理因素如淋巴结转移、病理分期、器官密闭完整率等都有显著改善。RP 加上较长时间新辅助雄激素剥夺疗法(对比 3 个月而言,达 6 或 8 个月),能够显著降低手术切缘阳性率($P=0.002$)。这项系统性回顾所研究的随机对照试验(RCTs)或半随机对照试验,在激素治疗类型和疾病的临床阶段上都不相同。10 项研究中的 3 个采用抗雄激素或促黄体激素释放激素(LHRH)激动剂,1 项研究采用 LHRH 激动剂和双侧睾丸切除术,剩下 6 项研究使用全雄激素阻断(CAB)。这项研究参与者,包括了 T1~T3 期前列腺癌患者,伴有或者不伴有淋巴结转移,无远处转移迹象,但是这些患者绝大多数为 T1~T2 期局限性前列腺癌。这些研究不能证明生存受益的可能原因是研究设计得不合理,导致混入了较多有利风险的患者,以及治疗时间不够充分。由于 PSA 无复发生存率和特异性生存率均未见改善,目前 EAU 指南中不推荐术前新辅助 ADT。

新辅助雄激素剥夺疗法结合 RP 对局部进展期前列腺癌患者的价值,并未得到很好的研究。然而,最近一项研究证明,局部进展期无法手术切除的前列腺癌患者(≥cT3)及局限高危险肿瘤患者(Gleason 评分≥8 或者 PSA≥20 ng/ml),采用新辅助雄激素剥夺疗法(6 个月)和 RP 组合疗法能够获得长期无病状态的概率增加,而且不伴随严重的术前、术后并发症。因此,还需要通过良好组织的 RCT,去进一步评估新辅助雄激素剥夺疗法结合前列腺癌根治术对患者的影响。

第二节 │ 前列腺癌根治术后的辅助雄激素剥夺疗法

前文所述的 Meta 分析结果表明,在前列腺癌根治术后进行雄激素剥夺疗法与仅采取前列腺癌根治术相比,并不能获得总体存活率方面的优势,但是对 5 年期($P<0.00001$)(图 13-1a)和 10 年期($P=0.0009$)(图 13-1)无进展存活期方面具有巨大促进作用。通过两个随机对照研究的分析,可以得出以上结论。Messing 等人用促黄体激素释放激素(LHRH)或双侧睾丸切除作为雄激素剥夺疗法,相反,Wirth 等人使用抗雄激素药物法。这两个试验间的一个重大差别是 Messing 等人

试验采用临床 T1b～T2 期淋巴结阳性患者,而 Wirth 等人试验采用病理分期 T3～T4 淋巴结阴性患者。

Messing 等人开展了一项前瞻性的随机试验,对接受过前列腺癌根治术和盆腔淋巴结清除术的淋巴结阳性前列腺癌患者,使用即刻雄激素剥夺疗法和延期雄激素剥夺疗法进行了比较。平均追踪随访 7.1 年后,即刻雄激素剥夺疗法的患者和延期雄激素剥夺疗法的患者相比,在总体存活率(85%对比 65%,$P=0.02$)、前列腺癌特定存活率(94%对比 69%,$P<0.01$)和无进展存活率(77%对比 18%,$P<0.001$)方面都有显著改善作用。然而,大多数患者病情严重(如精囊侵犯、手术切缘阳性,Gleason 评分 8～10),尚不知道在很少淋巴结侵犯的患者中是否会取得同样的结果。美国东部肿瘤协作组(ECOG)发布了这项研究的长期随访结果(平均随访时间 11.9 年),证实了对接受过前列腺癌根治术和淋巴结清除术后淋巴结阳性前列腺癌患者,辅助雄激素剥夺疗法具有的显著临床优势。

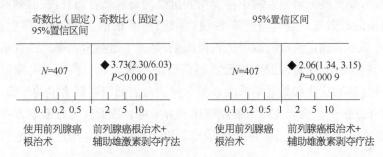

奇数比（固定）奇数比（固定）
95%置信区间

95%置信区间

$N=407$　　◆ 3.73(2.30/6.03)
　　　　　　$P<0.000\ 01$

$N=407$　　◆ 2.06(1.34, 3.15)
　　　　　　$P=0.000\ 9$

0.1 0.2 0.5 1　2　5　10　　　　0.1 0.2 0.5 1　2　5　10

使用前列腺癌　前列腺癌根治术+　　使用前列腺癌　前列腺癌根治术+
根治术　　　　辅助雄激素剥夺疗法　根治术　　　　辅助雄激素剥夺疗法

图 13-1　前列腺癌根治术联合辅助雄激素剥夺疗法与单纯前列腺癌根治术,对局限性和局部进展期前列腺癌患者在 5 年和 10 年的无进展存活率上有重大促进作用。资料来源于 Kumar S, et al. Cochrane 2006 CD006019。

相反,Wirth 等人经过 6.1 年随访发现,那些接受过前列腺癌根治术淋巴结阴性的 PT3～T4 期前列腺癌患者,接受辅助雄激素剥夺疗法($N=152$)或者未接受辅助疗法($N=157$),在整体存活率上并无明显改善,但在无进展存活率方面有显著改善作用。早期前列腺癌(EPC)试验计划组织了另一项试验,评价对局限性或局部进展期非转移性前列腺癌患者,除前列腺癌根治术以外,开展抗雄激素治疗的效果和可接受程度。EPC 试验计划是人数最多的随机对照试验($N=4\ 454$),报道称对那些前列腺癌根治术后接受辅助雄激素剥夺疗法的局限性和局部进展期前列腺癌患者,整体存活率并无明显改善作用。由于治疗的具体活动和治疗控制方式没有写明,这项研究不能归入上述 Meta 分析。由于只给出了事件总数,所以整体存活率体现为风险比(HRs)。另一方面,EPC 试验计划经过 7.4 年的随访显示,发现对无进展生存率有显著改善作用($P=0.004$)。这个结论是针对局限性的和局部进展期前列腺癌患者联合组的,但是亚组分析显示局部进展期前列腺癌患者能取得更好的治疗效果。

第三节 | 总结

虽然目前有许多不同类型的雄激素剥夺疗法可行,其中促黄体激素释放激素(LHRH)激动剂仍是使用最频繁的治疗方式。在前列腺癌根治术(RP)的基础上使用新辅助雄激素剥夺疗法的效果,表现在一些长期性数据上,如局限性前列腺癌患者肿瘤病理分期的下降,但是对生存优势的作用从来没有被证实过。另一方面,对局部进展期前列腺癌患者在前列腺癌根治术的基础上使用新辅助雄激素剥夺疗法的作用,需要更多的研究。对于承受疾病折磨的高危患者而言,在前列腺癌根治术后使用辅助雄激素剥夺疗法比单独使用前列腺癌根治术,更能提供生存受益。然而,目前仍不能确定治疗所取得的积极成果,是源于雄激素剥夺疗法和前列腺癌根治术的联合使用,还是仅源于雄激素剥夺疗法本身。下一步值得采取更多的随机试验,研究辅助疗法和新辅助雄激素剥夺疗法对前列腺癌根治术的价值。然而,雄激素剥夺疗法往往会产生严重的副作用和并发症。因此采用雄激素剥夺疗法的决定,应该在和患者就其危险性、可能取得的治疗效果和副作用进行讨论后做出。

（张　奎　张朝晖）

● 参考文献 ●

[1] Van Poppel H. Neoadjuvant hormone therapy and radical prostatectomy: the jury is still out [J]. Eur Urol, 2001,39 Suppl 1: 10 - 4.

[2] Wirth MP, Weissbach L, Marx FJ, et al. Prospective randomized trial comparing flutamide as adjuvant treatment versus observation after radical prostatectomy for locally advanced, lymph node-negative prostate cancer [J]. Eur Urol, 2004,45(3): 267 - 70; discussion 270.

[3] Kumar S, Shelley M, Harrison C, et al. Neo-adjuvant and adjuvant hormone therapy for localised and locally advanced prostate cancer [J]. Cochrane Database Syst Rev, 2006,(4): Cd006019.

[4] McLeod DG, Iversen P, See WA, et al. Bicalutamide 150 mg plus standard care vs standard care alone for early prostate cancer [J]. BJU Int, 2006,97(2): 247 - 54.

[5] Messing EM, Manola J, Yao J, et al. Immediate versus deferred androgen deprivation treatment in patients with node-positive prostate cancer after radical prostatectomy and pelvic lymphadenectomy [J]. Lancet Oncol, 2006,7(6): 472 - 9.

[6] Ferlay J, Autier P, Boniol M, et al. Estimates of the cancer incidence and mortality in Europe in 2006 [J]. Ann Oncol, 2007,18(3): 581 - 92.

[7] Joniau S, Hsu CY, Lerut E, et al. A pretreatment table for the prediction of final histopathology after

radical prostatectomy in clinical unilateral T3a prostate cancer [J]. Eur Urol, 2007,51(2): 388 - 94; discussion 395 - 6.

[8] Shelley M D, Kumar S, Wilt T, et al. A systematic review and meta-analysis of randomised trials of neo-adjuvant hormone therapy for localised and locally advanced prostate carcinoma [J]. Cancer Treatment Reviews, 2009,35(1): 9 - 17.

[9] Yee D S, Lowrance W T, Eastham J A, et al. Long-term follow-up of 3-month neoadjuvant hormone therapy before radical prostatectomy in a randomized trial [J]. BJU Int, 2010,105(2): 185 - 90.

[10] O'Shaughnessy M J, Jarosek S L, Virnig B A, et al. Factors associated with reduction in use of neoadjuvant androgen suppression therapy before radical prostatectomy [J]. Urology, 2013,81(4): 745 - 51.

[11] Cornford P, Bellmunt J, Bolla M, et al. EAU-ESTRO-SIOG Guidelines on Prostate Cancer. Part Ⅱ: Treatment of Relapsing, Metastatic, and Castration-Resistant Prostate Cancer [J]. European Urology, 2016,71(4): 630 - 642.

第十四章　放射治疗的新辅助及辅助激素治疗

　　针对恶性肿瘤的不同类型，目前通过使用系统化治疗（包括化疗和激素疗法）与局部治疗相结合的方法，并且在治疗效果方面取得了新的进步。如果治疗目标已经确定仅为控制局部病情，那么初始化的系统性辅助和/或伴随治疗则被证明是最恰当的治疗策略。如果治疗方式存在"附加协作"效应，比如对头颈部癌、肺部和乳腺癌采用同步化疗放疗或手术治疗；或者治疗的目的是为了产生"空间协作"效应，比如通过对不同部位采取同时治疗的方式以提高治疗率；那么辅助性的全身治疗就是恰当的选择。有证据显示，在乳腺癌的治疗方式上采用辅助激素疗法或者化疗，已证明能够降低癌转移的比例。

　　目前对低风险前列腺癌（PCa）采用单一的治疗方式，如体外放射治疗（EBRT）、前列腺癌根治术（RP）或者近距内放射治疗，均取得了很好的疾病控制效果。而大量事实证明，对高危前列腺癌（PCa）患者，采用体外放射治疗和激素治疗相结合的方式，能够取得更好的效果。正如当初由 Huggins 和 Hodges 在 20 世纪 40 年代所报道的那样，半个多世纪以来，雄激素剥夺疗法（ADT）一直被认为对前列腺癌能够产生明显消退作用。而自 20 世纪 80 年代以来，前列腺癌放射治疗有了新的进展。首先是直线加速器的使用和适形放疗技术的开展，这些技术能够让大剂量放射线到达盆腔，同时考虑到前列腺周围正常组织的耐受程度，保护正常组织。其次，在前列腺近距离内放射治疗中，采用了图像引导下的前列腺放射源植入技术。比如通过经直肠的超声引导，监测前列腺内放射源的空间分布情况。既保证了在前列腺内部的放射治疗的剂量，又限制了前列腺尿道部位以及直肠前壁部位的放射剂量。随着放射治疗技术的进步，前列腺癌的放射治疗能够改善前列腺癌患者的生活质量，同时也能够较好的控制肿瘤的进展。

　　由于雄激素剥夺疗法的可逆转性以及前列腺特异性抗原（PSA）的广泛应用，并且 PSA 已被证明是检测疾病复发的敏感性指标。对局限性前列腺癌患者，采用联合治疗方法的兴趣有了很大提高。现在认为，前列腺癌患者以治疗前 PSA 水平，临床分期和病理结果（Gleason 评分）为依据的单一治疗模式，具有失败的高风险性。

　　最近发表的一系列成熟的临床试验成果,已开始探讨制定这种联合治疗方法。短期的新辅助雄激素剥夺疗法结合放射疗法,已被证明能够促进改善生化控制率和存活率。而长期的辅助雄激素剥夺疗法,则降低了肿瘤转移和提高了生存率。尽管结论令人鼓舞,关于雄激素剥夺疗法的最佳方式和期限,以及高危患者的定义等相关问题仍然存在。目前正在进行中的一些临床研究,旨在解决这些问题。图 14-1 阐明了雄激素剥夺疗法、放射疗法和前列腺癌根治术之间的内在联系。

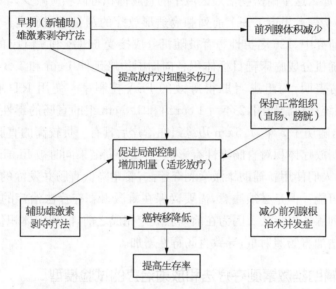

图 14-1　雄激素剥夺疗法、放射疗法和前列腺癌根治术之间的内在联系

第一节 │ 新辅助雄激素剥夺疗法对前列腺癌放射疗法的作用

　　新辅助雄激素剥夺疗法能够在两个方面提高前列腺癌放疗的治疗率。首先,在一个额定的放疗剂量下,前列腺癌组织在联合治疗方式中比在单一放疗中能够杀死更多的肿瘤细胞。这一机制可能依赖于,两种治疗方法联合治疗在诱导细胞凋亡至细胞死亡的协同增强作用,从而改善局部病情控制。其次,初步收缩的前列腺器官和前列腺癌组织,能够影响放射治疗量的有益修正。辐射靶器官体积的减少,降低了放射治疗剂量,并可能对治疗率产生积极影响。与标准辐射治疗剂量相比,降低辐射剂量能够降低对邻近器官的后遗症影响;或者通过提高局部辐射剂量(使用适形放射技术),在维持辐射并发症水平的基础上提高肿

瘤控制率。

一、前列腺体积缩小和辐射量的关系

雄激素剥夺疗法能使患者在 3～6 个月时间里，前列腺的体积减小 20%～50%。在这些类似的研究中前列腺体积缩小的程度不一，可能是因为这些患者本身的前列腺体积不同。研究证明雄激素剥夺疗法中，前列腺肿瘤组织的体积减小程度比良性前列腺组织更大。如果激素治疗后的前列腺体积，用来建立临床放射治疗靶体积，那么这个高密度治疗区域中的直肠体积可以相应减少。

Dearnaley 等人报道了一个前列腺癌适形放疗的剂量递增研究。在这个前瞻性随机Ⅲ期研究中，126 名男性患者被随机分成接受 64 Gy 和 74 Gy 的两个组，同时这些患者随机分成临床靶目标体积各向周围边缘延伸 1 cm 和 1.5 cm 两个组。5 年跟踪随访表明，两组患者取得等效的 PSA 控制率。使用 RTOG 和 LENT SOM 分级系统评估副作用，2 年后 1 cm 组和 1.5 cm 组的直肠的毒性评分分别为 13% 和 21%，随访了 5 年，1.5 cm 边缘组在治疗后具有一贯较高的直肠并发症率。该项研究证明放疗体积对直肠毒性有影响，这项研究结果同时被 Fiorino 等人报道证明。因此，人们使用新辅助雄激素剥夺疗法，希望降低直肠并发症的风险和潜在的增加剂量可能。但是必须注意，需要确保在雄激素剥夺疗法治疗的前 2 个月内不能安排前列腺放射疗法。因为在前列腺放疗完成之前，前列腺体积仍旧在收缩，所以可能会增加直肠照射量，导致直肠毒性增加。

二、新辅助雄激素剥夺疗法和放射治疗的试验模型

以往由于缺乏成熟的动物试验模型，采用新辅助雄激素剥夺疗法和放射治疗的联合治疗试验研究一直受到阻碍。然而目前有两个研究小组，对这项研究做出了贡献。马萨诸塞州综合医院的 Zietman 及其同事依靠裸鼠移植 Shionogi 雄激素依赖性乳腺癌细胞，对采用联合雄激素剥夺疗法和放射疗法进行了探讨。在开始放射疗法的 12 日之前对睾丸完成去势处理（新辅助疗法），TCD50 的指标有了明显下降（也就是说，肿瘤细胞的 50% 得到了控制）。仅采用放射疗法与联合疗法相比，TCD50 从 86 Gy 下降为 43 Gy。有趣的是，在放射疗法后的 1～12 日内处理睾丸则会取得很小的治疗效果（TCD50 分别为 69 Gy 和 75 Gy）。此外安德森癌症中心的研究人员，利用 Dunning R3327‑G 老鼠的前列腺肿瘤进行实验，也同样证明雄激素剥夺疗法和放射疗法之间存在着超依附性的联系。该研究中当雄激素剥夺疗法要比放射疗法提前 3 日实施，这个时候细胞凋亡指数和对照组相比增加了 5～10 倍。研究也提示如果雄激素剥夺疗法和放射疗法一起实施，就没有效果。这些

研究表明,对联合采用雄激素剥夺疗法和放射疗法的时间安排和前后顺序对能否取得良好的结果至关重要。

三、新辅助雄激素剥夺疗法和放射疗法的相关临床试验

已开展的多个随机对照试验(RCT)报道了放射疗法同时采用雄激素剥夺疗法和不采用雄激素剥夺疗法之间的差别。所有的这些试验证明,同时采用这两种疗法无论对患者整体存活率还是防止 PSA 生化复发都有积极促进作用。

美国放射治疗肿瘤组 RTOG8610 项目是一个Ⅲ期随机试验,用于评估局部晚期前列腺癌患者新辅助雄激素剥夺治疗(ADT)联合外照射放疗(EBRT)对比单独 EBRT 的治疗效果。此研究中,随机选取了 471 例患者,最终纳入了 456 例可评估的患者。符合条件的患者,主要为较大体积(5 cm×5 cm 以上)原发性肿瘤的患者(T2~T4 期),这些患者没有发生盆腔淋巴结转移现象,被随机分配接受联合 ADT。在采用体外放射疗法联合雄激素剥夺疗法组或者仅采用体外放射疗法组的患者中,在治疗前 2 个月和治疗期间,分别给他们每 4 周 3.6 mg 戈舍瑞林和每日 3 次 250 mg 氟他胺。试验于 1987 年 4 月 15 日至 1991 年 6 月 1 日间进行。采用雄激素剥夺疗法联合外照射放疗组与仅采用外照射放疗组的平均随访时间分别为 11.9 年和 13.2 年。最近所有报告的试验结果继续显示,联合疗法对 10 年间的疾病特异性死亡率(DSM)具有极显著效益(雄激素剥夺疗法结合外照射放疗死亡率为 23.3%,单独外照射放疗为 35.6%,$P=0.01$)。联合疗法和外照射放疗的 10 年的发生远处转移率(DM),分别为 34.9%(95%置信区间,28.5%~41.3%)和 46.9%(95%置信区间,40.3%~53.3%)。10 年间联合疗法和外照射放疗的生化失败率(BF)分别为 65.1%(95%置信区间,58.6%~71.6%)和 80%(95%置信区间,74.7%~85.4%)。据统计 10 年间无病生存率(DFS)也得到了明显进步,联合疗法和外照射放疗的无病生存率分别为 11.2%(95%置信区间,7.0%~15.6%)和 3.4%(95%置信区间,1.0%~5.8%)。然而,联合疗法相对外照射放疗 10 年间总体存活率(OS)分别为 42.6%(95%置信区间,35.9%~49.3%),33.8%(95%置信区间,27.5%~40.1%),统计学没有显著差异。这项试验最具临床意义的结论也许是雄激素剥夺疗法对疾病远处转移率的影响。接受外照射放疗的患者中 40%在治疗 5 年后发生骨转移。而接受联合疗法的患者中,40%在 13 年后被诊断发生骨转移。RTOG 8610 的这些长期结果表明,与动物模型一样,EBRT 和 ADT 之间存在强效相互作用,与单独 EBRT 相比,可延迟转移性疾病发展的时间长达 8 年。

澳大利亚 TROG 96.01 研究项目是目前最大规模的三期临床随机对照试验

(RCT)，评估了3个月和6个月的短期新辅助雄激素剥夺疗法(NADT)是否降低局部晚期前列腺癌放疗后的临床进展和死亡率。该项目开展于在1996年6月至2000年2月期间。818名T2b、T2c、T3和T4 N0 M0前列腺癌患者被随机分配到单独放疗组，3个月NADT加放疗组或6个月NADT加放疗组。在这三个对照组中，所有组的放疗剂量均为66 Gy。采用单独外照射放疗组，66 Gy，2 Gy/d，计33次，对前列腺和精囊腺连续使用6.5～7周(对照组)。外照射放疗联合3个月雄激素剥夺疗法组，每月3.6 mg戈舍瑞林皮下注射，每日3次250 mg氟他胺口服，在放射疗法前2个月实施(对照组相同的放疗方案)。以及外照射放疗联合6个月雄激素剥夺疗法组，在放射疗法前5个月实施(对照组相同的放疗方案)。主要终点是前列腺癌特异性死亡率和全因死亡率。该试验已关闭，随访结束，所有主要终点分析均已完成。在中位随访10.6年后，有802名男性符合资格并进行数据分析(单独放疗组270例，3个月NADT组265例，6个月NADT组267例)。其中5年随访试验证明单独放射疗法、外照射放疗联合3个月雄激素剥夺疗法、外照射放疗联合6个月雄激素剥夺疗法的5年生化无瘤存活率分别是38%、52%和56%($P<0.01$)。无病生存率在统计学上也有显著增加，外照射放疗对比外照射放疗联合3个月雄激素剥夺疗法、外照射放疗联合6个月雄激素剥夺疗法的治愈率分别是32%、49%和52%($P\leqslant0.0001$)。外照射放疗联合6个月雄激素剥夺疗法组78%患者免于补救治疗，具有明显优势；相比而言，仅使用外照射放疗组63%患者需要补救治疗，二者有显著统计学意义($P<0.03$)。外照射放疗联合3个月雄激素剥夺疗法对补救治疗的要求也明显降低。然而，这些结果未能达到5年的统计学意义。大约94%的外照射放疗联合6个月雄激素剥夺疗法治疗的患者，5年前列腺癌特异性存活率为94%，相比而言单独外照射放疗的存活率为91%($P=0.04$)。而外照射放疗联合3个月雄激素剥夺疗法，没有降低疾病的死亡率。总体而言，3个月的雄激素剥夺疗法能够降低疾病生化复发率，提高了无病生存率和减少补救治疗。6个月的雄激素剥夺疗法对以上方面都有促进，同时能够增加前列腺癌特异性存活率。整体存活率则没有相关的报道。在随访10年后，研究表明与单独放疗相比，3个月的NADT降低了PSA进展的累积发生率(校正危险比0.72，95%CI 0.57～0.90；$P=0.003$)和局部进展率(0.49，0.33～0.73；$P=0.0005$)，并且改善了无事件生存率(0.63，0.52～0.77；$P<0.0001$)。6个月的NADT进一步降低了PSA进展(0.57，0.46～0.72；$P<0.0001$)和局部进展(0.45，0.30～0.66；$P=0.0001$)，并且与单独放疗相比，导致无事件生存率(0.51，0.42～0.61，$P<0.0001$)的改善更大。3个月的NADT对远处进展无影响(0.89，0.60～1.31；$P=0.550$)，前列腺癌特异性死亡率(0.86，0.60～

1.23;与单独放疗相比,$P=0.398$)或全因死亡率(0.84,0.65～1.08;$P=$
0.808)。相比之下,6 个月的 NADT 降低远处进展(0.49,0.31～0.76;$P=$
0.001),前列腺癌特异性死亡率(0.49,0.32～0.74;$P=0.0008$)和全因死亡
率(0.63,0.48～0.83;$P=0.0008$)。NADT 治疗相关的发病率在随机分组后
5 年内没有增加。因此,研究表明 6 个月的新辅助雄激素剥夺联合放疗是局部
晚期前列腺癌的有效治疗选择。

　　波士顿医疗组发布了一项小规模的多中心前瞻性随机对照试验。试验开展于
在 1995 年 12 月 1 日至 2001 年 4 月 15 日,206 例 T1b～T2b、NX、M0 前列腺癌
患者被随机分配到研究中。其中 3D-CRT 组 104 例,3D-CRT 加 ADT 组 102
例。受试患者采取 6 个月新辅助完全雄激素阻断疗法(CAB,促黄体激素释放激素
和非甾体类抗雄激素的组合)。针对前列腺和精囊的三维适形放射治疗(3D-
CRT),总剂量为 70 Gy,日治疗量 1.8～2 Gy。结果显示接受三维适形放射治疗和
雄激素剥夺疗法(3D-CRT＋ADT)的患者和仅接受三维适形放射治疗(3D-
CRT)的患者相比,5 年内存活具有明显优势。两者的 5 年总体存活率分别约为
88%(95%置信区间,80%～95%)和 78%(95%置信区间,68%～88%)。危险比
(HR)为 2.07(95%置信区间,1.02～4.20)。雄激素剥夺疗法组的前列腺特异性
抗原生化复发的危险比为 2.86(95%置信区间,1.69～4.86)。试验探讨了临床局
限性前列腺癌患者行 70 Gy 三维适形放疗(3D-CRT)时,加用 6 个月的 ADT 能
够提供总体生存获益。

　　加拿大泌尿肿瘤学组对 208 名 B2-C 期前列腺癌患者进行了一个小型研究并
公布了研究数据。这些患者被随机分类成接受 12 周醋酸环丙孕酮(CPA)先期治
疗然后再进行放射疗法(组一),仅接受放射疗法(组二)。总体上,采用联合疗法的
患者的前列腺特异性抗原(PSA)比较低,而且组一的更多患者能免于临床复发
(71%相对 46%,$P=0.02$)和生化复发(47%相对 22%,$P=0.001$)。此外,18 个
月后,前列腺活检阴性患者的症状明显改善。魁北克省的一个更大规模的三期随
机对照试验,则将患者随机分类为接受放射疗法、初期 3 个月辅助完全雄激素阻断
疗法(CAB)联合放射疗法和初期 11 个月的辅助完全雄激素阻断疗法(CAB)联合
放射疗法。2 年后的前列腺活检结果显示,以上三类治疗方案的肿瘤残留率分别
为 65%、28%和 5%。5 年后的中期随访表明,7 年期生化无复发证据(BNED)分
别为 42%、66%和 69%。相对于仅采用放射疗法的患者而言,采用组合疗法的患
者的生化无复发证据明显不同,$P=0.003$,然而采用不同激素疗法的两个小组并
无差别。Denham 等人的数据,也得到相同的结论。

相关临床研究结果汇总见表 14-1 所示。这些研究强效地证明了，早期采用雄激素剥夺疗法联合治疗比单纯采用体外放射疗法更能控制病情发展。波士顿研究组的研究，能够有效说明了早期采用雄激素剥夺疗法对生存率的优势，然而仍有待令人信服的长期随访结论。非随机性的放射疗法试验研究也得出了类似结论。例如，在一个剂量不断调整提高的放射治疗中，早期采用激素疗法的患者中的前列腺活检阳性率为 10%（31 人中 3 人），而仅采取放射疗法的患者中的活检阳性率为 46%（105 人中 48 人）。在一个采用超分割放射疗法的报告中，如果没有进行激素治疗，前列腺活检的阳性发生率为 50%（18 人中 9 人），而采用激素治疗的发生率为 0（23 人中无人）。对 450 名患者采用组合疗法的研究，得出了与随机研究相同的结论。特别是对 45 名患者连续研究中，根据先期呈现的特点，80%～90% 的患者的 2 年期前列腺活检报告为阴性。

表 14-1　单独采用放射疗法和联合采用 3～6 个月雄激素剥夺疗法

研究者	结论	放射疗法（%）	联合疗法（%）	P 值
魁北克 Laverdiere	7 年 PSA FFS	42	66	≤0.01
TROG96-01 Denham	5 年 PSA FFS	38	52/56	≤0.002
波士顿 D'Amico	5 年 SFoSv	57	82	0.002
TROG96-01 Denham	5 年 SFoSv	63	68/78	<0.03
RTOG86-10 Roach	10 年 CSS	63	77	0.01
TROG96-01 Denham	5 年 CSS	91	92/91(6 m)	0.04
波士顿 D'Amico	5 年 OS	78	88	0.04
RTOG86-10 Roach	10 年 OS	34	43	0.12

注：FFS：失败生存率 SFoSv：无激素残余存活率 CSS：死因存活率 OS：总生存率。

Lamb 等人发布了 TROG 96.01 的试验数据，评估了局限性晚期前列腺癌患者对短期新辅助雄激素剥夺疗法的可接受性。患者被随机分成 3 组，在接受特定放射治疗前接受 6 个月、3 个月的最大限度雄激素剥夺疗法（MAD）和不接受新辅助治疗组。随访 12 个月，对所有患者进行评估。这些患者中，36% 在接受任何治疗前性行为活跃，36% 中的绝大部分（97%）接受 MAD 后性行为不活跃。然而，接受放射疗法 12 个月后，不同治疗方式的性生活能力相似（12.1%～18.6%），这表明短期的 MAD 对性功能的影响是可逆转的。TROG 在准备期使用了促黄体激素释放激素（LHRH）类似物，即每月皮下注射 3.6 mg 戈舍瑞林。报告表明，即使激素水平能够恢复，联合治疗组的阳痿率比较高，达到 43%，而单纯放射治疗组的阳痿率为 23%，P<0.001。然而，3 个月的 LHRH 类似物准备期的影响时间较长，

睾丸激素水平的平均恢复期为9～13.6个月,这也许能说明当采用3个月准备期时睾丸激素的差异原因。

Daly等人发布了ICORG 97-01试验结果,评估短期新辅助雄激素剥夺对局部前列腺癌外照射放疗患者勃起功能的影响。试验开展于1997年2月至2001年12月,276名前列腺癌患者在放疗前随机分为4或8个月的新辅助雄激素剥夺疗法。雄激素剥夺治疗按照每月一次肌内注射LHRH激动剂曲普瑞林3.75 mg和口服氟他胺250 mg,每日3次。RT则在ADT结束后的1个月内开始。随访中位时间为80个月。ADT和EBRT后第一年对性功能的风险最大,此后会持续下降。然而,26%的男性可以预期在5年时仍保持性功能。与其他研究结果类似,年龄是治疗后勃起功能的重要预测因子。

四、新辅助雄激素剥夺疗法的疗程

新辅助雄激素剥夺疗法的疗程在3个三期临床研究中都有说明,美国RTOG 99-10项目患者的情况见表14-2。

表 14-2 短、中期辅助雄激素剥夺疗法和放射疗法

	加拿大	魁北克	TROG 96-01	RTOG 99-10
患者数	378	481	818	1 540
PSA(ng/ml)	10	12	15	—
肿瘤阶段	T1c～T4	T2～T3	T2～T4	中期～高危期
激素治疗期(月)	3～8	3～10/11	3～6	4～8.5

总而言之,加拿大的研究者证明辅助雄激素剥夺疗法时间长短,对控制前列腺特异性抗原(PSA)水平没有影响,4年期为65%,5年期65%。这样,高危患者采取8个月的辅助治疗,并没有显著益处。Denham等人发布的大型三期研究报告证明,3个月辅助治疗和6个月辅助治疗的PSA控制水平类似,分别为52%和56%,P=0.2。然而,进行较长时间的激素治疗能显著降低将来失败率,22%对比13%,P=0.02。魁北克研究所发布的治疗满2年后前列腺活检结果表明,两个激素阻断组的残留癌率分别为28%和5%。活检时的睾酮水平没有报道,而使用10和11个月激素治疗组的结果,可能由于持续使用雄激素剥夺疗法而被混淆。

D'Amico等人重新评估了波士顿的随机对照试验(RCT),评估6个月雄激素剥夺疗法的好处。在这次试验中,患者随机接受6个月促黄体激素释放激素(LHRH)激动剂和抗雄激素治疗。共计102名男性患者,被随机分类到接受辅助

完全雄激素阻断疗法(CAB)。其中,30%的患者在 6 个月治疗完成前中止了抗雄激素治疗。在平均追踪随访 8.2 年后,结果表明,在对已知预后因素调整后,每增加 1 个月抗雄激素治疗,复发的危险性就明显降低(调整 HR, 0. 81,95%置信区间,0. 72~0. 92, P=0. 001)。此后随机分析提出了这样的假说,短期的全雄激素阻断疗法,可能对非转移性前列腺癌患者具有临床优势。然而,Cochrane 系统评价抗雄激素单一疗法和去势治疗,显示抗雄激素治疗被认为在生存率,临床进展和治疗失败率方面不太有效,并且由于不良事件(AE)的治疗中断更常见。与 LHRH 激动剂联用的抗雄激素药物的系统评价显示,联合使用雄激素阻断似乎与单药去势治疗(手术去势或 LHRH 激动剂)相比,具有小的生存优势(<5%)。因此,目前全雄激素剥夺疗法仍不是标准治疗,需要前瞻性的研究进一步评估这一问题。

第二节 | 辅助雄激素剥夺疗法对前列腺癌放射疗法的作用

如前所述,长期辅助雄激素剥夺疗法的原理就是采用了"空间协作"的治疗手段,即有效治疗微转移灶而不仅仅限于局部治疗。现在普遍认为,辅助雄激素剥夺疗法已对乳腺癌的复发率和生存率产生重要影响。越来越多的资料证明,辅助雄激素剥夺疗法在治疗前列腺癌方面有类似的益处。相关研究集中在表 14 - 4。

关于前列腺癌,5 个随机对照试验(RCT)公布了试验结果。美国放疗协助组 RTOG 85 - 31 项目,是最大规模的依据对照设计的三期随机对照试验。试验比较了放射疗法加上雄激素剥夺疗法(戈舍瑞林)在预后不良的前列腺癌治疗中的效果。这项试验由 977 名患者组成,随机分成前列腺和骨盆接受放射疗法组及放射疗法辅助雄激素剥夺疗法组。在放射治疗的最后 1 周,开始使用促黄体激素释放激素(LHRH)类似物进行激素治疗,并持续 2 年。对照组则在复发时开始使用戈舍瑞林。T3 期肿瘤(≥25 cm²)或者 T1~T2 期肿瘤并伴有淋巴结转移的患者为符合试验者。做过前列腺癌根治术后仍有不良症状的患者,也被选为合格试验者。随访 4. 5 年后的早期报告显示,这两个采用不同治疗方案小组在局部控制(71%对比 84%, P<0. 000 1)、防止远处扩散(70%对比 83%, P<0. 01)、无病生存率(44%对比 60%, P<0. 001)和生化疾病控制(20%对比 53%, P<0. 000 1)方面存在显著差异。但是,对整个患者群而言,在存活率上并无整体差异,5 年期放射疗法组患者的存活率为 71%,联合疗法组患者的存活率为 75%。但是,对于那些低分化癌患者组(Gleason 评分 8~10),40 名放射治疗组的患者死于癌症相关疾病,联合疗法组则死亡了 25 名,治疗效果存在巨大差异(55%对比 66%, P=

0.03)。这个试验的最新更新数据介绍了 10 年随访情况(表 13 - 3)。不同于早期报道认为仅对快速生物浸润性肿瘤亚型有显著的生存优势,最近统计数据研究表明所有采用辅助疗法对整个患者群的存活率都有极大改善。亚群的分析还表明,辅助疗法不仅对 Gleason 评分 8~10 的患者,而且对 Gleason 评分 7 的患者的存活率同样具有显著改善。但辅助疗法对 Gleason 评分为 2~6 的肿瘤患者的存活率没有显著益处。

　　欧洲癌症研究治疗组公布了一个类似的研究报告(EORTC 22863),在这个研究中 415 名患有 T3~T4 期或者低分化 T1~T2 期肿瘤的患者,被随机分类单纯接受前列腺和骨盆的放射治疗或接受促黄体激素释放激素(LHRH)和醋酸环丙孕酮(CPA)综合疗法治疗,综合疗法在放射治疗的同时开始进行并持续 3 年。中期随访时间为 5 年的报告见表 13 - 3。同美国放疗协助组(RTOG 85 - 31)的研究一样,结果表明肿瘤局部复发率由 16.4%(95% 置信区间,10.8%~22.1%)降为 1.7%(95% 置信区间,0~3.7%)(P<0.000 1)、在肿瘤转移累积发病率方面:联合治疗组比单纯放疗组有更好治疗效果,5 年的累积发病率为 29.2%(22.7%~35.6%)对比 9.8%(5.4%~14.2%)(P<0.000 1)。2 个治疗组的 5 年无病生存率的危险比(HR)有统计学意义(0.34, P<0.000 1)。整体存活率在这两个治疗组中也明显不同,危险比 0.51(95% 可信区间,0.36~0.73),联合治疗组的五年存活率为 78%(72%~84%),放射疗法组为 62%(52%~72%)(P=0.000 2),已更新了 10 年随访的数据如下:10 年临床无病生存率单纯放疗组为 22.7%(95%CI 16.3~29.7),联合治疗组为 47.7%(39.0~56.0)[风险比(HR)0.42, 95%CI 0.33~0.55, P<0.000 1]。10 年总生存率单纯放疗组为 39.8%(95%CI 31.9~47.5),联合治疗组为 58.1%(49.266±0)(HR 0.60, 95%CI 0.45~0.80, P=0.000 4),10 年前列腺癌死亡率为 30.4%(95%CI 23.2~37.5)和 10.3%(5.1~15.4)(HR0.38, 95%CI 0.24~0.60, P<0.000 1)。在具有高转移风险的前列腺癌患者中,在外照射后 3 年内给予 LHRH 激动剂即刻雄激素抑制可改善 10 年无病生存和总体生存,并且不会增加晚期心血管毒性。和 Pilepich 等人的报道相比,这个研究对不同 Gleason 评分的不同反应没有观察。也许 RTOG 85 - 31 和 EORTC 22863 研究成果的差异,原因在于患者的选择、实施方式或者激素治疗时间的不同。在这些大型三期研究中存在的显著差异,直接造成研究结果对比困难。在 RTOG 85 - 31 研究中,在体外放射治疗(EBRT)结束后采用 LHRH 激动剂作为激素疗法。在 EORTC 22863 研究中,激素疗法不仅采用戈舍瑞林,还采用 CPA。戈舍瑞林在放射治疗的第 1 日就开始使用并持续了 3 年。CPA 在第 1 次使用戈舍瑞林前 1 周开始,持续 1 个月。在 EORTC 研究中,雄激素剥夺疗法不仅当

辅助方式使用,也作为减少肿瘤细胞的一种方式。

瑞典的一项小型研究中,91名患者被随机分组接受大约6周的单纯放射疗法或者联合睾丸的放射疗法(表14-3)。平均随访14~19年,放射疗法的死亡率为87%,联合疗法死亡率76%(log rank检验,$P=0.03$)。导致特定死亡率分别为57%和36%(log rank检验,$P=0.03$)。联合疗法比放射疗法取得较好治疗效果的差异,主要存在于那些已有淋巴结阳性的患者中。淋巴结阴性患者的存活率差别不大。

表14-3 放射疗法或者较长时间雄激素剥夺疗法

	EORTC 22863 5年研究成果	RTOG 85-31 10年研究成果	瑞典研究
没有局部复发(%)	84比98($P<0.0001$)	62比7($P=0.002$)	
没有癌症转移(%)	71比90($P<0.0001$)	61比76($P<0.001$)	
前列腺特异抗原成功(%)	45比76($P<0.0001$)	9比31($P<0.0001$)	
临床存活率(%)	40比74($P<0.0001$)		39比69($P=0.005$)
特定存活率(%)	79比94($P=0.0001$)	78比84($P=0.005$) 60比73(Gleason评分8~10)($P=0.004$)	43比64($P=0.02$)
总体存活率(%)	62比79($P=0.0002$)	39比49($P=0.002$)	13比24($P=0.02$)

英国医学研究理事会(MRC)的一个小型研究发布了一个三组对照研究报告,对放射疗法、双睾切除术和放射疗法与双睾切除术结合的联合疗法进行比较。277名患者被随机分组,研究证明双睾切除术组出现癌转移的时间较长。另外,和仅采用放射疗法组相比,放射疗法与双睾切除术结合的联合疗法组在局部控制和存活率上存在优势,总体存活率大约高出10%,但是这项差异未达到统计学意义上差异。需要注意的是在这个试验中放射疗法采用非特定的方式进行。

美国放疗协助组(RTOG)早期的两个研究证明,即使雄激素剥夺疗法的治疗开始时间和持续时间不同,但是对治疗效果都有促进作用。后来的一项研究(RTOG 92-02项目),对雄激素剥夺疗法持续时间进行了论述。在这个大型随机对照试验(RCT)中,1 554名患者被分组接受短期和长期的雄激素剥夺疗法。两组的患者都在放射治疗前2个月,开始使用戈舍瑞林。短期治疗组,在放射治疗结束同时终止雄激素剥夺疗法,总共持续约4个月,在病情恶化时重新开始治疗;长期治疗组,在放射治疗结束后雄激素剥夺疗法持续了2年。

表 14-4　10 年后 RTOG 92-02 随访结果：放射疗法和雄激素剥夺疗法持续时间

10 年后结果(%)	4 个月 ADT	28 个月 ADT	P 值
局部失效	22.2	12.3	<0.000 1
PSA 控制	31.9	48.1	<0.000 1
特异性疾病生存率	83.9	88.7	0.004
总存活率	51.6	53.9	NS
特异性疾病生存率(Gleason 评分 8~10)	67	80	0.007
总存活率(Gleason 评分 8~10)	32	45	0.006

　　据随访 10 年后统计(表 14-4)，在无病生存率、特异性疾病生存率、局部进展、远处转移等指标上存在巨大差异。但所有患者都有生化复发现象，随机分类接受长期雄激素剥夺疗法和放射疗法联合疗法组的患者取得较好治疗效果。这个研究最初的终点，是对癌症治愈率至少有 10% 的促进作用，从 40% 上升为 50%，5 年期和 10 年期的雄激素剥夺疗法都有效果。尽管研究表明对特定存活率有影响，这个研究初衷并不是研究存活率上产生的差异。此外，对 Gleason 评分为 8~10 的患者进行了计划外的二级分析，分析结果表明接受长期雄激素剥夺疗法和放射治疗联合疗法对患者的特定存活率和总体存活率均有显著改善。

　　美国放疗协助组(RTOG)的这个实验证明，除了总体存活率，接受长期的雄激素剥夺疗法对其他所有的最终研究数据都有促进作用。这个三期实验结果是由 Bolla 等人发布的，他们将患者随机分类接受单独体外放射疗法组和体外放射疗法与促黄体激素释放激素(LHRH)类似物相结合的联合疗法组，LHRH 类似物在体外放射疗法开始的第 1 日同时开始给予并持续进行 3 年，统计表明长期激素治疗对存活率产生巨大优势。这可能与试验设计有关。欧洲癌症研究治疗组 EORTC 22863 研究中，对照组未对患者采用辅助雄激素剥夺疗法；而在美国放疗协助组 RTOG 92-02 研究中，对照组的患者获得 4 个月新辅助激素治疗以及长期的辅助治疗。欧洲癌症研究治疗组(EORTC)的后来一项研究，EORTC 22961 项目研究，旨在比较短期雄激素剥夺疗法和 3 年期雄激素剥夺疗法对同样高危患者的不同作用。中期分析认为较长时间雄激素剥夺疗法对患者较有利。激素疗法对总体缺乏生存优势的第二种可能原因是，对那些 Gleason 评分低的患者而言，激素治疗随访间隔时间还不够长。研究中 70% 的患者的 Gleason 评分≤7。对那些分化良好和发展缓慢的患者而言，可能仅仅是没有的足够随访时间，发现疾病进展到抵抗去势治疗的转移性疾病的程度。

虽然这些综合性报告,对局部晚期患者或高级别肿瘤患者,肯定了在放射疗法基础上添加新辅助疗法或辅助雄激素剥夺疗法的价值。但是对放射疗法本身的作用和对这些患者仅采用激素疗法是否有效仍存在疑问。英国医学研究委员会(MRC PR07 项目)和加拿大国家癌症中心(NCIC PR. 3 项目)是一项针对局部晚期前列腺癌患者的随机对照试验。在 1995 年至 2005 年期间,共有 1 205 名 T3 和 T4 期肿瘤患者被随机分组,602 名患者单独接受辅助雄激素完全阻断疗法组(ADT),另外 603 名接受辅助雄激素完全阻断疗法和放射疗法的联合疗法组(ADT+RT)。单用 ADT 治疗的患者中有 260 例死亡,ADT+RT 治疗的患者中有 205 例死亡。RT 的添加导致死亡风险降低 30%(HR 为 0.70,95%CI, 0.57~0.85; $P<0.001$)。ADT 单独组患者的中位 OS 时间为 9.7 年(95%CI, 8.8~10.5 年),而 ADT+RT 组患者的中位 OS 时间为 10.9 年(95%CI, 10.0~12.8 年)。ADT 组 10 年 OS 率为 49%(95%CI, 44%~54%),而 ADT+RT 组为 55%(95%CI, 49%~60%)。研究证实 RT 添加到 ADT 中,可改善总体生存率及前列腺癌特异性死亡率,而在长期毒性方面没有较大损害。瑞典前列腺癌组(SPCG)SPCG-7 研究显示类似的结论。EBRT 与 ADT 相结合的附加价值问题通过相关随机对照试验予以澄清,研究显示了将 EBRT 添加到长期 ADT 中的明显益处。

第三节 ┃ 抗雄激素药物治疗及联合放疗的疗效分析

现有治疗方式包括采取抗雄激素单药治疗,促黄体激素释放激素(LHRH)激动剂单药治疗,以及放疗联合使用抗雄激素治疗。通过睾丸去势与 LHRH 类似物降低雄激素,往往与性欲减退、性功能障碍、疲劳、潮热、骨密度降低和增加骨质疏松性骨折风险等不良后果联系在一起。不断发展更能让人接受的激素治疗方法,如非甾体类抗雄激素,能够让这种治疗方式在疾病早期广受欢迎。两个相同设计的大型三期临床试验,对比卡鲁胺与去势治疗做了比较分析。研究中选择了 1 453 名局部进展期或者转移性的前列腺癌患者,每日使用 150 mg 比卡鲁胺与去势治疗(双侧睾丸去势或每 28 日使用 3.6 mg 醋酸戈舍瑞林)。在 480 名非转移性患者亚群中,中位随访时间为 6.3 年,使用比卡鲁胺与去势治疗两种不同治疗方式在整体生存率(HR 1.05, 95% CI, 0.81~1.36, $P=0.70$)和进展时间(HR 1.20, 95% CI, 0.96~1.45; $P=0.11$)上并没有统计学显著差异。比卡鲁胺单药治疗组,在生活质量评分中的性欲($P=0.029$)和活动能力($P=0.046$)方面获得显著效益,但同时增加乳房疼痛和乳房发育的发病率。

已进行的早期前列腺癌试验计划(EPC),包括了 3 个随机对照试验(RCT)。

此项计划旨在评估,单药辅助使用比卡鲁胺治疗是否对非转移性前列腺癌男性患者有利。相关试验选择接受治疗目的放射治疗并且随机每日 1 次 150 mg 比卡鲁胺或安慰剂的患者,中位随访时间 7.2 年,对治疗效果进行分析。在 302 名局部进展期前列腺癌患者接受比卡鲁胺辅助治疗的亚组中,无进展生存率(PFS),PSA - PFS 和整体生存率的风险比(HR)分别为 0.56、0.41 和 0.65,与单纯放疗相比统计学有显著提高。与以往的使用 LHRH 激动剂的报告相比,这些临床效益显著。在局限性病变患者中,无进展生存率(PFS)和整体生存率并无显著差异。

然而,需要强调的是,LHRH 激动剂结合放射疗法的治疗方式,仍被视为中等或高风险局限性前列腺癌患者的"标准治疗"。尽管在这些研究报告中,抗雄激素单药疗法的疗效得到了证明,但抗雄激素单药疗法仅是那些在新辅助和辅助治疗阶段,明确选择激素疗法以及希望疗效持续的患者的一种合理选择。

第四节 │ 总结

放射治疗与促黄体激素释放激素(LHRH)ADT 的联合治疗已明确证明优于单用放射治疗,对于中等风险患者,短期 6 个月是最佳的治疗时间,而高风险患者则需要更长的 3 年左右治疗时间。虽然这些已开展的研究证明,新辅助疗法或辅助雄激素剥夺疗法在一些前列腺癌的控制和并发症的治疗上有效,但是仍有一些重要问题需解决。每个具体的患者治疗过程中产生的毒性作用,都需要寻求最佳的平衡方式。新辅助雄激素疗法和适形放疗剂量的增加能够有效促进局部肿瘤的控制。睾酮抑制和它所产生的其他副作用都是短期性的。然而,睾酮抑制和它所产生的其他副作用,必须和不断增加的放射治疗所产生的副作用相平衡。放射治疗所不断产生的副作用,可能导致用药剂量增加。长期使用雄激素剥夺疗法,有可能延长或导致永久性阳痿,并伴随有长期副作用如燥热、疲劳和运动能力受损。使用新的抗雄激素疗法能够缓解部分副作用。然而尚未证明新的抗雄激素疗法的疗效能与促黄体激素释放激素类似物一致。新的抗雄激素疗法也会产生其特有的毒性,如导致胃肠道不适、肝毒性和增加就医率。需要进一步研究,来阐述生活质量评分和其他与疾病相关性的问题。需告知患者采用联合疗法所能得到的确切疗效,以便他们作出正确的选择。

(张 奎)

◆ 参考文献 ◆

[1] Zelefsky M J, Kattan M W, Fearn P, et al. Pretreatment nomogram predicting ten-year biochemical

outcome of three-dimensional conformal radiotherapy and intensity-modulated radiotherapy for prostate cancer [J]. Urology, 2007,70(2): 283 - 287.

[2] D'Amico A V, Chen M H, Renshaw A A, et al. Risk of prostate cancer recurrence in men treated with radiation alone or in conjunction with combined or less than combined androgen suppression therapy [J]. J Clin Oncol, 2008,26(18): 2979 - 2983.

[3] Horwitz E M, Bae K, Hanks G E, et al. Ten-year follow-up of radiation therapy oncology group protocol 92 - 02: a phase Ⅲ trial of the duration of elective androgen deprivation in locally advanced prostate cancer [J]. J Clin Oncol, 2008,26(15): 2497 - 2504.

[4] Roach Mr, Bae K, Speight J, et al. Short-term neoadjuvant androgen deprivation therapy and external-beam radiotherapy for locally advanced prostate cancer: long-term results of RTOG 8610 [J]. Journal of Clinical Oncology, 2008,26(4): 585 - 591.

[5] Crook J, Ludgate C, Malone S, et al. Final report of multicenter Canadian Phase Ⅲ randomized trial of 3 versus 8 months of neoadjuvant androgen deprivation therapy before conventional-dose radiotherapy for clinically localized prostate cancer [J]. Int J Radiat Oncol Biol Phys, 2009,73(2): 327 - 333.

[6] Fransson P, Lund J A, Damber J E, et al. Quality of life in patients with locally advanced prostate cancer given endocrine treatment with or without radiotherapy: 4-year follow-up of SPCG-7/SFUO-3, an open-label, randomised, phase Ⅲ trial [J]. Lancet Oncol, 2009,10(4): 370 - 380.

[7] Bolla M, Van Tienhoven G, Warde P, et al. External irradiation with or without long-term androgen suppression for prostate cancer with high metastatic risk: 10-year results of an EORTC randomised study [J]. Lancet Oncol, 2010,11(11): 1066 - 1073.

[8] Denham J W, Steigler A, Lamb D S, et al. Short-term neoadjuvant androgen deprivation and radiotherapy for locally advanced prostate cancer: 10-year data from the TROG 96. 01 randomised trial [J]. The Lancet Oncology, 2011,12(5): 451 - 459.

[9] Jones C U, Hunt D, McGowan D G, et al. Radiotherapy and short-term androgen deprivation for localized prostate cancer [J]. N Engl J Med, 2011,365(2): 107 - 118.

[10] Warde P, Mason M, Ding K, et al. Combined androgen deprivation therapy and radiation therapy for locally advanced prostate cancer: a randomised, phase 3 trial [J]. Lancet, 2011,378(9809): 2104 - 2111.

[11] Daly P E, Dunne M T, O'Shea C M, et al. The effect of short term neo-adjuvant androgen deprivation on erectile function in patients treated with external beam radiotherapy for localised prostate cancer: An analysis of the 4-versus 8-month randomised trial (Irish Clinical Oncology Research Group 97 - 01)[J]. Radiotherapy and Oncology, 2012,104(1): 96 - 102.

[12] Mason M D, Parulekar W R, Sydes M R, et al. Final report of the intergroup randomized study of combined androgen-deprivation therapy plus radiotherapy versus androgen-deprivation therapy alone in locally advanced prostate cancer [J]. J Clin Oncol, 2015,33(19): 2143 - 2150.

第十五章　激素治疗副作用的处理

　　睾酮是男性的基础激素,它的缺少与一系列的副作用有关。近年来,雄激素剥夺治疗的研究聚焦在睾酮缺少出现的副作用上,如潮热、性欲下降、情绪不稳、心情忧郁等,虽然雄激素剥夺治疗很少引起严重的问题,但这些症状经常困扰着患者。

　　最近,各种不常见的雄激素剥夺治疗的毒副作用引起了人们的关注,如肥胖导致心血管疾病和骨质疏松,这影响到我们对雄激素剥夺治疗的看法,特别是长时间用在年轻的患者治疗时。更重要的是,在进行雄激素剥夺治疗时,对患者的处理方式要有所改变,因为我们要懂得他们需要特殊的监测和指导。对临床医生来说,为了提高前列腺癌患者的生活质量,评估这些副作用并采取一定的预防和治疗措施,让其副作用不发生或将其影响降到最低是非常重要的。

第一节 ｜ 潮热

　　潮热是在面部、颈部、上胸部或背部突发短时发热的感觉,超过 80% 的雄激素剥夺治疗患者有这样的感觉。潮热可持续几秒到几个小时,一日当中可发生多次。它可以是自发的,也常常由紧张、温度变化、吃热食物或香料食品或抽烟引起。医生必须告知患者发生引起潮热的可能诱因,尽量阻止或减少其发生,同时,必须鼓励患者穿透气的棉布衣服。在开始治疗潮热前,准确地评估潮热发生的频率、严重程度,对指导治疗非常重要。可以使用简明调查表(如 Moyad 调查表)来对其进行评估。

　　最近研究评价用于绝经后妇女的新抗忧郁药如文拉法辛(胃酶抑素venlafaxine)或西酞普兰(citalopram)在治疗潮热方面的进展,这些数据仅限在去势的患者中得到。有趣的是,这些制剂用于雄激素剥夺治疗并有中度忧郁的患者中得到肯定。

　　加巴喷丁(抗焦虑药)开始是用来治疗癫痫的药物,也广泛应用于镇痛,特别用于神经性疾病的疼痛。Loprinzi 等用 4 组双盲和安慰剂作对照进行随机试验,对223 名采用雄激素剥夺治疗并伴有潮热症状(至少每周 14 次)的患者中用加巴喷丁进行治疗,患者服用剂量为每日 900 mg,加巴喷丁与用安慰剂组相比,其焦虑程度减轻,潮热症状得到了较满意的控制,而且患者对加巴喷丁都能较好的耐受。

值得一提的是,许多支持疗法和饮食治疗被女性患者用来治疗潮热,如大豆异黄酮,鼠尾草植物、黑总状升麻提取物等。这些方法的疗效如何,目前尚缺乏有效的证据,但作为辅助治疗方法,应加强对这方面的关注。

(吴学兵　张朝晖　曾建钢)

第二节 ┃ 疲劳和整体改变生活质量

促黄体激素释放激素(LHRH - α)激动剂,可刺激垂体释放黄体生成素(LH)。现在有了一种人工合成的具有相似作用的化学物质,叫超活性黄体生成素释放激素类似物(LHRH A),它可在用药早期刺激垂体释放 LH,使垂体的 LHRH 受体受到调节,受体数目减少,之后反而抑制 LH 的释放,因而导致睾酮的产生减少。最终使睾酮水平下降,达到去势的程度,从而起到与手术去势疗效相似的结果。这种治疗方法亦称之为药物雄激素去势疗法(ADT),目前已成为一种标准的内分泌治疗方法。

然而,正如临床的各种治疗方法一样,ADT 也会不可避免地产生一些不良反应。根据一些临床观察来看,疲劳以及阵发性皮肤灼热感,是雄激素去势疗法最常见的不良反应。疲劳可在影响生活质量方面显得尤为明显。我们知道,在临床研究中,对于生活质量的调查而言,其本身是错综复杂的,而且它覆盖了诸多不同的范围,涉及的内容十分广泛。例如,身体和情绪方面的良好感觉,处理日常工作和事务的能力,社会经济学方面的能力等。因此,在具体操作测量工作时其实是非常困难的,而且也存在着诸多令人质疑的问题。比如,当今颇为盛行的圣乔治评分,以及各种自我管理的生活质量调查量表,或者是与之类似的评分或者量表,它们本身也未必真正而准确地测量了人的生活质量。

雌激素可抑制垂体 LH,从而使血中睾丸酮下降,而发挥治疗 PCa 的作用。雌激素中最常用的是己烯雌酚(DES),其价格相对便宜,也有较好的疗效。对于经济条件有限的患者,也是一种很好的选择。但值得注意的是,它可以引起心血管系统的毒副作用,在严重时甚至可因此而直接导致患者死亡。DES 的剂量减为 1 mg/d,如果同时加用 75 mg 阿司匹林,可以减低对心血管系统的不良反应。

Dacal 等最近进行了一项横向研究,有 96 名男性患者作为研究对象,其中包括接受短期、长期或未进行雄激素剥夺的 PCa 患者,以及健康对照组。采用问卷方式对生活质量进行评估,而且其结果经所伴有的并存疾病也要进行调节。参与者中,接受雄激素剥夺治疗的患者与没有接受治疗的患者对比,报告显示其在身体功能方面($P=0.001$)、总体健康方面($P=0.001$)和身体健康方面($P=0.001$),生活质量的评分明显更低一些,结果经统计学处理均有显著性意义。值得注意的是,患共存疾病较多的患者,预期的生活质量评分的降低就更显著,而在雄激素去势疗法持续时期却并非如此。因此,在接受短期或长期雄激素去势疗法治疗的男性患者之间并不存在差异。

近年来,针对测定接受雄激素剥夺治疗的患者,有关生活质量方面最大的试验之一,是由 Potosky 等人通过研究雄激素剥夺治疗的方法,治疗 245 名患者和 416 名对照组患者而进行的。在进行研究中,调节了疾病的严重程度、并存疾病以及社会人口统计学的特点之后,他们发现雄激素去势疗法,与较频发身体不适、日常生活及活动受到限制、较低的身体功能和生命质量评分,以及较差的自测健康状况具有相关性。然而,其中仅只有身体不适这一项有差异,在统计学上是具有显著性意义的。

疲劳的感觉虽然令人难于抗拒,不过最近有资料显示,改变日常生活习惯和进行特殊的身体运动等类似康复治疗的方法来对患者进行训练,可能对缓解疲劳有帮助,而且可以改善患者在感觉方面的生活质量。Knols 等人最近进行了一项系统观察,运用 34 种试验方法来检查身体运动的功效,发现运动对改善患者在治疗中和治疗后的身体功能的水平和心理上的良好感觉都有明显的效果。虽然该项观察在试验方法学上的可靠程度只是一般,但其建议对于治疗中和治疗后的癌症患者均可能从身体运动中获益。

疲劳可以因雄激素剥夺治疗并发的肌肉减少症而恶化。Galvao 等人对研究的 118 人进行了检查,其中包括 48 名雄激素剥夺治疗的 PCa 患者身体上部和下部的肌肉强度。接受雄激素去势疗法治疗的 PCa 患者身体上部和下部的肌肉强度和功能损伤方面,与对照组相比有显著的降低($P=0.05$)。另外,接受雄激素剥夺治疗的 PCa 患者,与同龄的对照组相比,持续损伤的过程扩展到全身范围和骨骼肌功能的表现。Clay 等人调查了接受雄激素去势疗法治疗的 PCa 患者和对照组,共计 100 人,检查他们肌肉的强度和运动能力,比如计算患者行走的速度。研究的结果显示,在接受雄激素剥夺治疗的 PCa 患者之中,其运动速度与身体表现方面明显地受到了不良影响。

现在的主要问题在于要医生和患者认识到,身体运动和健康饮食这两个方面,对维持患者身体的良好感觉有潜在的好处。然而,大家应该知道,如果对这类患者进行适当的辅导,起码患者自己会非常能够接受这类的医学干预。Demark-Wahnefried 等人最近报道了 FRESH-START 试验的主要结果,在胸部肿瘤和

PCa 的存活患者之中,食谱与运动是需要继续不断调整,而且要按患者当时的实际情况进行量身定制的。这项研究选入了 543 名新近诊断的局部的胸部肿瘤和 PCa 患者。参与者被随机分配去接受 10 个月的特殊程序促进食谱的改变和体力运动,同时也有一组患者不进行这些特别的程序。这个研究的结果说明,虽然试验对象两者都显著改善了他们的生活类型,达到了更健康的状态。但要注意的是,显著的改善是在那些接受 FRESH-START 试验干预的对象中所获得的,而在试验对照组中却并未发生这样的结果。

(李苏华　张朝晖)

第三节 | 对认知功能和情感冲击力的感受

在男性中,睾酮对神经及精神心理方面是有影响的,如认知功能、情绪管理和自尊方面等。睾丸切除能降低认知功能,影响注意力和记忆力。Jenkins 等的一项纵向研究表明,关于认知能力方面,雄激素剥夺治疗的影响在其治疗开始后,认知和情感变化在 3～6 个月内迅速发生。这项研究还表明,如果这些副作用出现是可逆的,可能需要长达 1 年发生。Salminnen 等调查了平均年龄在 65 岁的 26 名男子认知和睾丸激素水平的关联关系。认知测试是在基线和在接受雄激素剥夺治疗 6～12 个月后。在认知表现和睾酮水平显著关联关系为降低等。减少一些关注领域里的反应时间,包括工作记忆;在警惕测试中,命中率和回忆延迟,识别信件速度受损等。Cherrier 等人,最近公布了一项在完全雄激素阻断,根治性前列腺切除术后的生化复发的 20 名男子的认知及情感变化进行全面调查。他们使用了评估记忆力、注意力、视觉空间认知能力和情绪测试。经过 9 个月的治疗,证明了患者在空间推理、空间能力和工作记忆与基线相比显著下降,在自评的情绪中显著变化,如增加抑郁、紧张、焦虑、疲劳和焦躁情绪在治疗期间与基线相比明显。重要的是,泌尿科医生了解这些副作用,并确定抑郁症、老年痴呆症致命的早期迹象,可能促使患者迅速转诊到神经心理学家。对这些家庭解释这些副作用是重要的,使他们了解其性质和来源,可以帮助患者适应这些副作用。

(苏　芳　宋业平)

第四节 | 贫血

长期的 ADT 常会降低血红蛋白水平,导致正色素、正常红细胞性贫血。这种情况在雄激素被抑制后很快就会出现,停止 ADT 后将会恢复。Strum 等研究了

142 名接受 CAB 治疗的前列腺癌患者出现贫血的时间和程度,其中包括 76 名采取间歇性治疗的患者。所有患者血红蛋白水平均出现了明显的下降,在 3 个月和 6 个月时分别下降了平均 1 g/dl 和 2.5 g/dl。13%的患者出现与贫血有关的明显症状。通过皮下给予重组人促红细胞生成素能够很容易纠正这种贫血及其相关症状。Studer 等对 197 名不适合行局部根治性治疗的前列腺癌患者进行了试验(SAKK 08/88),研究立即或延迟进行 ADT(睾丸切除术)对患者血红蛋白水平的影响。1 年后立即行睾丸切除术的患者血红蛋白水平较延迟行 ADT 的患者明显的降低,平均低 0.8 g/dl。在国际 COU - AA - 301 研究中,接受醋酸阿比特龙(1 000 mg,每日一次口服)联合泼尼松(5 mg,每日两次口服)治疗组与安慰剂组相比,阿比特龙组与安慰剂组贫血的发生率均为 8%,两组无明显差异。

(张朝晖　孙双权)

第五节 ｜ 性副作用

　　ADT 对性欲及性功能方面的影响是众所周知的,这也是医生和患者最常提到的一个副作用。Potosky 等在一项接受 ADT 及未接受 ADT 的临床局限性前列腺癌患者进行的研究中,对性功能的改变进行了大量的报道。311 名诊断前性功能正常的患者在接受 ADT 后 1 年,80%的患者出现阳痿,而未进行 ADT 的患者出现阳痿的比例为 30%($P<0.001$)。评估性的间歇性激素治疗试验证实,当雄激素恢复到正常值后这种副作用可以被逆转,但这对使用 LHRH 激动剂的患者无效。另外,许多泌尿学家认为,使用非甾体类抗雄激素药能够保护性功能,这能够使治疗期间血清雄激素水平正常或轻微超常。这种假设有问题,因为直接对 CAP 与氟他胺进行对比并没有发现非甾体类抗雄激素药有这方面优势。

　　值得指出的是,性方面的副作用通常被视为不可避免的,虽然可以采取一定的措施来降低这种副作用。首先,对接受 ADT 的患者在阴茎海绵体内注射前列腺素和/或使用磷酸二酯酶-5(PDE-5)抑制剂如西地那非是没有禁忌证的,虽然我们知道 PDE-5 抑制需要雄激素才能有效。其次,在临床中尽管有一部分患者长期进行 ADT,但其仍保留有勃起及性功能。DiBlasio 等回顾性分析了 395 名接受 ADT 的患者勃起功能障碍和性功能障碍的发生率,及其对 ED 治疗的反应。平均随访 87.4 个月,仅有 14%患者报道出现 ED。值得注意的是,33%～80%的患者药物治疗有反应,包括 44%仅接受 PDE-5 抑制剂单一治疗的患者。

　　应该建议对患者进行 ADT 的医生针对这项治疗性方面的副作用采取更加积极的态度。Aucoin 和 Wassersug 曾经描述了雄激素剥夺患者的性能力及社会表现的历史观点。他们通过回顾分析"去睾者"曾经的社会和精神表现后,建议改变方法来处理 ADT 治疗患者的自我认证及性能力问题。通过这些回顾分析,他们总结认为,给予正确的活动场景及个体积极性,ADT 实际上可能增强而不是阻碍患者社会及性方面的表现。之前关于去睾者的报道与雄激素剥夺会导致社会和性功能障碍的报道相矛盾。相反地,过去去睾者的能力及技能给了 ADT 治疗患者以积极的心态看待他们自己的背景,这就是他们既没有社会障碍,也没有性障碍。

(孙双权　宋业平)

第六节 ┃ 骨骼系统副作用:雄激素剥夺对骨密度的负面影响

我们对绝经妇女的骨质疏松问题已经有了很好的认识。但是,对男性的骨质疏松问题还缺乏认识。从 Ebeling 的文章来看,世界上 1/3 的髋骨骨折发生于男性。而且,髋骨骨折后,男性的死亡率要高于女性,达到了 37.5%。虽然高龄是最高危因素,但是有将近一半的男性髋骨骨折发生在 80 岁之前。骨质疏松最常见的原因是皮质类固醇的使用、酗酒及性腺功能减退。我们很多年前就已经知道了雄激素(如睾丸激素)对保持骨密度的重要性,以及性腺功能减退与骨质疏松之间的关系。因此可能推测 ADT 能够降低骨矿物质密度(BMD)。目前已证实在持续使用 ADT 后 6 个月之内 BMD 会发生下降。

目前已有数项试验研究了 ADT 后骨密度的改变。1997 年,Daniell 首先发表了 ADT 增加骨质疏松症及骨质疏松性骨折风险的文章。Daniell 等检测了 26 例接受 ADT(睾丸切除或药物去势)的男性患者的股骨颈的骨密度,在有些患者中测定基础值,然后每 6 个月测定一次,至第 42 个月,而后测定第 8 年的骨密度。睾丸去势后骨密度在第一年及第二年分别下降 2.4% 和 7.6%(2 年下降 2.4%~17.0%),药物去势患者与此类似。在第 3~8 年连续进行 ADT 后,骨密度每年下降约 1.4%~2.6%。有趣的是,在肥胖、年龄低于 75 岁及规律体育活动的患者,骨密度要高一些。在 Mittan 等实施的一项研究中,ADT 治疗患者整个髋骨及桡骨最末端的骨密度明显下降了 3.3% 及 5.3%($P<0.001$),而脊柱及股骨颈骨密度分别下降了 2.8% 及 2.3%(无统计学差异)。在对照组中未发现明显的骨质疏松。数项研究也已证实 CAB 具有相似的结果。值得指出的是,这种副作用并不会发生在非甾体类抗雄激素药比卡鲁胺中,相反这种药能够逐渐增加腰椎、整个髋骨及股肌颈的骨密度。

(孙双权　曾建钢)

第七节 | 雄激素剥夺治疗与骨折风险

数项试验研究了 ADT 对骨密度的影响能否增加骨折的风险,这对于患者及医生来说都是一个临床更为相关的终点事件。这些研究证实长期 ADT 的确会增加骨折的风险,但是,令人惊讶的是,骨折的发生率很低。Shahinian 等研究了 50 613 名前列腺癌患者的随访、流行病学、结局资料及医疗保险记录。在被诊断患有前列腺癌后生存超过 5 年的患者中,接受 ADT 的患者有 19.4% 发生骨折,而未接受 ADT 的患者有 12.6% 发生骨折($P < 0.001$)。另外,他们发现 ADT 的时间与骨折发生的风险存在统计学相关性。Smith 等通过一项在 3 887 名患者和 7 774 名对照者中进行的研究对 ADT 与临床骨折风险的关系进行了评估。接受 LHRH 激动剂治疗的患者临床骨折的发生率为 7.88/100 每年,对照组为 6.51/100 每年[相对风险(RR)为 1.21,95% 值信区间,1.14～1.29;$P < 0.001$]。接受 LHRH 激动剂治疗的患者脊椎骨折发生率(RR 为 1.45;95% 值信区间,1.19～1.75;$P < 0.001$)及髋骨/股骨骨折发生率(RR 为 1.30;95% 值信区间,1.10～1.53;$P < 0.001$)也较高,具有统计学差异。长期治疗者骨折风险更高。通过对台湾地区全民健保资料库的数据分析,在 1997 年到 2008 年间,共有 16 601 例患者诊断为前列腺癌,其中 13 694 例患者接受了 ADT,统计学分析显示,ADT 会增加骨折的风险,特别时股骨和颅骨骨折的风险。在一项我国的随访研究中,共有 741 例前列腺癌患者,平均随访 5 年,有 71.7% 的患者接受了 ADT,骨折的发生率为 8.1%,多变量 COX 回归分析显示,ADT 与骨折的发生率具有明显的相关性。

在新西兰的一项研究中,共有 25 544 名前列腺患者纳入试验,接受和不接受 ADT 的患者骨折的发生率为 10.8% 比 3.2%,ADT 能够明显增加骨折的发生率(OR=2.83;95% CI 2.52～3.17)和髋骨骨折住院治疗率(OR=1.82;95% CI 1.44～2.30)。其他的一些研究也都证实了 ADT 能够增加骨折的发生率,并且骨折发生后患者的死亡风险明显增加。因此早期和适当地给予维生素 D 对于预防治疗相关性骨折和症状性骨骼事件是十分必要的。

第八节 | 雄激素剥夺治疗骨骼系统副作用的
预防、监测及治疗

由于骨质减少、骨质疏松症及骨折是众所周知的 ADT 的副作用,因此推荐医生在进行 ADT 时应采取适当的措施来尽量减少骨质丢失,并随时对其进行监测。

首先应采取的两项措施是安全正确的补充钙及维生素 D,并进行规律的体育活动。目前一项系统性研究分析了近 64 000 名男性及女性,显示摄入钙(1 200 mg/d 或更多)或钙与维生素 D(800 IU/d 或更多)能够使 50 岁及以上男性或女性骨质疏松性骨折的发生率降低 12%。推荐措施还包括摄入维生素 D3,每天 800~2 000 IU,以维持 25 -羟维生素 D 的血清浓度在 30 ng/ml。男性骨质疏松患者的推荐每天钙摄入量为 1 200~1 500 mg。体育活动也是预防骨质疏松的一项重要措施。在对照组中,体育活动能使骨密度平均每年增加 2%~5%。运动干预后老年人群中骨密度的净增加值为每年 1%~3%。坚持体育活动对维持和/增加骨量十分有用,同时对于老年人也是安全有效和切实可行的。

医生应该建议患者早期采用双能量 X 线吸收测定法(DEXA)测定骨密度。脊柱是测定骨量较好的部位。不能测量脊柱时可用髋骨代替。DEXA 的解释及骨折风险的评估可根据 WHO 工作组推荐的方法进行。这种方法最初用于绝经期后的白人妇女,但对于男性同样适用。还有一个更加精确的骨折风险指导可以使用,这就是 2008 国家骨质疏松症的预防与治疗基础与临床指导及 WHO 骨折风险评估表(FRAX)。各学科委员会正试图提供一个骨质疏松症监测与治疗推荐(表15 - 1)。这些专家委员会推荐将骨密度作为 ADT 开始前及治疗随访中的一个评估指标。

表 15 - 1 WHO 骨密度诊断标准

诊断	标准
骨量正常	BMD 值≤1.0SD(成年年轻男性相关平均值)
骨量降低	BMD 值>1.0SD,但<2.5SD
骨质疏松症	BMD 值≥2.5SD
重度骨质疏松症	BMD 值≥2.5SD 并有一处或多处脆弱骨折(轻度外伤)

注:BMD:骨密度;SD:标准差。

骨质疏松症的药物治疗适用于骨折或 T 值<2.5 的患者。目前,治疗药物一般选择二磷酸盐化合物及其他几种已证明对男性有用的药物。Orwoll 等对 241 名骨质疏松症男性患者采用阿仑磷酸钠 10 mg/d 及安慰剂治疗的效果进行了对比。阿仑磷酸钠能够增加腰椎平均骨密度约 7.1%(0.3%),股骨颈约 2.5%(0.4%),整个身体约 2.0%(0.2%)(P 均<0.001)。在所有的测量部位,与安慰剂组相比,阿仑磷酸钠组骨密度的增加值均具有统计学差异(P<0.001)。阿仑磷酸钠组脊柱骨折的发生率较安慰剂组低(0.8%比 7.1%;P=0.02)。此项试验未

能评估对其他骨折的降低程度。Ringe 等在 316 名男性中进行了一项随机化研究，评估利塞磷酸盐(5 mg/d)与安慰剂相比，其有效性及安全性。所有男性均同时服用维生素 D 及钙。1 年后，利塞磷酸盐组腰椎骨密度增加了 4.7%，而对照组增加了 1.0%($P<0.001$)。与安慰剂组相比，利塞磷酸盐组整个髋骨及股骨颈的骨密度均有明显增加。新的脊柱骨折的发生率下降了 60%($P<0.028$)。口服二磷酸盐化合物的主要副作用是胃肠道反应：食道炎、食道糜烂、食道溃疡及胃或十二指肠溃疡，以及一些严重和(或)相关并发症。

目前正在对两种静脉用的二磷酸盐化合物进行研究：氨羟二磷酸二钠及如唑来膦酸。Smith 等进行了一项随机安慰剂对照研究来评估每 12 周静脉使用 60 mg 氨羟二磷酸二钠对 ADT 导致的骨质疏松症的治疗效果。在对照组中，腰椎骨密度下降了 3.3%，整个髋骨骨密度下降了 1.8%，而使用氨羟二磷酸二钠治疗的患者整个骨骼系统骨密度均无明显下降。Smith 等还对 106 名 ADT 期间 M0 期前列腺癌患者使用如唑来膦酸的效果进行了评估。每 3 个月静脉给予唑来膦酸一次，剂量为 4 mg，共 1 年。唑来膦酸组腰椎平均骨密度增加 5.6%，而安慰剂组则下降了 2.2%($P<0.001$)。唑来膦酸组股骨颈、股骨转子及整个髋骨平均骨密度均增加，而安慰剂组则下降。最近，Michaelson 等认为在性腺功能减退的男性每年注射 4 mg 的唑来膦酸将可能足以预防骨质丢失。这种假设已经在一项 40 名 ADT 治疗的 M0 期前列腺癌患者为期一年的研究中得到证实。在单一注射唑来膦酸 1 年后，腰椎及整个髋骨的平均骨密度分别增加了 4.0% 及 0.7%，而安慰剂组则同时下降了 3.1% 及 1.9%。唑来膦酸主要的副作用包括发热、肌痛、加重肾功能损害及较少出现的颌骨坏死。后者较少发生，似乎更常出现在激素抵抗型患者，这些患者每月接受一次注射以预防骨骼系统相关事件。

目前正在研究新的手段以治疗骨质疏松症。狄诺塞麦是一种高亲和力的核因子受体活化因子(RANK)配基单克隆抗体，可阻断破骨细胞成熟。每年肌注两次狄诺塞麦能够增加骨密度，并且毒性很小。在某些人群对口服阿仑磷酸钠与狄诺塞麦进行了直接的对比，证实核因子受体活化因子配基抑制剂增加骨密度更为明显，骨生化指标下降也更多。Fizazi 等证实狄诺塞麦能够有效抑制前列腺癌骨转移患者的骨肿瘤指标。

选择性的雌激素受体调节剂，如雷洛昔芬和托瑞米芬，可能成为新的接受 ADT 患者骨质疏松症的治疗方法。Smith 等对托瑞米芬与安慰剂对骨密度的影响进行了评估。1 284 名 70 岁以上的接受 ADT 的前列腺癌患者随机口服托瑞米芬 80 mg/d 与安慰剂进行对比，其中托瑞米芬组 646 例，安慰剂组 638 例。对基线与第 12 个月的骨密度增量进行了分析。与安慰剂组相比，托瑞米芬组骨密度有明显的增加：腰椎骨密度增加 2.3%（$P<0.001$），髋骨骨密度增加 2.0%（$P<0.001$），股骨颈骨密度增加 1.5%（$P=0.009$）。2 年骨折发生率安慰剂组为 10.1%，托瑞米芬组为 6.3%，其中椎骨骨折发生率安慰剂组为 4.9%，托瑞米芬组为 2.5%，托瑞米芬组对比安慰剂组有明显的降低。尽管托瑞米芬的耐受性很好，但还是会增加患者的静脉血栓症的发生率，安慰剂组为 1.1%，托瑞米芬组为 2.6%。

（孙双权　苏　芳　宋业平　曾建钢）

第九节 ｜ 心血管和代谢方面的副作用

性激素在维持肌肉质量，控制脂肪生成中起着重要的作用。现已知睾酮抑制可引起"肌肉减少性肥胖"，综合表现为肌肉萎缩和脂肪组织的增加。由于导致肌肉量和脂肪量之间的不平衡，肌肉减少性肥胖进一步出现代谢综合征（MetS）。并且心血管疾病的风险也增加，这已是全世界范围内男性死亡的主要原因之一。Khaw 等人研究了内源性睾酮浓度与死亡率之间可能存在的潜在关系，研究选取了 11 606 名年龄为 40～79 岁男性患者，对各种原因死亡率及心血管疾病死亡率开展了病例对照研究。在基线水平上的内源性睾酮浓度与死亡率呈负相关。依据内源性睾酮浓度，将研究对象分为四组，睾酮浓度依次为 <12.5 nmol/L、12.5～15.6 nmol/L、15.7～19.6 nmol/L、>19.6 nmol/L。就总体死亡率而言，与最低组相比，其余三组增加的 OR（95%置信区间）分别为 0.75（0.55～1.00）、0.62（0.45～0.84）和 0.59（0.42～0.85）。

心血管疾病的危险性增加，最显著的表现是代谢综合征。传统的代谢综合征的特征包括腹围增加、高血糖水平、高血压、高胆固醇和三酰甘油（甘油三酯）。在一项以人群为基础的预测心血管疾病和 2 型糖尿病的研究中，已经广泛记录到代谢综合征的各项特征，其中包括各种心血管疾病的危险因素。

目前我们已经认识到，雄激素剥夺治疗能够迅速诱导出现代谢综合征的大多数特征。Braga-Brasaria 等人的研究，评估了 58 名男子代谢综合征的表现情况。试验中包括了 20 名前列腺癌患者予以雄激素剥夺治疗至少 12 个月的雄激素剥夺治疗组，18 名年龄匹配的非转移性前列腺癌患者并且接受局部治疗（非雄激素剥夺治疗组），以及 20 名年龄匹配的对照组。与非雄激素剥夺治疗组（22%，$P<0.01$）和对照组（20%，$P=0.03$）相比较，代谢综合征的发生率在雄激素剥夺治疗组高 2 倍（55%）。只有腹围增加和高血糖类型的代谢综合征受到影响。其中所涉及的主要病理机制，是快速诱导周围胰岛素抵抗参与了代谢变化。Smith 等人，曾

对 25 名既往及目前无证据表明患有糖尿病的男性,评估了雄激素剥夺治疗对胰岛素敏感性的影响。胰岛素敏感指数下降了 $12.9\% + 7.6\%$($P = 0.02$)。通过稳态模型评估的胰岛素敏感性下降 $12.8\% + 5.9\%$($P = 0.02$)和空腹胰岛素水平增加了 $25.9\% + 9.3\%$($P = 0.04$),这表明外周胰岛素敏感性的快速诱导。有趣的是,雄激素剥夺治疗所诱导的表型与传统的代谢综合征的表现稍有不同。雄激素剥夺治疗确实增加了皮下脂肪量、高密度脂蛋白(HDL)胆固醇与脂联素水平,但不改变腰围与臀围比、血压,以及 C 反应蛋白的水平。

这些代谢的变化增加了心血管事件的风险,包括死亡风险,事实上这些结果仍有争议。Keating 等人的一个队列研究中,涵盖了以观测人群为基础的 73 196 名男性。研究显示,雄激素剥夺治疗组与对照组相比,增加了以下患病风险:糖尿病 44%,冠心病 16%,心肌梗死 11%,心脏性猝死 16%。Saigal 等人的研究中,选择了依据人口基础登记状况来确定研究人群,在 22 816 名前列腺癌患者中得出了类似结论。在新诊断前列腺癌患者中接受至少 1 年雄激素剥夺治疗者,可以发现患严重的心血管疾病发病率的风险比类似未接受雄激素剥夺治疗者高 20%。这些结果通过泌尿前列腺癌战略研究项目(CaPSURE)数据库中 3 262 名癌症患者已证实。共有 1 015 名患者接受雄激素剥夺治疗,中位数时间为 4.1 个月。雄激素剥夺治疗方式[调整后的风险比(HR)2.6;95%CI 为 1.4~4.7;$P = 0.002$]和年龄(调整后的 HR 为 1.07;95%CI 为 1.02~1.1;$P = 0.003$)在统计上与心血管原因死亡风险显著增加有着明显的关联。在一群 65 岁及以上年龄段并且接受前列腺癌根治术(RP)治疗的患者中,接受雄激素剥夺治疗者的 5 年累积心血管病发病死亡率为 5.5%(95%CI,1.2%~9.8%),未接受雄激素剥夺治疗者为 2.0%(95%CI,1.1%~3.0%)。这些心血管疾病的风险增加出现在 6 个月内的治疗中,似乎要高于患有局部疾病、晚期疾病及中度至重度合并症者。基于一组 1 372 名男性患者的三个随机队列分析试验,D'Amico 等人发现,65 岁及以上的男性接受 6 个月的雄激素剥夺治疗者与这个年龄组的未接受雄激素剥夺治疗者($P = 0.017$)以及未满 65 岁者($P = 0.016$)相比,更容易出现致命性心肌梗死。但是,正如 Efstathiou 等人所设想,较长时间的雄激素剥夺治疗似乎并没有增加心血管疾病死亡率。在 EORTC 22961 试验中可证实,6 个月 ADT 与 3 年的 ADT 相比,致命性心血管疾病的发生率分别为 3%和 4%,无明显相关性。在一项大型随机试验中,男性患者予以短期(4 个月)与长期(28 个月)的雄激素剥夺治疗辅助治疗和放射治疗(RT),试验评估了雄激素剥夺治疗和心血管疾病死亡率之间持续时间的关系。通过 5 年随访,接受长期和短期辅助雄激素剥夺治疗者的心血管疾病死亡率是相似的(分别为 5.9%和 4.8%)。可以说根据 D'Amico 以前的意见,4 个月的雄激素剥夺治疗可能已经影响心血管疾病的死亡率。该作者同时还进行了一项美国放疗协助组85-31项目,其中945名男性局部晚期前列腺癌患者随机分为RT和终身戈舍瑞林辅助治疗组或单独RT组。其后平均随访8.1年,共有117例心血管疾病相关的死亡病例,但没有明显的雄激素剥夺治疗与心血管疾病死亡率增加有关。9年后,相关病例的心血管疾病死亡率,接受戈舍瑞林辅助治疗组为8.4%,不接受戈舍瑞林辅助治疗组为11.4%。值得注意的是,采用戈舍瑞林雄激素剥夺治疗辅助治疗的中位时间为4.2年,然而64%的RT组患者在接受补救雄激素剥夺治疗的中位数时间间隔为3.0年,这可能引起一些偏倚。有趣的是,EORTC 30891的心血管死亡率在接受即刻ADT的患者中比延迟ADT的患者低(分别为17.9%和19.7%)。最后,在EPC试验中,接受比卡鲁胺150 mg或安慰剂的男性的心血管疾病发病率相似;但是,比卡鲁胺组患者心衰导致的死亡率更高(49例相对25例患者)。

表15-2　接受雄激素剥夺治疗患者监督核对表

启动治疗前
(1) 告知患者潮热发生,并提供生活建议,避免过度触发
(2) 告知患者及其配偶相关性欲、情绪和认知的变化。鼓励患者保持甚至增加社会活动和联络,最终指导患者的治疗支持小组
(3) 在适当的时候告知患者的家庭医生、心脏病医生和内分泌医生有关雄激素剥夺治疗的开始。告知患者在6个月内安排1次与这些专家的后续访问
(4) 提供营养咨询和建议性练习。通过转诊患者给物理治疗师,并且管理一系列专门设计的指导方案使得这项工作得到最佳开展
(5) 搜寻骨质流失的风险因素。如果在治疗过程中出现骨质流失,则直接使用双能X线骨密度仪测量

治疗过程中
(6) 除了前列腺特异性抗原(PSA)测定,睾酮的测量和影像可用于肿瘤的后续研究,建议评估体重及腹围(或最好使用阻抗技术测量身体脂肪组织含量)、血压、空腹胆固醇(总量和HDL)、甘油三酯及血糖水平。参照在专家处就诊的患病患者
(7) 建议接受雄激素剥夺治疗的1~2年后进行1次双能X线骨密度仪扫描

这些数据表明,医生应仔细监测代谢和心血管参数(表15-2)并鼓励患者采取适当的低脂肪饮食和开展规律性的体育锻炼。此外,患者的家庭医生应获得更多的指导培训,更具体的建议应该针对患者的家庭医生。需要让他能适应针对雄激

素剥夺治疗患者的管理,并能定期监测患者的血压、血脂、血红蛋白和空腹血糖水平等基础值。

第十节 | 总结

尽管已有 60 年的深入研究工作,关于雄激素剥夺治疗的毒性和副作用,仍然有新的信息出现。遗憾的是,在协助接受雄激素剥夺治疗者方面,专门针对这些副作用的预防或治疗方案却很少。为了减少雄激素剥夺的副作用影响,医生首先应采取更为积极的态度,特别是在处理有长期预期生存率的年轻患者时。

在欧洲泌尿科协会(EAU)最新更新的指南中,虽然已经认识到体育锻炼和饮食改变在副作用管理中的作用,但是他们仍不提供能被泌尿科医生使用的全面实用的信息。比如采取更加健康的饮食和增加体力活动水平,有助降低雄激素剥夺治疗的副作用。最近的一组队列研究证明,3 204 名心血管病危险因素高危患者,坚持地中海式饮食者,其心血管疾病的患病率降低。此外,定期进行身体运动可能有助于对抗疲劳、肌肉无力,并在一定程度上有助于患者恢复一个更好的心情。运动训练应针对患者的原有身体活动水平,包括经常性运动,并与钙和维生素 D 的正确补充有关。Segal 等人最近进行一项研究,在 121 例前列腺癌放疗患者并且接收或不接受雄激素剥夺治疗者中,观察 24 周耐力训练或有氧训练护理对疲劳、生活质量、身体健康、身体组成、前列腺特异抗原(PSA)、睾酮、血红蛋白、血脂水平的影响。这项研究表明,耐力训练($P=0.010$)和有氧运动($P=0.004$)均能缓解短期疲劳。耐力训练也能产生较长期的改善($P=0.002$)。相对于一般的护理,耐力训练可提高生存质量($P=0.015$)、有氧适能($P=0.041$)、上肢($P<0.001$)和下肢($P<0.001$)体力以及三酰甘油($P=0.036$),同时防止体内脂肪增加($P=0.049$)。

因此,未与患者进行深入讨论各类型的激素治疗(包括雄激素剥夺治疗),带来的好处和副作用前,绝不应开始雄激素剥夺治疗。

最后,医生应鼓励患者调整饮食并开始锻炼,特别是耐力训练,努力帮助患者减少治疗的副作用。仔细监测血压、腹围、空腹血脂、血糖水平是必要的。65 岁以上的所有男性,应接受补充钙和维生素 D 以预防骨质疏松。

● 重要提示

雄激素剥夺治疗副作用,传统理论认为包括潮热、性欲减退、阳痿和认知症状。然而最近有更多关注提出,副作用相关的长期发病率是由代谢变化(即肌肉减少性肥胖)和骨质流失(即骨质疏松症)所引起。而雄激素剥夺治疗,对心血管疾病死亡率的确切影响仍有待确定。

　　需要引起重视的是,要认知和前瞻性管理雄激素剥夺治疗短期和长期的副作用。对于雄激素剥夺治疗的患者,应当建议适当调整生活方式和耐力训练疗法,并接受适当的治疗监督管理。

(张　奎　曾建钢　周　军)

● 参考文献 ●

[1] Fizazi K, Scher H I, Molina A, et al. Abiraterone acetate for treatment of metastatic castration-resistant prostate cancer: final overall survival analysis of the COU‐AA‐301 randomised, double-blind, placebo-controlled phase 3 study [J]. Lancet Oncol, 2012,13(10): 983 - 992.

[2] Rathkopf D E, Smith M R, de Bono J S, et al. Updated interim efficacy analysis and long-term safety of abiraterone acetate in metastatic castration-resistant prostate cancer patients without prior chemotherapy (COU‐AA‐302)[J]. Eur Urol, 2014,66(5): 815 - 825.

[3] Kao W H, Kuo C F, Chou I J, et al. Prostate-selective α antagonists increase fracture risk in prostate cancer patients with and without a history of androgen deprivation therapy: a nationwide population-based study. Oncotarget [J]. 2018,(4): 5263 - 5273. doi: 10. 18632/oncotarget. 23828. eCollection 2018 Jan 12.

[4] Lee C H, Huang G, Chan P H, et al. Androgen deprivation therapy and fracture risk in Chinese patients with prostate carcinoma [J]. PLoS One, 2017,12(2): e0171495. Collection 2017.

[5] Mohamad N V, Soelaiman I N, Chin K Y. A Review on the Effects of Androgen Deprivation Therapy (ADT) on Bone Health Status in Men with Prostate Cancer. Endocr Metab Immune Disord Drug Targets [J]. 2017,17(4): 276 - 284.

[6] Wang A, Obertova Z, Brown C, et al. Risk of fracture in men with prostate cancer on androgen deprivation therapy: a population-based cohort study in New Zealand [J]. BMC Cancer, 2015,15: 837.

[7] Shao Y H, Moore D F, Shih W, et al. Fracture after androgen deprivation therapy among men with a high baseline risk of skeletal complications. BJU Int. 2013 May; 111(5): 745 - 752. Epub 2013 Jan 17.

[8] Taxel P, Faircloth E, Idrees S, et al. Cancer Treatment-Induced Bone Loss in Women With Breast Cancer and Men With Prostate Cancer [J]. J Endocr Soc, 2018,2(7): 574 - 588. eCollection 2018 Jul 1.

[9] Cianferotti L, Bertoldo F, Carini M. et al. The prevention of fragility fractures in patients with non-metastatic prostate cancer: a position statement by the international osteoporosis foundation [J]. Oncotarget, 2017,8(43): 75646 - 75663. eCollection 2017 Sep 26.

[10] Matsushima H. Bone and calcium metabolism associated with malignancy. Bone management of prostate cancer in the novel anti-androgen era [J]. Clin Calcium, 2018,28(11): 1535 - 1544.

[11] Smith M R, Morton R A, Barnette K G, et al. Toremifene to reduce fracture risk in men receiving androgen deprivation therapy for prostate cancer [J]. J Urol, 2010,184(4): 1316 - 1321.

[12] Smith M R, Malkowicz S B, Brawer M K, et al. Toremifene decreases vertebral fractures in men younger than 80 years receiving androgen deprivation therapy for prostate cancer [J]. J Urol, 2011,186 (6): 2239 - 2244.

[13] Diamond T H, Higano C S, Smith M R, et al. Osteoporosis in men with prostate carcinoma receiving androgen-deprivation therapy: recommendations for diagnosis and therapies [J]. Cancer, 2004, 100 (5): 892 - 899.

［14］Salminen E K，Portin R I，Koskinen A，et al. Associations between serum testosterone fall and cognitive function in prostate cancer patients ［J］. Clin Cancer Res，2004,10(22)：7575 - 7582.

［15］Shea B，Bonaiuti D，Iovine R，et al. Cochrane Review on exercise for preventing and treating osteoporosis in postmenopausal women ［J］. Eura Medicophys，2004,40(3)：199 - 209.

［16］Sieber P R，Keiller D L，Kahnoski R J，et al. Bicalutamide 150 mg maintains bone mineral density during monotherapy for localized or locally advanced prostate cancer ［J］. J Urol，2004,171(6 Pt 1)：2272 - 2276，quiz 2435.

［17］Smith M R，Fallon M A，Lee H，et al. Raloxifene to prevent gonadotropin-releasing hormone agonist-induced bone loss in men with prostate cancer：a randomized controlled trial ［J］. J Clin Endocrinol Metab，2004,89(8)：3841 - 3846.

［18］Galvao D A，Taaffe D R，Spry N，et al. Combined resistance and aerobic exercise program reverses muscle loss in men undergoing androgen suppression therapy for prostate cancer without bone metastases：a randomized controlled trial ［J］. J Clin Oncol，2010,28(2)：340 - 347.

［19］Keto C J，Aronson W J，Terris M K，et al. Obesity is associated with castration-resistant disease and metastasis in men treated with androgen deprivation therapy after radical prostatectomy：results from the SEARCH database ［J］. BJU Int，2012,110(4)：492 - 498.

［20］Cianferotti L，Bertoldo F，Carini M，et al. The prevention of fragility fractures in patients with non-metastatic prostate cancer：a position statement by the international osteoporosis foundation ［J］. Oncotarget，2017,8(43)：75646 - 75663.

［21］Newton R U，Kenfield S A，Hart N H，et al. Intense Exercise for Survival among Men with Metastatic Castrate-Resistant Prostate Cancer（INTERVAL-GAP4）：a multicentre，randomised，controlled phase Ⅲ study protocol ［J］. BMJ Open，2018,8(5)：e022899.

第十六章　睾酮补充治疗在前列腺癌患者中的应用

睾酮缺乏症(TD,也称为男性腺功能减退症)和前列腺癌在老年男性中都非常普遍,并可能损害整体健康和生活质量,高达25%的老年男性患有TD。在发达国家前列腺癌诊断的患病率接近14%。睾酮疗法是临床上睾酮缺乏症的有效且常用治疗方法。睾酮治疗已被证明可有效减轻睾酮缺乏症的烦躁症状和代谢后遗症,尽管有相关的证据表明该治疗方法对患者有益,但TD患者在合并前列腺癌或曾患有前列腺癌的患者中有很大比例,基于传统的认识常被排除在外源性睾酮治疗。直到最近,人们还认为睾酮治疗在前列腺癌患者中是禁忌的。这是传统的认知经验和不受质疑所造成的。越来越多数据指向睾酮疗法对健康和提高生活质量有益从而引发了对外源性雄激素对前列腺癌影响的典型假设的重新评估,特别是在男性前列腺癌中。

这些假设可以追溯到20世纪40年代Huggins教授的工作成果,Huggins教授是仅有的两位获得诺贝尔医学奖的泌尿科医师之一。Huggins和Hodges的研究阐述了雄激素在前列腺癌进展中的作用。他们对男性转移性前列腺癌的研究确立了雄激素假说:前列腺癌的发育和生长与体内雄激素活性的程度直接相关。研究结论提示,前列腺癌被雄激素"激活"。这引发了一种笃信:即通过向患有前列腺癌的男性施用外源性睾酮来升高血清雄激素会促进恶性细胞生长和疾病进展。

实际上,早在2002年世界卫生组织召开的第一届国际前列腺癌会议上就有指出,睾酮替代疗法可使前列腺癌在一个时期之内体积缩小。而且,国际协会推荐的标准、指南以及国际老年研究机构(ISSAM)的研究均指出:"对怀疑患有前列腺癌和乳腺癌的男性,用雄激素治疗绝对是不适当的。"然而,成功治疗的前列腺癌患者,以及一些因为用睾酮替代疗法治疗后患有低血清睾酮综合征的患者的人数,到最后已有了显著增加。另外,睾酮替代疗法所致的低性腺激素的男性患者也有所增加。睾酮与前列腺癌的关系因而引起了高度的关注。睾酮对前列腺癌生长的重要性,以及雄激素去势疗法引起前列腺癌的退化也毋庸置疑。

在过去的十年里越来越多的证据反驳了雄激素假说,现在有很多已发表的病例系列报道阐明在睾酮治疗的前列腺癌男性中缺乏明显的癌症进展。尽管如此，医生们仍然认为睾酮治疗提示可能在其他健康男性患有的隐匿性前列腺癌，或者甚至在治疗和明显治愈后可能导致癌症复发或已知前列腺癌男性发展迅速。本章节对目前可以获得的有关睾酮与前列腺癌的关系方面一些现有数据来探索这些担忧。

第一节 | 历史上对睾酮与前列腺癌的认识

在 1935 年的一项研究中，Kutscher 和 Wolbergs 发现人体和猴子前列腺组织中酸性磷酸酶的浓度高于人体内任何其他组织。这一研究进展使 Huggins 和 Hodges 研究了激素调控在前列腺癌中的作用。当时知道手术去势会导致良性前列腺增生的消退和临床症状改善。Huggins 和 Hodges 证实，男性转移性前列腺癌患者接受睾丸切除术或雌激素治疗后血清酸性磷酸酶活性显著下降，这种治疗可以减少睾酮分泌。此外，他们发现注射雄激素（丙酸睾丸酮）导致酸性磷酸酶增加超过预注射水平，这在药物停止后返回基线。Huggins 和 Hodges 的结论是：①前列腺癌受体内雄激素活性的影响。②播散性前列腺癌被雄激素消除所抑制。③前列腺癌被雄激素注射激活。

很大程度上基于这些研究，手术去势（双侧睾丸切除术）几十年来成为转移性前列腺癌男性的主要治疗手段。通过雄激素剥夺疗法（ADT）去势已经在很大程度上取代了双侧睾丸切除术。前列腺特异性抗原（PSA）已取代血清酸性磷酸酶作为前列腺癌首选的实验室检测，以提高敏感性和特异性。经历手术或医疗阉割的男性经历 PSA 急剧下降，并且在大多数情况下临床疾病消退。对 ADT，Huggins 获得诺贝尔奖的成果以及一些相关的病例报告积累的经验相结合，创造了一个公理化的观点，认为外源性雄激素在前列腺癌患者中是禁忌的。这个信念在 70 年来基本上没有受到挑战。

直到最近，外源性雄激素的施用还是相对较少的迹象。我们对 TD 的新兴理解，其不良后果以及睾酮疗法的已知益处已导致对睾酮治疗风险的科学再评估，包括其对前列腺癌的安全性。睾酮缺乏症是由多种特征性症状和体征以及低血清睾酮浓度组成的临床综合征。症状包括性欲低下、勃起功能障碍、早晨勃起减少、情绪低落和疲劳。体征包括贫血、肌肉量减少、脂肪量增加、骨密度降低。尽管被接受率不同，TD 的临床实体在成年男性中很常见，并且随着年龄增长而增加。

已经显示通过睾酮治疗补充雄激素水平可改善 TD 的许多不良后果，即身体成分，代谢控制，心理和性别参数。随机试验的荟萃分析显示睾酮治疗中，中老年男性的脂肪量减少和体重减轻和肌肉力量增加（1a 级，A 级）。所有年龄的性腺功能减退男性的骨密度均随睾酮水平升高（1b 级，A 级）。在有性功能障碍的男性中，睾酮治疗在性欲和性表现的某些方面产生了改善（2a 级，A 级）。荟萃分析显示对情绪有正面影响（1a 级，A 级）。如前所述，历史上雄激素假设前列腺癌细胞生长与血清雄激素之间存在线性关系——即越高的血清雄激素浓度导致更大的前列腺癌生长。这一假设在文献中尚未得到支持。首先，血清睾酮水平与前列腺大小或 PSA 水平之间没有已知的相关性。其次，超生理剂量给予无前列腺疾病志愿者长达 9 个月的睾酮不会导致前列腺体积或血清 PSA 升高。第三，大型前瞻性研究并未显示内源性血清睾酮水平与患前列腺癌的风险之间存在联系。

第二节 ┃ 饱和模型的提出

这些数据导致了 Morgentaler 在 2006 年首次提出了激素的饱和度模型学说，并在 2009 年由 Morgentaler 和 Traish 进一步完善。这个模型解决了两个截然不同的看似矛盾的观察结果。一个是良性和恶性前列腺组织在整个正常浓度范围内对血清雄激素浓度的变化无差别，第二个是在非常低的浓度下对雄激素浓度的变化具有明显的敏感性。饱和模型通过假设雄激素有一定的能力来刺激前列腺癌的生长来解决这个矛盾。多种机制可能有助于此。雄激素受体在体外以约 4 nmol/L（约 120 ng/dl）在人前列腺组织中饱和，由于存在结合性激素，体内相应于约 8 nmol/L（240 ng/dl）。Marks 等研究发现，尽管血清睾酮水平大幅度升高，但睾酮治疗的患者在前列腺组织中的雄激素浓度保持不变。在 2006 年的随机双盲安慰剂试验中，睾酮治疗对前列腺组织学，组织生物标志物，基因表达，癌症发病率或严重程度没有影响。同样，在雄激素敏感的前列腺癌细胞系中，随着雄激素暴露，细胞生长迅速加速，但随着雄激素剂量的增加，表现出稳定的剂量反应曲线（图 16 - 1）。

根据经验，随着血清睾酮浓度增加没有进一步明显增长的饱和点似乎在 240～250 ng/dl，与基于最大雄激素受体与雄激素结合的预测值一致。在美国睾酮水平登记协会资料中（TRiUS registry），基线血清睾酮浓度大于 250 ng/dl 的男性未显示 PSA 升高。同样，在 6 个月的前瞻性安慰剂对照睾酮凝胶研究中，在基线睾酮 <250 ng/dl 的男性中发现 PSA 升高，但在基线睾酮 >250 ng/dl 的男性中未发现 PSA 升高。最后，Rastrelli 等在 2 967 例男性患者中发现 PSA 自然发生的饱和度曲线，其饱和度几乎相同，均为 8 nmol/L（约 240 ng/dl）。

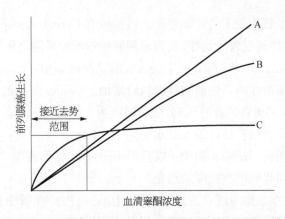

图 16-1　血清睾酮浓度与前列腺癌相关关系的饱和模式

曲线 A 和 B,传统观点认为较高的睾酮浓度会增加前列腺癌的生长率。曲线 C,给予低浓度睾酮引起前列腺癌的增长的饱和模式,但是在超过近去势范围,只有一点点或者几乎没有影响。引自 Elsevier, Testosterone replacement therapy and prostate cancer. Urol Clin North Am, 2007,37: 555-563.

第三节 │ 睾酮水平与前列腺癌的风险关系

男性最主要的雄激素是睾酮和双氢睾酮(DHT),睾酮在 5α-还原酶作用下转变为生理活性更强的双氢睾酮,后者能促使前列腺增大,引起良性前列腺增生,甚至诱发前列腺癌,此即所谓的"DHT 学说",而且这一学说在过去相当流行。如果相信高睾酮水平与增加患前列腺癌风险有关,那么按照这个学说进行反推,低睾酮水平也应减少,患前列腺癌的风险才算合理。然而,令人惊奇的是,一些研究的结果并非如此。有证据显示,睾酮缺乏反而可能与增加患前列腺癌的风险相关。有一项 345 名、睾酮水平<4 ng/ml 的低性腺激素男性患者参与的研究,基于活检的结果显示,总睾酮水平最低的一组与睾酮水平最高的一组相比,前者患前列腺癌风险高,超过了后者的 2 倍。

2008 年,一项包含 3 886 名前列腺癌男性和 6 438 名匹配对照的基于人群的纵向研究的汇总分析,Roddam 等发现内源性雄激素水平与患前列腺癌的风险之间没有联系。Muller 等在研究度他雄胺在相较安慰剂组的临床观察表明,在 2 年和 4 年观察期接受前列腺穿刺活检的 3 255 名男性中,前列腺癌的风险与血清雄激素水平无关。因此,内源性睾酮水平较高的男性不太可能患前列腺癌。

尽管没有随机对照试验检测睾酮治疗是否增加患前列腺癌的风险,但 2005 年 Calof 等对 19 项随机对照试验进行的荟萃分析显示,在使用睾酮的患者中,前列腺癌诊断与安慰剂组相比较无统计学差异。Fenely 和 Carruthers 等研究发现随着时间的推移，英国男性接受睾酮治疗，发现前列腺癌诊断的风险与年龄匹配的人群相似。Shabsigh 等在 2009 年对 11 项睾酮试验的系统回顾中证实了这些发现，该试验未显示使用睾酮治疗的男性前列腺癌风险增加。Haider 等报道了在 3 个登记处的睾丸激素 1 023 名患者的合并队列，随访时间为中位数为 5 年。前列腺癌发病率低于美国和欧洲筛查试验估计的人群水平。

基于人群的研究，Kaplan 和 Hu 以及 Baillargeon 等都表明，以前使用睾酮治疗并不会导致前列腺癌严重程度的恶化。

综合起来，这些数据可以有力地平息人们担心高内源性睾酮和外源性雄激素补充都不会增加前列腺癌诊断的风险。相反，前列腺癌诊断和/或更差的前列腺癌严重程度的风险在低内源性雄激素水平的男性中已经显示出更高。Léon 等发现生物可利用的睾酮水平与前列腺癌根治术中的高级别前列腺癌相关，尽管这些发现的一致性和临床意义仍有待观察。

第四节 │ 前列腺癌治疗后睾酮替代疗法

2004 年，Kaufman 和 Graydon 发表的第一个病例报告显示，7 名男性主要采用根治性前列腺切除术治疗低风险前列腺癌，没有出现生化复发。所有 PSA 在手术后都检测不到，睾酮给药后仍然如此。中位随访时间为 24 个月，尽管一名患者随访 12 年。同样，在 2005 年，Agarwal 和 Oefelein 报道 10 名男性中检测不到 PSA，其中大部分患有前列腺癌根治术和随后睾酮治疗的中度危险前列腺癌，中位随访时间为 19 个月。2009 年，Khera 等报道了 57 例男性患者，其中以睾酮治疗为主的低危和中危前列腺癌患者在前列腺癌根治术后 36 月治疗中位随访时间为 13个月后，未发现生化复发。

在 2013 年的一项研究中，Pastuszak 等报道了他们的 103 名性腺功能减退男性，他们曾接受睾酮治疗的前列腺癌根治术患者。研究中有 26 名(25%)男性患有高风险疾病。该队列与未接受睾酮的 49 名对照进行比较。治疗组在中位 27.5 个月的随访期间观察到 PSA 的统计学显著增加，而在未治疗组中未检测到增加。但是，在对照组实际上有更多的真正的前列腺癌复发。

在 2007 年发表于 Cancer 杂志的一项研究中，Sarosdy 报道了 31 位接受近距离放射治疗的低危前列腺癌患者无生化复发。中位随访时间为 5 年，并且任何患者均未符合 Phoenix 和美国放射肿瘤学会复发标准。在 Balbontin 等最近开展的一项近距离放射治疗研究中，20 例接受近距离放疗治疗的低危前列腺癌患者均未出现生化复发。2014 年的中位随访时间研究是 2.5 年。事实上，这项研究中的 PSA 水平实际上从 0.07 ng/ml 降至 0.01 ng/ml。2009 年，Morales 等报道了他们的五名男性接受了外部放射治疗（EBRT），随后在达到最低 PSA 后接受睾酮治疗。一名患者确实经历了 PSA 的短暂增加，但没有达到高于 1.5 ng/ml 的水平。Pastuszak 等观察了 13 名接受 30 分钟近距离放疗或 EBRT 治疗后，接受睾酮治疗的低危和中危前列腺癌患者。2013 年报道未发现生化复发。

在迄今为止最大的放射治疗统计中，Pastuszak 等描述了 98 名男性接受放疗（近距离放疗或 EBRT）治疗前列腺癌后接受睾酮治疗的多机构队列。2015 年研究的中位随访时间为 40.8 个月；该队列中有 76.6% 患有前列腺癌风险低或中等风险。从 0.08 ng/ml 到 0.09 ng/ml（$P=0.05$）记录到平均 PSA 的临床意义不明显增加。在研究期间，6 名（6.1%）男性达到美国放射肿瘤协会的生化复发标准，其中两名需要随后开始 ADT。其中两个用近距离放疗治疗，可能正在经历"PSA 反弹"而不是真正的生化复发。作者指出，虽然有限的样本量，回顾性研究设计和单臂队列得出的结论具有挑战性，但 6% 的生化复发率的确低于先前报道的放射治疗率。

1992 年至 2007 年间，Kaplan 等利用联系的监测，流行病学和最终结果医疗保险数据确定了 149 354 名被诊断患有前列腺癌的男性。在该队列中，1 181 名（0.79%）在诊断为前列腺后使用睾酮治疗癌症。作者使用倾向评分分析发现，诊断后使用睾酮与总体死亡率，癌症特异性死亡率或随后使用挽救性 ADT 无关。当队列按癌症分期，分级和治疗类型分类时，这些结果保持一致。在一项随访研究中，Kaplan 等使用时变分析显示，在同一队列中增加睾酮治疗使用的持续时间并不会增加死亡率或使用挽救性 ADT。在这些大型的基于人群的研究中，前列腺癌治疗类型（包括主动监测/监视等待）在统计学上受到控制，结果没有改变。尽管在这些研究中，未经治疗的前列腺癌患者使用睾酮的结局不是主要结果，但结果具有挑衅性。

第五节　睾酮替代疗法在观察等待的前列腺癌患者的应用

有关主动监测或观察等待前列腺癌的男性睾酮治疗报告更为有限。早在 2006 年，Morgentaler 和 Rhoden 就在文献中构建了这一主题，他们发现 15% 的 TD 患者和 4.0 ng/ml 或更低的 PSA 具有活检可检测到的前列腺癌。为此，在没有排除活检的情况下治疗一个正常 PSA 和 TD 的男性就好比在 15% 的时间内为前列腺癌男性提供睾酮治疗。2011 年，Morgentaler 等报道了他们在治疗 13 位睾酮缺乏的男性睾酮治疗方面的经验,这些治疗方案在局限性前列腺癌的主动监测方案中。中位随访时间为 30 个月。12 名男性患有低风险疾病,1 名患有中等风险前列腺癌。所有男性患者都作为其协议的一部分进行了后续活检。没有报道升级或前列腺癌进展事件。

在 2011 年的另一项研究中,Morales 报道了他对 7 例观察等待的前列腺癌患者的睾酮替代治疗经验。6 名男性患有低风险疾病,而一名患有高风险 Gleason 评分 4＋4 级前列腺癌。两个间歇性给予睾酮。作者建议小心谨慎,因为这个小样本中的 PSA 反应是不稳定的。但必须注意的是,这些患者没有进行随访活检,只研究 PSA 动力学。虽然在男性中使用睾酮治疗进行主动监测可能会推动安全性极限,但值得注意的是,在 154 名男性的研究中,发现低游离睾酮浓度是疾病重新分类(即进展)的独立预测因子在主动监视协议上。

最近,Kacker 等在主动监测中研究睾酮缺乏男性的前列腺癌进展率。将接受睾酮治疗的男性的进展率与未接受 TD 治疗的男性进行比较。本回顾性研究包括 28 名治疗组男性和 96 名未治疗 TD 的男性。作者发现,3 年随访期内各组间活检进展率相似。这些初步数据表明,在积极监测期间获得血清睾酮测试可能具有预后价值。总体而言,有关未经治疗的前列腺癌男性睾酮治疗的证据仍然不多,并且在这一人群中注意。

第六节 睾酮替代疗法在 CRPC 阶段前列腺癌患者的应用

最近的数据表明,使用睾酮疗法来优化血清雄激素浓度可能在前列腺癌控制中发挥重要作用。这一建议得到了文献中的几项发现的支持。低血清睾酮与更高级别的前列腺癌相关。相反,在生命高峰期睾酮浓度高的年轻男性中,前列腺癌非常罕见。Song 和 Khera 在体外将前列腺癌细胞系暴露于不同水平的雄激素。暴露于生理正常雄激素水平的细胞抑制生长模式。同时实验表明:适应低雄激素水平的人前列腺癌细胞(LNCaP)在体内研究可以被外源性雄激素的干预所抑制。Chuu 等表明,雄激素适应(即雄激素受体饱和)LNCaP 细胞系衍生的裸鼠在缺乏雄激素的情况下经历了快速癌细胞生长。当小鼠植入睾酮颗粒,达到超生理学睾酮水平时,它们经历了持续的肿瘤消退。

这些前期数据表明雄激素在前列腺癌中正常化的益处引发了双极雄激素疗法(BAT)治疗去势抵抗性前列腺癌(CRPC)的研究。在 CRPC 中,尽管经过完全雄激素剥夺,雄激素受体表达仍然存在。矛盾的是,一些雄激素受体表达的"雄激素敏感"前列腺癌细胞可以通过暴露于超生理雄激素水平而抑制。

这种现象背后的可能解释是,高雄激素水平抑制 DNA 在高表达雄激素受体的细胞中的残留,雄激素诱导快速分裂细胞中双链 DNA 的破坏。Issacs 等认为 CRPC 细胞在低雄激素环境下获得适应性自体调节以增加雄激素受体表达。来自同一研究者的早期试验数据表明,通过急性超生理雄激素和急性消融(即,BAT)利用该雄激素受体上调在异种移植中有效。早期试验性临床数据表明,BAT 可以恢复 CRPC 细胞对传统 ADT 的雄激素敏感性。虽然这些数据是迄今为止的初步数据,但它们仍然是假设的产生和发人深省,因为我们对前列腺癌中雄激素作用的理解发生了巨大变化。事实上,该睾酮正被用于治疗 CRPC,表明雄激素和前列腺癌的概念转变几乎完成。如果睾酮可以用于男性前列腺癌的治疗,这强调了睾酮治疗男性无残疾的观点既不激进也不危险。

第七节　对睾酮替代治疗患者的监测

在过去的十年中,在了解雄激素水平和前列腺癌之间的关系方面出现了重要的范式转变。Huggins 和 Hodges 的研究发现雄激素停止(即去势)对前列腺癌的显著作用具有重要意义。然而,他对原始数据的解读局限导致了男性前列腺癌睾酮治疗的错误结论。我们现在有令人信服的证据表明:①TD 对健康有害并且对生活质量有显著影响;②睾酮治疗可以减轻这些不利影响;③高水平的内源性雄激素不增加风险或前列腺癌的严重程度;④睾酮治疗不增加前列腺癌的风险或严重程度;⑤雄激素对前列腺细胞的影响具有饱和效应。上述几项研究(包括单一机构病例系列,多学科系列和基于人群的研究)未发现接受睾酮治疗的男性患前列腺癌进展或复发的风险高于预期,这些患者以前接受过前列腺癌治疗。尽管数量不多,但这些研究包括那些使用放射疗法和前列腺癌根治术治疗的研究。

尽管有这些数据和明显的范式转变,但对有前列腺癌病史的男性给予睾酮还存在争议。在最近的德国一项基于调查的回顾性研究中,研究人员向德国巴伐利亚州的所有注册泌尿科医师发放问卷。46% 的被调查者($n = 193$)对此问题作出回应,该问题询问了泌尿科医生在男性前列腺癌患者中使用睾酮治疗的经验。在一项基于 193 名泌尿科医师调查中,报道仅有 32 例男性前列腺癌患者接受了睾酮治疗。在 2012 年对国际睾酮利用模式的描述中,Gooren 和 Behre 提供了 2006 年以前分析的最新后续数据,以比较 2010 年的使用情况。在几个国家,前列腺疾病仍然是睾酮给药的重要障碍。因此,符合条件的患者中有 11% 未接受睾酮治疗。在荟萃分析中,TD 与肥胖,代谢综合征和性功能障碍有关。睾酮治疗有效减轻许多后遗症这些条件。通过全面的系统评价,我们显示迄今为止,绝大多数证据表明睾酮治疗不会增加前列腺癌的风险。通过在饱和模型中解释的机制介导,睾酮治疗似乎不会导致已经治疗其恶性肿瘤的男性患前列腺癌复发。早期数据还表明,睾酮不会导致未经治疗的前列腺癌进展。这些发现代表了一种观念的转变,挑战了75年前的泌尿学格言。尽管这些研究结果令人放心,但仍需继续随访。

　　在2014年的一篇综述中,Khera等提出了在有前列腺癌病史的男性开始睾酮治疗之前需要考虑的标准:①临床医生应该确认临床病史与TD的实验室诊断一致;②开处方的临床医师必须披露确认睾酮安全性的有限数据,真实风险未知;③他必须获得知情同意;④确认没有医学禁忌证(即红细胞增多症);⑤PSA应该不可检测或稳定;⑥临床医生必须为前列腺癌复发做好准备(作者指出,这种复发可能抑或不可能与睾酮补充疗法有关,但可能患者会认为两者有关);⑦对于前列腺癌复发或进展风险高的男性,应谨慎使用睾酮治疗;⑧不建议ADT全雄激素阻断治疗同时补充睾酮治疗。

表 16-1　推荐治疗前列腺癌患者睾酮缺乏症

建议	证据水平	分级
开始睾酮治疗之前		
临床病史应符合睾酮缺乏的实验室诊断	—	S
临床医师必须说明数据是有限的,确认安全性,真正的风险是未知的	—	S
临床医生应该使用共同的决策并获得知情同意	—	S
确认睾酮治疗没有医学禁忌证(例如红细胞增多症)	—	S
PSA应该在根治性前列腺切除术后或在6个月期间的稳定的放射治疗后检测不到。对于复发或进展风险高的男性应格外小心	—	S
除非在临床试验中,睾酮治疗不应该用ADT治疗	—	S
适合睾酮治疗的选择		
短效制剂对于初始治疗是优选的。一旦明确睾酮治疗没有导致进展或复发,可以考虑采用更长效的治疗方法,如肌内注射十一酸睾酮或皮下注射	3	B
睾酮治疗开始后		
临床医师必须为前列腺癌复发做好准备。这可能会或可能不会与睾酮疗法有关,但可以由患者,他的家人或其他临床医生解释	—	S
在第一年,检测血细胞比容和/或血红蛋白2～4次,然后每年检测一次	4	C
在第一年,开始睾酮治疗后每隔3～4月检测一次PSA,然后每年检测两次。在第一年内肛指检查1～2次,然后每年前列腺肛指检查1次	4	C

建议	证据水平	分级
AS 上的男性应每年进行前列腺活检以确保癌症的稳定性。按照本地 AS 方案确定疾病稳定性后,可考虑更长的时间间隔	—	S

注:A=根据具有良好质量和一致性的临床研究来解决具体建议,并包括至少一项随机试验;ADT=雄激素剥夺疗法;AS=主动监视;B=基于良好的临床研究,但没有随机临床试验;C=尽管没有直接适用的高质量临床研究;DRE=肛指检查;PSA=前列腺特异性抗原;S=在没有直接临床证据的情况下由专家意见强烈推荐;1a=从随机试验的荟萃分析中获得的证据;1b=从至少一项随机试验中获得的证据;2a=从队列研究的系统评价获得的证据;2b=从个体队列研究中获得的证据;3=从病例对照研究中获得的证据;4=从专家委员会报告中获得的证据。

改编自 2015 年欧洲泌尿外科男性性腺功能减退指南和国际老年男性研究学会的建议。

我们在表 16-1 中扩展了这些标准。该表根据上述数据限制反映了作者的专家意见和建议。由于了解睾酮治疗对前列腺的影响不断演变,这些标准可作为临床医生以周到,有效的方式接近 TD 的指南。

第八节 ｜ 总结

基于上述研究证据提示:使用睾酮治疗不会增加患前列腺癌的风险,也不会增加既往诊断的严重程度。通过饱和模型的框架,我们现在知道雄激素具备有限的刺激前列腺癌细胞的能力。这种模式转变使临床医生能够在有前列腺癌病史的男性中治疗 TD。在有前列腺癌病史的男性中睾酮治疗似乎不会增加复发或进展的速度。虽然对风险的确定性评估需要长期的对照数据,但目前还没有研究评估前列腺癌的睾酮风险。为此,临床医生必须利用掌握的现有证据作出最佳判断。通过使用表 16-1 中列出的标准进行仔细的临床监测,我们认为睾酮疗法可以安全地用于治疗具有前列腺恶性肿瘤史的男性的 TD。我们强烈鼓励这方面的研究努力,其中应该包括精心设计,充分的动力前列腺癌治疗男性睾酮治疗对照研究。

(赵建华　葛旻垚)

◆ 参考文献 ◆

[1] Ory J, Flannigan R, Lundeen C, et al. Testosterone therapy in patients with treated and untreated prostate cancer: Impact on oncologic outcomes [J]. The Journal of Urology, 2016,196(4).

[2] Nguyen T M, Pastuszak A W. Testosterone therapy among prostate cancer survivors [J]. Sexual Medicine Reviews, 2016,4(4).

[3] Khera M, Adaikan G, Buvat J, et al. Diagnosis and treatment of testosterone deficiency: recommendations from the fourth international consultation for sexual medicine (ICSM 2015)[J]. The

Journal of Sexual Medicine，2016,13(12).

[4] Kaplan A L，Hu J C，Morgentaler A，et al．Testosterone therapy in men with prostate cancer [J]．European Urology，2016,69(5).

[5] Yamamoto S，Sakamoto S，Xu M H，et al．Testosterone reduction of ≥480 ng/dL predicts favorable prognosis of Japanese men with advanced prostate cancer treated with androgen-deprivation therapy [J]．Clinical Genitourinary Cancer，2017,15(6).

[6] Kaplan A L，Trinh Q D，Sun M，et al．Testosterone replacement therapy following the diagnosis of prostate cancer：outcomes and utilization trends [J]．The Journal of Sexual Medicine，2014,11(4).

[7] Bertaglia V，Tucci M，Fiori C，et al．Effects of serum testosterone levels after 6 months of androgen deprivation therapy on the outcome of patients with prostate cancer [J]．Clinical Genitourinary Cancer，2013,11(3).

[8] Mohammad Osama S，Nyquist Michael D，et al．Supraphysiologic testosterone therapy in the treatment of prostate cancer：models，mechanisms and questions [J]．Cancers，2017,9(12).

[9] Niraula S，Templeton A J，Vera-Badillo F E，et al．Study of testosterone - guided androgen deprivation therapy in management of prostate cancer [J]．The Prostate，2016,76(2).

[10] Rodriguez K M，Pastuszak A W，Khera M．The role of testosterone therapy in the setting of prostate cancer [J]．Current Urology Reports，2018,19(8).

第十七章 5α-还原酶抑制剂对前列腺癌的预防作用

雄激素在前列腺癌发生发展中具有不可替代的作用。作为催化睾酮向双氢睾酮转化的限速酶,5α-还原酶(5α-reductase, 5-AR)在正常前列腺组织、前列腺增生组织和前列腺癌组织中均有不同程度的表达,表明其在前列腺增生和前列腺癌的发生发展中扮演了重要的角色。5α-还原酶抑制剂(5α-reductase inhibitor, 5ARI)能够阻断睾酮向双氢睾酮转化,能逆转前列腺增生的进程,对于前列腺增生所导致的下尿路症状具有良好的治疗效果,是前列腺增生药物治疗的一线用药。在发达国家,前列腺癌是男性发病率最高的肿瘤,我国前列腺癌的发病率也逐年增高,因此,如何预防前列腺癌是临床医师和研究人员密切关注的热点。从理论上推测,5α-还原酶抑制剂可能降低前列腺癌的风险,达到预防前列腺癌的作用,本章节将围绕这一主题,从循证医学证据入手展开探讨。

第一节 | 5α-还原酶与前列腺疾病

5α-还原酶家族共有 3 个同工酶,分别是 5-AR1、5-AR2 和 5-AR3,它们都是还原型烟酰胺腺嘌呤二核苷酸磷酸(nicotinamide adenine dinucleotide phosphate, NADPH)依赖的酶,分别由 259、254 和 318 个氨基酸残基组成。编码 5-AR1、5-AR2 和 5-AR3 的基因分别称为 SRD5A1、SRD5A2 和 SRD5A3,虽然分别定位于 5p15、2p23 和 4q21 三个不同的染色体,但它们具有相似的基因结构,均有 5 个外显子和 4 个内显子。

5-AR1 和 5-AR2 存在于正常人体组织中。5-AR1 主要分布于皮肤、肝脏、大脑和前列腺,5-AR2 则主要分布于前列腺、生殖系统皮肤、附睾、精囊和肝脏。在前列腺组织中主要以 5-AR2 为主,其表达水平大约是 5-AR1 的 3 倍。5-AR3 主要在恶性组织中高表达,如激素敏感型前列腺癌、去势抵抗型前列腺癌、睾丸精原细胞肿瘤和肺腺癌等。

5-AR 与前列腺疾病的关系首先在 1974 年被报道,多米尼加共和国和美国发现了一类男性假两性畸形的病例。临床表现为假阴道、会阴阴囊型尿道下裂,这部分患者儿时阴茎小,类似阴蒂,阴囊发育不良形似阴唇,可触及下降不全的睾丸;至青春期,阴茎长大,肌肉发育良好,睾丸下降男性特征显著,睾丸活检细胞和精子发生正常,但肛指无法触及前列腺。生化检查特征包括:① 血浆双氢睾酮(dihydrotestosterone, DHT)浓度降低或位于正常下限;②血浆睾酮浓度轻度增高或位于正常上限;③血浆和尿液中 DHT 代谢产物 3α 雄甾醇葡萄糖醛酸苷降低;④尿液中 5-AR 代谢产物 C21 和 C19 类固醇降低,而 5β-还原酶和 5-AR 代谢产物比值增高;⑤血浆促黄体生成素浓度增高。研究证实这类患者 5-AR2 基因突变,导致体内缺乏 5-AR2,无法将睾酮转化为 DHT,致使前列腺不能正常发育,不易罹患 BPH 和前列腺癌。在这部分患者中,5-AR1 可能在男性化的过程中起了重要的功能,因此患者仍然具有明显的男性特征。

5-AR 的主要作用是将睾酮转化为 DHT。前列腺组织中,DHT 的浓度比睾酮高 10 倍以上,并且其对雄激素受体的亲和性也是睾酮的 10 倍。有研究对局限性前列腺癌行根治术患者前列腺组织内和外周血中睾酮和 DHT 浓度进行分析,发现前列腺组织中 DHT 的浓度是血液中的 2 倍,而睾酮浓度则没有差别。前列腺组织内 DHT 浓度与血清 DHT 浓度呈正相关,并且前列腺重量与前列腺组织 DHT 浓度呈正相关,而与血清 DHT 浓度无关。因此,前列腺不仅是一个重要的生产 DHT 的内分泌器官,同时也是 DHT 的重要靶器官,前列腺的生长依赖于 DHT。

在人类前列腺组织中,5-AR1 和 5-AR2 在上皮细胞和基质细胞中均有表达,在基质细胞中主要表达 5-AR2,5-AR3 则在基底上皮细胞中表达。同样的,在前列腺增生的组织标本中,5-AR1 主要在上皮细胞中表达,而 5-AR2 在上皮细胞和基质细胞中均有表达。与正常的前列腺组织相比,5-AR1 和 5-AR2 在前列腺增生组织中表达明显增高,并且以 5-AR2 为主。而在高级别上皮内瘤变(prostate intraepithelial neoplasia, PIN)和前列腺癌组织中,5-AR1 表达增高,而5-AR2 表达降低。5-AR3 主要存在于肿瘤组织,在 PIN 的基底上皮细胞和肿瘤上皮细胞,以及前列腺癌组织上皮细胞胞质中均发现 5-AR3 表达。5-AR 同工酶在正常前列腺组织、良性和恶性前列腺病变组织中具有不同程度的表达,表明其在前列腺增生和前列腺癌的发生发展中各自具有重要的作用。

第二节 | 5α-还原酶抑制剂对前列腺癌的影响

目前在临床上使用的 5ARI 有两种:非那雄胺和度他雄胺,它们能够阻断睾酮向 DHT 转化,对于前列腺增生所导致的下尿路症状具有良好的治疗效果,是前列腺增生药物治疗的一线用药,有大量临床数据证实其治疗前列腺增生的有效性和安全性。两者的区别在于,非那雄胺是 5-AR2 抑制剂,而度他雄胺能同时抑制 5-AR1 和 5-AR2。

雄激素参与前列腺癌的发生发展,而催化睾酮向 DHT 转化的 5-AR 同工酶在前列腺癌组织中有不同程度的表达,这表明抑制 5-AR 可能具有降低前列腺癌风险的作用。因此,从理论上推断,5ARI 可能具有预防前列腺癌的作用。上世纪 90 年代和 2010 年,两项大型的 RCT 研究 Prostate Cancer Prevention Trial (PCPT)和 Reduction by Dutasteride of Prostate Cancer Events (REDUCE)研究分别评价了非那雄胺和度他雄胺对前列腺癌发生率的影响。两项研究都证实使用 5ARI 的人群中前列腺癌检出率低于安慰剂组,PCPT 研究中降低 25%,REDUCE 研究中降低 23%。然而,研究结果也发现高级别前列腺癌(Gleason 评分 8~10 分)的发生率较安慰剂组分别增高了 0.7% 和 0.5%。基于此,美国 FDA 在 2011 年发布了安全性警告,提示使用 5ARI 有增加高级别前列腺癌发生率的潜在风险。而各大指南中也明确指出 5ARI 不适合作为前列腺癌的预防药物。

似乎两种 5ARI 非那雄胺和度他雄胺预防前列腺癌的前景都不容乐观。然而,随着对 PCPT 和 REDUCE 研究数据的深入分析以及临床研究数据的更新,我们有必要重新回顾两项大型 RCT 研究,并且审视 5ARI 预防前列腺癌的作用。

PCPT 是 20 世纪 90 年代中期,研究者们发起的一项大型、随机双盲、安慰剂对照临床研究——前列腺癌预防试验,旨在研究 5ARI 非那雄胺是否能够预防前列腺癌的发生。PCPT 研究共纳入 18 882 例≥55 岁、肛指检查(direct rectum examination, DRE)正常且 PSA≤3 ng/ml 的男性受试者。研究者将受试者随机分成非那雄胺治疗组和安慰剂对照组,治疗组给予非那雄胺 5 mg 每日 1 次口服,治疗持续时间为 7 年。在随访过程中每年监测 PSA 和 DRE,一旦 PSA 超过 4 ng/ml 或者 DRE 有异常,则进行前列腺穿刺活检。研究者依据以往的数据,预计 60% 的受试者在研究期间或在研究结束后接受前列腺穿刺活检时被诊断为前列腺癌。PCPT 的主要研究终点为 7 年时间内前列腺癌的发生率。共 9 060 例患者纳入最终分析,其中非那雄胺治疗组共 4 368 例,安慰剂对照组共 4 692 例。非那雄胺治疗组中,有 803 例诊断为前列腺癌(占 18.4%),安慰剂对照组中 1 147 例检测出前列腺癌(占 24.4%),在 7 年的治疗期间,前列腺癌总体发生率降低 24.8%(95% CI 18.6%~30.6%, $P<0.001$)。此外,研究还发现,Gleason 评分为 7、8、9、10 分的高级别前列腺癌比例在非那雄胺治疗组中更多见:280/757 例(占 37.0%),占包括最终分析的 4 368 例受试者的 6.4%。安慰剂对照组的数据为:237/1 068 例

（占 22.2％）和 5.1％，两组间差异有统计学意义。非那雄胺组性功能障碍的发生率较高,安慰剂组下尿路症状的发生率较高。基于上述研究结果,PCPT 在发表时得出的结论是：非那雄胺能够预防或延迟前列腺癌的发生并且缓解排尿症状,但会增加高级别前列腺癌发生的风险,因此在使用非那雄胺进行前列腺癌预防时需要充分衡量性功能障碍和高级别前列腺癌发生风险。

然而,随着对 PCPT 研究数据的深入分析,研究者发现非那雄胺增加高级别前列腺癌检出率的原因是由于非那雄胺能缩小前列腺体积而因此导致潜在的检出偏倚。此外,有研究者对 PCPT 进行了后续随访研究,研究的中位随访期为 16 年,结果发现非那雄胺组前列腺癌发生风险降低 21.1％（HR 0.79, $P<0.001$）。非那雄胺对降低前列腺癌风险比的获益效果在最初的 7.5 年最显著,达到 0.71, $P<0.001$,与 PCPT 研究的结果相吻合。而 7.5 年以后,也没有证据表明非那雄胺组前列腺癌的发生风险有增高,HR 1.10 $P=0.18$。研究结果证实在 16 年随访时间中,非那雄胺确实降低前列腺癌的发生风险。目前证据表明非那雄胺的保护作用并不会随着药物停用而消失。

REDUCE 研究是 2010 年研究者又发起的一项多中心、随机双盲、安慰剂对照临床研究,旨在评价 5ARI 度他雄胺是否能够降低前列腺癌的发生率。REDUCE 研究的入组标准为 50～75 岁男性、PSA 在 2.5～10.0 ng/ml 之间、在入组前 6 个月内前列腺穿刺活检未检出前列腺癌。受试者被随机分成度他雄胺治疗组和安慰剂对照组,治疗组给予度他雄胺 0.5 mg 每日 1 次口服,研究持续时间为 4 年。受试者在第 2 年和第 4 年分别接受超声引导下 10 针前列腺穿刺活检。共有 6 729 人完成了整个研究,其中度他雄胺治疗组 3 305 人,安慰剂对照组 3 424 人。在 4 年的研究过程中,度他雄胺治疗组 659 例通过前列腺穿刺或手术的方式诊断为前列腺癌（19.9％）,安慰剂对照组 858 例诊断为前列腺癌（25.1％）,统计分析表明度他雄胺能降低前列腺癌相对发生风险达 22.8％（$P<0.001$）。进一步比较研究前 2 年和后 2 年前列腺癌发生风险,发现两者间差异无统计学意义（22.4％ vs 23.7％）,表明度他雄胺在前 2 年使用时已经能发挥降低前列腺癌发生率的作用。在 4 年中共 6 706 例受试者接受了前列腺穿刺,其中 Gleason 评分 7～10 分的高级别前列腺癌在度他雄胺治疗组 3 299 例受试者中检测出 220 例,在安慰剂对照组 3 407 例受试者中检测出 233 例（$P=0.81$）,两组间差异无统计学意义。

REDUCE 研究对前列腺增生下尿路症状和 5ARI 副作用也进行了分析,结果表明度他雄胺治疗组急性尿潴留发生率为 1.6％、前列腺增生手术发生率 1.4％、尿路感染发生率 5.3％,明显低于安慰剂对照组（分别为 6.7％、5.1％、8.8％, $P<0.001$）,度他雄胺治疗使尿潴留相对风险降低 77.3％,前列腺增生相关手术风

险降低 73%，尿路感染发生风险降低 40.7%。研究发现度他雄胺治疗组心力衰竭的发生率 0.7%，高于安慰剂对照组（0.4%，$P=0.03$），其余副作用的发生率与之前的研究报道相类似，主要为性欲下降（3.3%）或丧失（1.9%），勃起功能障碍（9.0%），精液量减少（1.4%），男性乳腺发育（1.9%）。

REDUCE 研究得出的结论是：在 4 年的研究时间中，度他雄胺能降低前列腺癌发生风险并改善前列腺增生所导致的下尿路刺激症状。单纯从研究结论看，REDUCE 研究的结论似乎优于 PCPT 研究，这可能与 PIN 和前列腺癌组织中 5-AR1 和 5-AR2 不同表达（5-AR1 表达增高而 5-AR2 表达降低），而度他雄胺是 5-AR1 和 5-AR2 抑制剂有关。然而依然有声音质疑度他雄胺增加了高级别前列腺癌的发生率。进一步分析 REDUCE 研究第 1～2 年和第 3～4 年的数据，发现：前 2 年，Gleason 评分 5～7 分（5 分仅一例）的前列腺癌诊断例数在度他雄胺治疗组为 417/3 239 例，安慰剂对照组为 558/3 346 例，Gleason 评分 8～10 分的前列腺癌在两组中分别为 17 例和 18 例；研究后 2 年，Gleason 评分 8～10 分的前列腺癌诊断例数在度他雄胺治疗组为 12 例，在安慰剂对照组仅 1 例（$P=0.003$）。然而，事实上这并不意味着度他雄胺会引起高级别前列腺癌检出率增高，导致这种差异的原因主要有两点：①研究前 2 年安慰剂对照组前列腺癌例数较度他雄胺治疗组多 141 例，未退出研究的患者有一部分会进展成 Gleason 评分 8～10 的前列腺癌；②度他雄胺治后使前列腺体积缩小从而提高穿刺阳性率，有研究表明度他雄胺不缩小肿瘤体积，而缩小前列腺体积达 25%，使前列腺癌的检出率提高 11%～17%。

随着对 PCPT 和 REDUCE 研究的深入解读，我们意识到高级别前列腺癌发生风险增高可能是 5ARI 治疗效果导致的检出偏倚。而最近在一项共纳入 333 820 例的前瞻性研究中，研究人员比较了不同 5ARI 暴露级别和不服药人群中前列腺癌发生的风险比。在这项研究中，23 442（7%）病例曾使用 5ARI。研究结果表明，使用 5ARI 降低前列腺癌总体发生率，并且其效果随使用时间的延长而增加：<2 年，HR 0.81；2～4 年，HR 0.39；4～6 年，HR 0.40；6～8 年，HR 0.31。结果还证实，5ARI 能显著降低 Gleason 评分 6 分和 7 分的前列腺癌发生率，对于 Gleason 评分 8～10 分的前列腺癌发生率没有影响。这项研究纳入的人群是因前列腺增生而服用 5ARI 的患者，事实上更符合目前临床实际。因此，虽然 5ARI 用于前列腺癌的预防目前临床证据并不充分，各大指南也并不推荐将 5ARI 用于前列腺癌预防，但是从现有的高级别临床证据来看，在因前列腺增生而需要接受 5ARI 治疗的人群中，Gleason 评分 6～7 分的前列腺癌发生率明显降低，而 Gleason 评分 8～10 分的高级别前列腺癌的发生率并不会增高，长期随访安全性好。

综上所述,5AR 家族共有 5－AR1、5－AR2 和 5－AR3 三个同工酶,在前列腺癌组织中有不同程度的表达并参与了前列腺癌的发生发展过程。5ARI 能抑制睾酮向 DHT 转化,从理论上推断可能具有预防前列腺癌的作用。PCPT 和 REDUCE 两项大型研究评估了非那雄胺和度他雄胺预防前列腺癌的作用,发现 5ARI 能够预防或延迟前列腺癌的发生,但可能会增加高级别前列腺癌发生的风险。然而对于研究结果的深入分析表明高级别前列腺癌发生风险增高可能是 5ARI 治疗效果导致的检出偏倚。而新的临床证据表明,5ARI 能降低 Gleason 评分 6～7 分的前列腺癌发生率,并且不增加高级别(Gleason 评分 8～10 分)前列腺癌的发生率。因此,虽然各大指南均不推荐将 5ARI 用于前列腺癌预防,但是至少在前列腺增生的人群中,5ARI 不仅能缓解下尿路梗阻症状,而且能降低前列腺癌的发生风险。

(何竑超　刘定益)

◆ 参考文献 ◆

[1] Wallerstedt A, Strom P, Gronberg H, et al. Risk of prostate cancer in men treated with 5α-Reductase inhibitors-a large population-based prospective study [J]. J Natl Cancer Inst, 2018,110(11): djy036.

[2] Unger J M, Hershman D L, Till C, et al. Using medicare claims to examine long-term prostate cancer risk of finasteride in the prostate cancer prevention trial [J]. J Natl Cancer Inst, 2018, 110 (11): djy035.

[3] Siegel R L, Miller K D, Jemal A. Cancer statistics, 2017 [J]. CA Cancer J Clin, 2017,67(1): 7－30.

[4] Unger J M, Till C, Thompson I M, et al. Long-term consequences of finasteride versus placebo in the prostate cancer prevention trial [J]. J Natl Cancer Inst, 2016,108(12): djw168.

[5] Figg W D, Thompson I M. Effect of 5α-reductase inhibitor use on mortality from prostate cancer [J]. JAMA Oncol, 2015,1(3): 321－322.

[6] Azoulay L, Eberg M, Benayoun S, et al. 5a-reductase inhibitors and the risk of cancer-related mortality in men with prostate cancer [J]. JAMA Oncol, 2015,1(3): 314－320.

[7] Wang K, Fan D D, Jin S, et al. Differential expression of 5-alpha reductase isozymes in the prostate and its clinicalimplications [J]. Asian J Androl, 2014,16(2): 274－279.

[8] Robinson D, Garmo H, Bill-Axelson A, et al. Use of 5α-reductase inhibitors for lower urinary tract symptoms and risk of prostate cancer in Swedish men: nationwide, population based case-control study [J]. BMJ, 2013,346: f3406.

[9] Thompson I M Jr, Goodman P J, Tangen C M, et al. Long-term survival of participants in the prostate cancer prevention trial [J]. N Engl J Med, 2013,369(7): 603－610.

[10] Andriole G L, Bostwick D G, Brawley O W, et al. Effect of dutasteride on the risk of prostate cancer [J]. N Engl J Med, 2010,362(13): 1192－1202.

[11] Kaplan S A, Roehrborn C G, Meehan A G, et al. PCPT: evidence that finasteride reduces risk of most frequently detected intermediate- and high-grade (Gleason score 6 and 7) cancer [J]. Urology, 2009,73 (5): 935－939.

[12] Pinsky P, Parnes H, Ford L. Estimating rates of true high-grade disease in the Prostate Cancer Prevention Trial [J]. Cancer Prev Res, 2008,1(3): 182－186.

[13] Redman M W, Tangen C M, Goodman P J, et al. Finasteride does not increase the risk of high-grade prostate cancer: a biasadjusted modeling approach [J]. Cancer Prev Res, 2008,1(3): 174 – 181.

[14] Cohen Y C, Liu K S, Heyden N L, et al. Detection bias due to the effect of finasteride on prostate volume: a modeling approach for analysis of the Prostate Cancer Prevention Trial [J]. J Natl Cancer Inst, 2007,99(18): 1366 – 1374.

[15] Goodman P J, Thompson I M Jr, Tangen C M, et al. The Prostate Cancer Prevention Trial: design, biases and interpretation of study results [J]. J Urol, 2006,175(6): 2234 – 2242.

[16] Andriole G, Bostwick D, Brawley O, et al. Chemoprevention of prostate cancer in men at high risk: rationale and design of the Reduction by Dutasteride of Prostate Cancer Events (REDUCE) trial [J]. J Urol, 2004,172(4 Pt 1): 1314 – 1317.

[17] Thompson I M, Goodman P J, Tangen C M, et al. The influence of finasteride on the development of prostate cancer [J]. N Engl J Med, 2003,349(3): 215 – 224.

〉 延伸阅读 〈

一、非那雄胺对前列腺癌的预防作用研究

5α-还原酶抑制剂作用的正确机制目前尚未完全了解。有证据显示,作用机制之一是导致前列腺里的细胞死亡程序。然而,与其他类型的雄激素去势对比,细胞凋亡的现象看上去相当温和。如,与安慰剂治疗的患者对比,病理学的研究并不能显示出所收回的雄激素典型标记物,包括在长期 5α-还原酶抑制剂治疗的患者的前列腺组织的样本中的改变。另外,在良性前列腺增生时有下尿路症状的患者中,前列腺的体积的减少平均不超过最初体积的 25%,而且在第一年治疗之后,前列腺特异性抗原水平减少仅大约 50%。

许多体外和体内研究以及小范围的临床试验已经显示,非那雄胺能减少前列腺的血流和微血管的形成,以及阻滞血管内皮生长因子(VRGF)。这与良好建立前列腺内强有力的血管生长因子双氢睾酮(DHT)的功能有关。

5α-还原酶阻滞它们的靶位的能力,因酶的亲和力和酶的数量之不同而进行调节,并发生相应变化。这就可以解释所观察到对治疗的临床反应的各种不同的变化。

正如上面所提到的,非那雄胺仅仅作用于 2 型 5α-还原酶,而度他雄胺可以阻滞 1 型和 2 型 5α-还原酶两种酶。有趣的是,与 2 型 5α-还原酶相比而言,在具有下尿路症状的良性前列腺增生患者的前列腺组织中,1 型 5α-还原酶似乎仅以低量方式出现。在良性前列腺增生时下尿路症状的治疗中,这种酶的条件性阻滞作用的重要性因此而受到怀疑。

随着研究的进一步深入,除了它们对具有下尿路症状的良性前列腺增生患者所带来的益处受到质疑之外,两种药物在预防前列腺癌(PCa)发生中所发挥的作用也都受到了质疑(图 17 – 1)。

美国的国立卫生研究所(NIH)管理下进行了一项非那雄胺预防前列腺癌(前列腺癌预防试验,即 PCPT)作用的试验评估。前列腺癌预防试验对药物在减少前列腺癌风险方面的作用进行了评估。此项试验研究是一项大样本的前列腺癌药物预防的试验性研究,通过一系列筛查和前

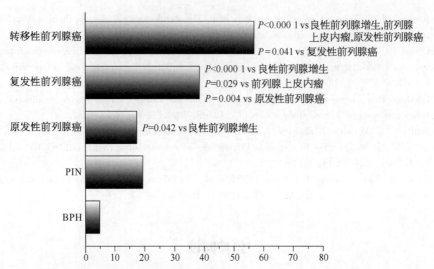

图 17-1　图中横行柱状表示 1 型 5α-还原酶着色的上皮细胞总数占肿瘤区域的百分比。示意 1 型 5α-还原酶在前列腺癌进展过程中的表达。与良性前列腺增生对比，1 型 5α-还原酶在高级别的前列腺内皮瘤中是增加的。在原发癌和转移癌中有进一步的增加（引自 Thomas LN Prostate 2005；63：231-9）

列腺活检，确定前列腺癌的发病率之中包含着无临床意义的病理期前列腺癌的可能性，其前列腺癌的检出率高于实际发病率。共计有 18 000 名男性患者参加，按随机方式接受了每天 5 mg 非那雄胺，或服用安慰剂为期 7 年的试验。这个试验包括年龄在 55 岁，或者高于这个年龄的 PSA 水平≤3 ng/ml 的以及直肠指检正常的男性。所有男性进行年度的直肠指检和 PSA 水平检测的追踪。如果安慰剂组中有人直肠指检发现异常，或者其 PSA 水平超过了 4 ng/ml，就推荐进行活检。在非那雄胺组中，如果直肠指检异常或者年度检查前 PSA 水平超过了正常值，立即推荐和提醒进行与安慰剂组类似数目的活检。非那雄胺组研究结果显示（1）有增加高级别前列腺癌的危险性，且对性功能存在一定程度的影响。因此，非那雄胺作为前列腺癌的预防药物还有待于更进一步的研究，并应根据临床个体情况权衡使用。

　　前列腺癌预防试验结果显示（2），与安慰剂相比，非那雄胺在 7 年间可使入组对象前列腺癌患病率显著下降。因此表明差别是存在的。Redman 等应用数学模型进一步分析了前列腺癌预防试验，结果表明，与安慰剂相比，非那雄胺可使入组对象高级别前列腺癌发生率降低 27%。

　　然而，对前列腺癌预防试验结果的理解至关重要的是：根据他们所患症症的检测特征，两组患者应该分别的进行。活检仅仅在怀疑患有前列腺癌时才予进行。例如，前列腺特异抗原水平的升高，或者直肠指检呈阳性，作为进行活检的理由，并将其作为类似于对前列腺活检的典型指征。在试验的最后，对所有男性患者全部进行活检，没有根据活检去最小化对非那雄胺组中必要的前列腺特异性抗原（PSA）的调节的潜在倾向，提交"研究终结（end-of-study）"的活检。这个前列腺癌预防试验特殊的特征将在以后对论点引起一些争议和辩论，因为设定在"研究终点"患者所检出的癌症其实在真实的生命之年中绝不会检测出来。

　　将所有活检所获取的组织制成切片,至少要对六个活检病灶的切片进行检查。同时采用超声波进行检测,以了解活检患者前列腺的体积大小。前列腺癌的诊断应根据一些严格的要求而进行,通常是建立在前列腺癌预防试验中心实验室的病理学专家,以及定点的协作研究组织认可的基础之上的。这些病理学专家被随机地分配到各协作研究组织之中,他们也提供一些与肿瘤相关的指导。

　　将所有活检组织的切片的有关数据进行整理,对于活检病灶的总数、各个病灶阳性的数量及其所占的百分比、癌的最大直径范围等进行记录。每一个病灶的大小以毫米为单位记录,所有癌病灶内部的直径范围以毫米数进行合计。并将活检组织的切片与肿瘤的范围和侵袭相关的先兆特征确定下来,并且记录归档。用与此相同的方法,对 Gleason 评分≥7,手术边缘阳性,而非器官限制性疾病,两边的肿瘤进行全前列腺切除术(PR)的患者,也可获得相应的切片及其相似数据。

　　前列腺特异性抗原值在一个中心实验室根据双盲的方法每年一次地进行检测。在参加的患者尚未拿到检查结果的报告之前,非那雄胺治疗组的前列腺特异性抗原值增加了两倍。由于这样一个事实,前列腺特异性抗原的值降低超过开始时的 50%,与非那雄胺组相比,有更多的安慰剂组的患者按计划完成了因前列腺特异性抗原值增加而引起的活检。为了调节这个意外的影响,研究协会最终决定,对于非那雄胺治疗组的男性患者,将其前列腺特异性抗原的增加因素加大 2 到 2.3 倍。令人不能完全理解的是,前列腺特异性抗原诊断的准确性也受到影响了,例如敏感性和特异性,前列腺癌预防试验中有一些部分可靠的意外的发现。

　　在非那雄胺组 4 368 名男性中查出了 803 例前列腺癌患者(18.4%),而在安慰剂组的 4 692 名男性中发现了 1 147 例前列腺癌患者(24.4%),对前列腺癌研究长达 7 年之久的评估结果显示患前列腺癌的比例减少了 24.8%(95% 的可信限为 18.6%~30.6%, P<0.000 1)(图 17-2)。

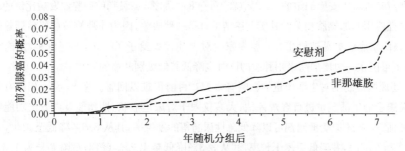

图 17-2　使用非那雄胺或安慰剂组的前列腺癌累积病例的对比

引自 Thompson IM, Goodman PJ, Tangen CM, et al. The influence of finasteride on the development of prostate cancer. N Engl J Med, 2003;349: 215-24.

　　与上述结果一致而且意想不到的是,肿瘤的 Gleason 评分 7、8、9,或者 10 分的在非那雄胺组中更为常见:757 例肿瘤中有 280 例,即 30.7%,占包括最后分析的 4 368 例肿瘤中的 6.4%;而安慰剂组 1 068 例肿瘤中的有 237 例,占 22.2%,两组相比差异具有显著性意义(P<0.001)。

直到今天,仍还有一些泌尿外科学专家相信,非那雄胺可能诱导高度恶性肿瘤是能更早地结束前列腺癌预防试验的理由。这种推测是错误的。相反的是,依据前列腺癌预防试验的"资料和安全监测委员会"劝告,终止了的前列腺癌预防试验,比预期的要早 15 个月,因为有清楚的证据显示原先设定的终点已经达到。

这个委员会应该已经更仔细分析了这个意外的结果,以达到将其确定为一个研究协议,去取代那些并没有合理解释的初期资料。仅仅只提出这些发现的现象,而不去合理地进行解释,结果造成不合理的观点甚为广泛的传播。到后来尽管有新证据,也绝没有积累到一个客观的程度。

美国临床肿瘤学会(ASCO)和美国泌尿外科学会(AUA)为此建议定期进行前列腺特异性抗原(PSA)筛查,对于 PSA≤3.0 ng/ml 的无症状男性应用 5α-还原酶抑制剂来预防前列腺癌,其前提是让患者充分了解该疗法的利弊得失。此外,正在应用 5α-还原酶抑制剂治疗下尿路症状的患者,也应与医师共同讨论是否继续该类药物治疗,以降低前列腺癌发病危险。

男性到底是否应该常规应用 5α-还原酶抑制剂来预防前列腺癌呢? 这一问题其实很大,它包含着更多的问题在其中,比如,5α-还原酶抑制剂对前列腺癌发病率、前列腺癌死亡率和总死亡率的影响程度如何? 5α-还原酶抑制剂对不同组织学分级、分期前列腺癌的发生是否有不同的影响? 5α-还原酶抑制剂对生活质量到底有多大影响? 5α-还原酶抑制剂应用多久较为适宜? 有不少的循证医学证据可以回答这些问题。

美国临床肿瘤学会(ASCO)和美国泌尿学会(AUA)指南的最主要循证医学证据来源于一项纳入 15 项随机对照研究的系统评价和荟萃分析结果。研究显示,5α-还原酶抑制剂使前列腺癌期间患病率降低了 26%[相对危险度(RR)=0.74],绝对危险降低了约 1.4%。看来是有预防效果的。

非那雄胺组的高级别前列腺癌发病率较高。非那雄胺组 Gleason 评分为 7~10 分的肿瘤占 37%(280/757),高于安慰剂组的 22.2%(237/1 068)。那么,高级别前列腺癌发病比例的增高是否与预防性应用非那雄胺相关? 其实上述结果只是一种假象,因为非那雄胺可使前列腺体积缩小,使得高级别癌症更易被检出。一些专家也对上述忧虑给予了否定,其理由是,无论什么药物,它都不可能在一边增加高级别肿瘤的同时也降低其低级别肿瘤的发病率。

5α-还原酶抑制剂对生活质量的影响有多大? 目前仍难以回答。迄今为止,仍没有临床研究对相关患者的生活质量进行客观评估,大多仅限于对尿道症状、性功能及内分泌功能等等方面进行评估。5α-还原酶抑制剂可以降低急性尿潴留的发生率,其从 5.6%降低至 3.3%,(绝对危险差异为 2.3%),并降低手术干预率,其从 3.3%降低至 1.7%,(绝对危险差异为 1.6%),以基线前列腺癌特异性抗原(PSA)>4 ng/ml 的患者获益最多。实际上,所有相关研究资料都显示,使用 5α-还原酶抑制剂增加了不良反应发生率,勃起功能障碍和男性乳房发育发生率增加了 2%~4%,同时还会出现射精量减少以及性欲下降。但总体说来不良反应发生率还是较低的。

值得注意的是,大量的前列腺癌预防试验回顾性分析结果已经得出。这个被称之为"Gleason 变化"的观察,主要探索这个观察怎样解释的三种潜在机制。即:①分段倾向;②通过双氢睾酮减少引起的肿瘤效应(例如,低睾酮理论);③选择倾向,由于非那雄胺所诱导的前列腺体积减小。

1. 分段倾向 是基于这样一个事实,就是前列腺组织因雄激素去势而发生了显著改变。因而猜测是非那雄胺诱导的双氢睾酮减少引起的相似变化。分段倾向通过观察 Gleason 评分>7分的所有活检结果,由一流的前列腺病理学家协会进行,这些专家仍是双盲进入研究组的。这些病理学家被研究组指派去观察预期的非那雄胺诱导的组织改变。令人吃惊的是,这些病理学家并不能根据患者是用非那雄胺治疗、还是用安慰剂来正确区别活检组织的切片结果。另外,新分的格里森模式两组之间没有显著变化。使得这个分段倾向的理论造成了格里森变化显得并不那么可靠。

2. 肿瘤效应的假说 通过分析肿瘤的各种标记物,肿瘤效应的假说也被确定,例如活检病灶阳性的百分率,最大肿瘤各病灶的直径长度(以毫米为单位),肿瘤所有的病灶两边的直径长度(以毫米为单位),两边的肿瘤范围,或周围神经侵犯情况。所有这些标记要么两组之间相似,或者与安慰剂组进行比较非那雄胺组的结果更好(表 17-1)。另外,所有能用上的前列腺根治性切除术的标本都进行了分析。在非那雄胺治疗组与安慰剂组进行对比时,对活检组织的切片的方法而言,肿瘤的标记物会更有用,或者相似,但绝不会更糟。所有这些观察结果均已经公开发表,并且总体来说强有力地支持了非那雄胺并未诱导高度恶性的前列腺癌方面的证据。

表 17-1 肿瘤诊断的病理和临床特征

特征	Gleason≤6		Gleason 7		Gleason≥8	
	非那雄胺 (N=389)	安慰剂 (N=711)	非那雄胺 (N=191)	安慰剂 (N=187)	非那雄胺 (N=91)	安慰剂 (N=57)
N核阳性数 [mean(SD)]	1.40(0.71)*	1.55(0.93)	1.99(1.03)	2.36(1.53)	2.59(1.77)	2.98(1.91)
%核阳性数 [mean(SD)]	22.1(11.3)	23.9(13.7)	31.2(16.4)§	36.7(20.3)	38.4(20.5)	43.3(23.8)
最大直径范围均数 (mm) [mean(SD)]	1.76(1.53)	1.95(1.75)	4.13(3.04)	4.56(3.16)	4.97(2.95)	5.45(3.62)
合计直径范围均数 (mm) [mean(SD)]	2.31(2.68)	2.72(3.20)	6.66(6.16)	8.18(8.07)	9.61(10.88)	12.37(13.52)
双边的百分比(%)	11.1	14.2	20.0	26.3	28.6*	44.6
会阴受累百分比(%)	4.4	5.3	16.3	21.0	9.9	17.9
前列腺体积中位数 (ml)	23.8&	32.7	25.1&	33.5	23.8&	38.8

* $P=0.024$; § $P=0.009$; * $P=0.047$, & $P<0.001$

注:引自 Lucia MS, Epstine JI, Goodman PJ, et al. Finasteride and high-grade prostate cancer in the Prostate Cancer Prevention Trial. J Natl Cancer Inst 2007;99: 1375-83.

3. 选择倾向假说 作为前列腺癌预防试验中格里森变化的原因,从一开始就是最为似是而非的。强烈支持这个理论来自格里森变化的观察,这个研究仅仅"有目的"地观察了活检组中的一些个体,但是到了研究的最后,并没有对这个组中的患者按原计划进行活检。这个观察强烈地提示,是人为的协议导致了这个现象。进一步的分析真正地提示,由于非那雄胺组的前列腺体积减小,不仅发现非那雄胺倾向,而且也发现更高度恶性的癌症。怀疑高度恶性的癌症并不受非那雄胺的影响,就像低恶性癌症一样,至于非那雄胺对癌症的缩小影响,发生在 Gleason 评分≤6 分的患者组在试验的第一年出现格里森变化,非那雄胺发生体积减小效应之时(表 17‐1)。

另外,对 Gleason 变化的事实在并没有在"研究的最后"时获得,例如,人工减少活检组,从前列腺根治性切除患者那里所获得的切片也没有显示这种人为的现象。

尽管有广泛的活检证明这样一个事实,以及包括前列腺癌预防试验(PCPT)多于 560 个前列腺根治性切除标本切片的回顾分析,并没有证明任何有关非那雄胺对前列腺癌的不良反应,而且 Gleason 变化作为传承而来的医疗方案的一个人为现象,绝未完全逆转有关非那雄胺所存在的疑问。自从 2003 年 12 月前列腺癌预防试验公开发表以来,仍存在着一个持续进行的争论,即是不是应该将 5α‐还原酶作为在男性患者前列腺癌的风险方面的常规基础用药。

非那雄胺在 1992 年被批准用于临床时,原本是一种缩小前列腺体积以治疗前列腺增生,低剂量时也可治疗秃顶的类固醇拮抗剂,而后来一些临床研究发现,此药也具有预防及延缓男性前列腺癌的效果,可以使前列腺癌风险降低 25%,因而使之备受关注。

非那雄胺可缩小前列腺体积,显著降低前列腺癌发病率,改善良性前列腺增生的症状,降低下尿路症状患者急性尿潴留发生率,也降低下尿路症状患者接受手术干预的风险。

正如前列腺癌预防试验所述,非那雄胺预防的肿瘤,绝大部分是通过活检证实属于 Gleason 评分≤6 分的。诊断肿瘤的病理学特征提示,与那些用安慰剂治疗的男性患者相比,用非那雄胺治疗的患者较少,而且很少患有侵袭性的肿瘤。在 Gleason 评分≤6 分的肿瘤的阳性病灶计数,Gleason 评分 7 分的肿瘤的阳性病灶的百分比,和 Gleason 评分≥8 分的两边的肿瘤的百分比等几个方面,这种差异具有统计学意义(表 17‐1)。

有趣的是,前列腺癌预防试验治疗组之间的患者,其前列腺体积方面的差别在 Gleason 评分≥8 分的肿瘤患者中最大。因此,专家认为非那雄胺可引起检测高 Gleason 评分的肿瘤倾向。

近来,有一项相关研究已经完成。研究对象为 18 882 名年龄在 55 岁以上的男性。研究开始时,所有研究对象的肛门指诊检查均显示正常,前列腺特异性抗原水平均≤3.0 ng/ml。科学家依照以往统计数据,预期在研究期间,会有 60% 的研究对象发生前列腺癌,或者发生组织学改变。试验随机将研究对象分成两组,分别给予非那雄胺 5 mg/d 或者安慰剂治疗,治疗持续 7 年。最后可分析的患者分别为:非那雄胺组 4 368 人,安慰剂组 4 692 人。研究结果显示:在非那雄胺治疗组中,有 803 人被检查发现患有前列腺癌(占 18.4%);而在对照的安慰组,有 1 147 人被诊断出有前列腺癌(占 24.4%)。在 7 年的治疗期间,前列腺癌的发生率总体较预期下降了 24.8%。在非那雄胺治疗组患者中,较常出现性功能方面的副作用;而在安慰治疗组患者中,较常出现泌尿症状方面的副作用。与安慰组患者相比,在非那雄胺治疗组中患者中所出现的肿瘤恶化程度较高。科学家目前尚不清楚:这究竟是因为非那雄胺会引发高恶性度前列腺癌,还是因为非那雄胺只能够抑制良性肿瘤、而不能抑制高恶性度前列腺癌。所以,专家特别指出:医生在使用非那雄胺进行治疗时,需要权衡它可能为患者带来的利弊。

最近的分析提示,用爱氏丁的前列腺癌标准,在前列腺癌预防试验中发现 62% 的肿瘤是有临床显著意义的。在前列腺癌预防试验中,查出的癌症在数量方面到底显著或不显著,仍然存在着许多的疑问,然而,要考虑到取得患者理解的问题。在西半球,诊断前列腺癌的大多数男性都将要求进行治疗,而不是主动监测,或者进行观察等待。因此,以预防低度恶性肿瘤为主导,这是有益于前列腺癌预防试验的。在另一方面,也有些资料的结果是反对进行前列腺癌预防试验的。根据这些资料所得出的看法是,检出的肿瘤之中有很多在患者的一生之中都不会表现出来,与用非那雄胺预防前列腺癌相关的健康护理所花费的巨大的医疗费用相比,从中所得到的益处十分有限。

美国斯坦福大学 Elliott 报告,其结论是:非那雄胺治疗所致前列腺体积缩小、前列腺特异抗原(PSA)的诊断价值下降,这才是导致前列腺癌预防试验研究中非那雄胺组高级别前列腺癌发病率增高的真正原因。这一所谓增高的风险其实可能是研究偏倚的结果,而非药物本身所致。如果这一说法成立,有关非那雄胺的争议或将画上句号。

Elliott 注意到,前列腺癌预防试验中有充分依据而接受活检的患者,在使用非那雄胺治疗之后,高级别癌风险并未增加。对资料进行了分析,结果显示,前列腺癌预防试验结束时非那雄胺组前列腺体积比对照组小。随着前列腺体积增大,前列腺特异抗原的诊断价值逐渐下降。前列腺体积 <30 cm³ 时,PSA≥4 ng/ml 的阳性预测值为 25%,当体积 >50 cm³ 时降至 17.3%。而对于高级别的癌,这种负相关性显得更加突出:前列腺体积 <30 cm³ 时为 39%,而 >50 cm³ 时为 10.7%。因此 Elliott 指出,非那雄胺组高分级前列腺癌检出率高实际是研究偏倚的结果,可以消除这方面的顾虑,并按照指南的要求使用非那雄胺进行前列腺癌预防。

对有条件筛查或有组织筛查的男性,可进行周期性监测。用 5α-还原酶抑制剂,或者说非那雄胺治疗使前列腺癌的阶段发病率或绝对风险下降。或降低因前列腺增生而导致的尿潴留和手术干预风险,对性功能的影响也逐渐减轻。值得一提的是,前列腺癌预防试验是唯一的一项研究有关 5α-还原酶抑制剂,或者说非那雄胺,预防前列腺癌疗效的试验。依据这项研究的结果,相关专家提出了一些看法,即除非以后得到不同的证据,按目前的理解应维持使用非那雄胺 7 年,以实现前列腺癌的一级预防,也即是说对存在中度患癌风险、但尚未发生侵袭性癌症的相对健康个体实施干预。

同时也必须注意到,根据目前现有的研究资料进行分析,可以看出有关“非那雄胺预防前列腺癌”的研究,仍然只属个别临床研究的阶段,而缺乏更大样本的研究去证明这个结果。虽然这一结果符合人们对前列腺癌治疗的期待,即便得到这个结果的临床研究设计得多么科学和严谨,但必须承认,这距离临床进行广泛的推广应用仍然有很大一段距离。

另外,前列腺癌预防试验设计显示出肿瘤影响范围的差异,而且并未显示在肿瘤的病死率方面有差别,这是在所有的预防试验中都将发生的。然而,欧洲泌尿协会(EAU)发表了一个总的说明,解释如何处理涉及前列腺癌预防试验的这些资料。在这份意见统一的说明中,非那雄胺被推荐作为预防男性前列腺癌风险的药物。这些人关注前列腺癌,特别那些患此病风险较高的患者,例如,有前列腺癌家族史的患者。但它同时也增加了已确诊为前列腺癌的患者产生浸润性肿瘤的风险。

二、度他雄胺对前列腺癌的预防作用

2 型 5α-还原酶是正常的前列腺组织以及良性前列腺增生组织中所表达的主要的同工酶。在前列腺癌标本中,1 型 5α-还原酶表达增加而 2 型 5α-还原酶下降。在许多有 5α-还原酶表达的前列腺癌细胞系中,只有 1 型同工酶的表达。这说明 1 型 5α-还原酶对前列腺癌细胞中双氢睾丸酮的产生有明显的作用。5α-还原酶 1 的拮抗剂对预防前列腺癌应该有较大的潜力。双氢睾酮不仅对前列腺增生症有作用,而且对前列腺癌的发生也有重要的影响。虽然 5α-还原酶 2 是前列腺中主要的酶,但 1 型 5α-还原酶的表达也已被证明,而且 1 型 5α-还原酶可以调节前列腺癌。如果度他雄胺抑制了前列腺内双氢睾酮的形成达到类似血清的水平,那么它对前列腺癌就可以起到预防和治疗的作用。

正如以上所述,在预防前列腺癌中,度他雄胺被认为在某些条件下所提供的好处可能超过非那雄胺。这是因为,非那雄胺是 2 型 5α-还原酶的拮抗剂,它在临床应用的剂量时只能抑制 2 型 5α-还原酶。而度他雄胺是一种新的 5α-还原酶的双重拮抗剂,它既能抑制 1 型 5α-还原酶,也能抑制 2 型 5α 还原酶。有资料显示它比非那雄胺有更强的降低双氢睾酮浓度的作用(94.7% 对 70.8%)。度他雄胺对 1 型 5α-还原酶的抑制作用达到了非那雄胺的 60 倍。服用度他雄胺 27 个月之后,前列腺癌的发病率比安慰剂组降低了 50%(1.2% 对 2.5%)。

与具有下尿路症状的良性前列腺增生进行比较而言,在肿瘤进展过程中 1 型 5α-还原酶的表达增加。大样本的临床试验目前正在进行之中,用度他雄胺与安慰剂对有前列腺癌的风险的男性进行对比。"度他雄胺减少前列腺癌事件试验(REDUCE)"解释这个争议是,在方法上与前列腺癌预防试验不同。因为在前列腺癌预防试验中,患前列腺癌风险的男性被列入其中,但是从试验开始进行活检剔出存在的癌症,结果产生了一个大多数免于患肿瘤人群的研究。这个设计的终点更接近类似于真实的预防,如同经常争论的那样,前列腺癌的预防试验中的许多肿瘤病例,在登记之时其实就可能已经在体内存在了,这种观点应该是可信的。在这些病例,非那雄胺并没有发挥预防作用,但可以在相当程度上减慢肿瘤的自然进程。另外,在人群研究中,前列腺特异抗原水平(PSA)在 4~10 ng/ml 之间的男性被包括在"度他雄胺减少前列腺癌事件试验(REDUCE)"之中,以增加患前列腺癌的潜在风险。"度他雄胺减少前列腺癌事件试验(REDUCE)"的结果将在不远后公布于众。直到那时之前,关于度他雄胺在预防前列腺癌中所扮演的角色尚没有正式的结论可以推荐。

5α-还原酶形成的双氢睾酮对前列腺癌的诱导和维持是十分重要的。没有一个先天性 2 型 5α-还原酶缺少的人会得前列腺癌。与此相似的是,5α-还原酶水平低的人中发生前列腺癌的危险性低。此外,5α-还原酶抑制可以引起裸鼠中前列腺癌异种移植物衰退,抑制鼠 Dunning R3327 前列腺癌的生长。双氢睾酮作为对实体肿瘤生长的一个重要的因素,其必须具有诱导血管生长的能力。尽管如此,5α-还原酶抑制剂是否能促使前列腺癌消退,目前还不清楚。

Andriole 等进行了一个随机、双盲、安慰剂对照、多中心的研究。46 例临床诊断为 T1 或 T2

(Gleason 评分≤7 分)的前列腺癌患者在行根治性前列腺切除术前进行试验。其中 37 例完成试验。对照组平均年龄为 61.3 岁,度他雄胺组平均年龄为 62.0 岁。患者每天口服度他雄胺 10 mg 或安慰剂 7 天,随后给予度他雄胺 5 mg/d 或安慰剂共 6～10 周。对切除组织中的前列腺内雄激素(睾酮和双氢睾酮)水平、凋亡指数、微血管密度(MVD)、形态参数及组织病理学特点进行了分析。发现度他雄胺能使血清双氢睾酮与基础值相比降低 96.5%(从 296.0 pg/ml 降至 10.3 pg/ml),而对照组没有变化。血清睾酮两组均没有变化。前列腺内双氢睾酮与安慰剂组相比降低 97%(分别为 177.2 pg/g 和 6 178.8 pg/g),而前列腺内睾酮增加 20 倍(从对照组的 124.5 pg/g 到度他雄胺组的 2 502 pg/g)。与此同时,前列腺内睾酮的浓度增加,虽然度他雄胺组中前列腺内总的雄激素浓度与对照组相比仍然低于 60%。凋亡指数增加,MDV 比对照组减少 45%(对照组 6.6、度他雄胺组 3.6),并使良性上皮细胞的宽度减少 18%。

三、5α-还原酶抑制剂的不良反应

到目前为止,仍有不少泌尿学专家积极反对使用 5α-还原酶抑制剂,其原因是担心这些药物可能有一些相关的潜在毒副作用。特别是在健康男性中预防癌症的病例,这成了一个重要的争议。非那雄胺和度他雄胺两种药物已被广泛研究,重视它们在几个良性前列腺增生时下尿道综合征的研究中的耐药性。5α-还原酶抑制剂的副作用或不良反应多较轻微和短暂。一般很少会影响其临床应用,但也有少数较严重的不良反应会影响到药物的应用。

最常见的副作用有:耳鼻喉感染、肌肉骨骼疼痛、上呼吸道感染。主要的副作用还包括一些性欲唤醒方面的问题,文献报道不良反应的发生率≥1%,主要是性功能受影响(阳痿、性欲减退、射精障碍)、乳房不适(乳腺增大、乳腺疼痛)和皮疹。用药 2～4 年累计的发生率呈下降趋势。阳痿的发生率为 8.1%,对照组为 3.7%。性欲减退的发生率为 6.4%,对照组为 3.4%。精液量减少发生率为 3.7%,对照组为 0.8%。射精障碍发生率为 0.8%,对照组为 0.1%。乳腺增大发生率为 0.5%,对照组为 0.1%。乳腺疼痛的发生率为 0.4%,对照组为 0.1%。皮疹的发生率为 0.5%,此外还有瘙痒感、风疹及面唇部肿胀等一些过敏反应,以及睾丸疼痛等。

与性功能有关的副作用多为一过性的,主要发生在试验的早期,在以后逐渐减少。在服药的第 4 年,勃起功能障碍、性欲降低、射精异常的发生率小于 0.5%。男性乳房发育仅在少数病例中出现。总而言之,有关性的副作用是很低的,其临床意义表现在只有极少数患者会因此而退出试验。未见有肝功能损害的报告。评价实验室检查结果时,应考虑到服用非那雄胺的患者前列腺特异抗原水平降低的情况。服用非那雄胺或安慰剂的患者中,其他标准实验室参数没有差别。

更令人关注的一个问题是浸润性前列腺癌的高发病率。研究资料显示,非那雄胺组男子中有 6.4%罹患浸润性前列腺癌,而对照组只有 5.1%。更严重前列腺癌发生率的差异虽然较小,但看上去却是客观存在的事实。浸润性前列腺癌发生率的增加可能是一种误导。例如,有可能非那雄胺只是改变了前列腺中癌细胞的结构,使其只是看上去更差了。无论是哪一种可能,这项研究都需要更进一步地继续下去,以评估该药对前列腺癌高危男性的作用。

另外,在前列腺癌预防试验中,对包括性功能评分在内的副作用进行了全面的调查。实际

上,用非那雄胺治疗的男性患者与安慰剂组进行比较,其性功能评分显著降低。然而,个体内的总评分的变化,比总分的降低还要更大一些。不太像是非那雄胺对所研究人群引起的明显的临床副作用。这与其他长期参与非那雄胺试验的具有下尿路症状的良性前列腺增生男性的众多资料有关。而且,这个证据也与泌尿学医生所认为 5α-还原酶抑制剂可疑的副作用进行了对照。

使用 5α-还原酶抑制剂所产生的不良反应,对患者总体生活质量的影响到底如何?根据现阶段的研究结果,尚不能明确回答。因为,以前的这些研究在设计时有一定的疏忽,并没有采用可以对总体或一般生活质量进行评估的相关指标,仅选入前面所述的一些指标。期待以后的研究会有更加全面有关于生活质量方面的指标。

第三节 │ 总结

5α-还原酶抑制剂对于预防前列腺癌的有益作用也许尚存疑问,然而,它不可能会有与之相反的作用。首先,有一项针对一些低恶性癌症自然进程的医学试验证明,5α-还原酶抑制剂起码已有了预防效果。到目前为止,估计非那雄胺对于高度恶性癌症的预防作用不明显。1 型 5α-还原酶抑制剂是否也具有度他雄胺的有益作用,还有待于研究。对于有关"度他雄胺减少前列腺癌事件试验(REDUCE)"结果将带着人们的期待在不远的将来公布于众。

到目前为止,非那雄胺对前列腺体积减小和降低 PSA 水平的长期效果已具有实际价值,对长期用 5α-还原酶抑制剂治疗具有下尿路症状的良性前列腺增生患者,也可能具有改善症状的作用。

对于前列腺癌预防试验,长期非那雄胺治疗促进前列腺癌特异抗原(PSA)对所有和高度恶性癌检测的敏感性的知识已被知晓。改善直肠指检对检测前列腺癌的敏感性,而且改善了高度恶性前列腺癌的分级。另外,增加高度怀疑患有前列腺癌长期用非那雄胺治疗的患者的 PSA 水平。假如有关前列腺体积的分析是正确的话,原始报告降低患前列腺癌风险的效果应由 25% 增加到 50%。排除诊断前列腺癌的 PSA 的阈值,并非如同前列腺癌的预防试验中所认为的是癌症的 25%,而具有临床意义的是 PSA 水平低于 4 ng/ml。当男性关心前列腺癌的问题并寻求得到医学指导时,5α-还原酶抑制剂,尤其是非那雄胺(1 级证据)应该在临床实际中得到采用。

● 重要提示

在由美国主导的国际健康学院的前列腺癌预防试验(PCPT)中,有 18 000 名男性接受了 5 mg/d 的非那雄胺或者安慰剂长达七年之久的研究。前列腺癌的检出率在非那雄胺组有 18.4%,而在安慰剂组为 24.4%,在前列腺癌参数中,计有 6% 的恢复正常,或者有 24.8% 的相对减轻(95% CI, 18.6%~30.6%, $P <$ 0.001)。这些癌症后经前列腺活检病理学切片分析得出的特征提示,对用非那雄胺治疗的男性与用安慰剂组的相比较,非那雄胺有很少、很小的诱发肿瘤的作用。

大量的回顾性分析显示,在非那雄胺治疗组中意外发现高度恶性肿瘤有 6.4% 的增加的可能原因在于非那雄胺使前列腺体积减小。

欧洲泌尿外科协会认为推荐非那雄胺作为预防男性前列腺癌的药物是有风险的。男性对前列腺癌的预防非常关注,特别是具有患前列腺癌方面的风险(例如有前列腺癌的家族史)的男性。另一个 5α-还原酶抑制剂,度他雄胺,是否具有预防癌症的作用,目前还在研究之中。

(苏元华　李苏华)

◆ 参考文献 ◆

[1] BS Kramer, Karen L, Hagerty, et al. Use of 5α-reductase inhibitors for prostate cancer chemoprevention: American Society of Clinical Oncology/American Urological Association 2008 Clinical Practice Guideline [J]. J Urol, 2009,181(4): 1642 - 57.

[2] Legrier M E, de-pinieux G, Poirson-Bichat F, et al. Un nouveau modele de cancer humain de prostate, PAC120 A new model of human prostate cancer, the PAC120 xenograft [J]. Pathol Biol(Paris),2003, 51(1): 1.

[3] Chapple C R. Pharmacological therapy of benign prostatic hyperplasia/lower urinary tract symptoms: an overview for the practicing clinician [J]. BJU Inter, 2004,94: 738 - 744.

[4] Andriole G, Bruchovsky N, Chung L W K, et al. Dihydrotestosterone and the prostate: the scientific rationale for 5α reductase inhibitors in the treatment of benign prostatic hyperplasia [J]. J Urol, 2004, 172: 1399 - 1403.

[5] Clark R V, Hermann D J, Cunningham G R, et al. Marked suppression of dihydrotestosterone in men with benign prostatic hyperplasia by dutasteride, a dual 5alphareductase inhibitor [J]. J Clin Endocrinol Metab, 2004,89: 2179.

[6] Andriole G, Bostwick D, Brawley O, et al. Chemoprevention of prostate cancer in man at high risk: rationale and design of the reduction by dutasteride of prostate cancer events (REDUCE) trial [J]. J Urol, 2004,172: 1314 - 1317.

[7] Roehrborn C G, Boyle P, Nickel J C, et al. Efficacy and safety of a dual inhibitor of 5alphareductase types 1 and 2 (dutasteride) in men with benign prostatic hyperplasia [J]. Urology, 2002, 60: 434 - 441.

[8] O'leary M P, Roehrborn C, Andriole G, et al. Improvements in benign prostatic hyper plasiaspecific quality of life with dutasteride, the novel dual 5αreductase inhibitor [J]. BJU Inter, 2003,92: 262 - 266.

[9] Roehrborn C G, Marks L S, Fenter T, et al. Efficacy and safety of dutasteride in the four year treatment of men with benign prostatic hyperplasia [J]. Urology, 2004,63: 709 - 715.

[10] Andriole G L, Humphrey P, Ray P, et al. Effect of the dual 5αreductase inhibito dutasteride on markers of tumor regression in prostate cancer [J]. J Urol, 2004,172: 915 - 919.

[11] Thompson I M, Goodman P J, Tangen C M, et al. The influence of finasteride on the development of prostate cancer [J]. N Engl J Med, 2003;349: 215-24.

[12] Uemura M, Tamura K, Chung S, et al. Novel 5 alpha-steroid reductase is overexpressed in hormone-refractory prostate cancer [J]. Cancer Sci, 2008,99: 81-6.

[13] Fenter T C, Davis E A, Shah M B, et al. Dutsteride vs finasteride: assessment of differences in acute urinary retention rates and surgical risk outcomes in an elderly population aged > OR =65 years [J]. Am J Manag Care, 2008,14: S154-9.

[14] Lucia M S, Epstein J I, Goodman P J, et al. Finasteride and high-grade prostate cancer in the prostate cancer prevention trial [J]. J Natl Cancer Inst, 2007,99: 1375-83.

[15] Vastag B. Preventing prostate cancer: new analyses put finasteride back on the map [J]. J Natl Cancer Inst, 2008,100: 1132-3.

[16] Chmitz-Drager B J, Lummen G, Schafer R M. Chemoprevention of prostate cancer [J]. Current Status Urologe, 2007,46: 611-615.

[17] Thomas L N, Douglas R C, Lazier C B, et al. Levels of 5alpha-reductase type 1 and type 2 are increased in localized high grade compared to low grade prostate cancer [J]. J Urol, 2008,179: 147-51.

[18] Rittmaster R S. 5alpha-reductase inhibitors in benign prostatic hyperplasia and prostate cncer risk reduction [J]. Best Pract Res Clic Endocrinol Metab, 2008,22: 389-402

[19] Makridakis N, Reichardt J K. Pharmacogenetic analysis of human 20. steroid 5 alpha reductase type Ⅱ: comparison of finasterde and dutasteride [J]. J Mol Endocrinol, 205,34: 617-23.

[20] Steers W D. 5 alpha-reductase activity in the prostate [J]. Urology, 2001,58: 17-24.

[21] Lucia M S, Epstein J I. Finasteride and high-grade prostate cancer in the prostate cancer prevention trial [J]. J Natl Cancer Inst, 2007,99: 1375-1383.

[22] Vickers A J, Savage C J, Lilja H. Finasteride to prevent prostate cancer: should all men or only a high-risk subgroup be treated? [J] J. Clin Oncol, 2010,28: 1112-1116.

[23] Elsevier. Testosterone replacement therapy and prostate cancer [J]. Urol Clin North Am, 2007,37: 555-563.

[24] 刘孝东,李虹,步宏,等. 非那雄胺对大鼠前列腺微血管的影响[J]. 四川大学学报医学版,2004,35: 226-228.

第十八章 内分泌治疗的未来展望

利用手术去势的方法抑制血清睾酮水平来治疗晚期前列腺癌,开创了人类利用内分泌治疗恶性肿瘤的先河。几十年来,随着"去势"方法的不断改进,晚期前列腺癌患者的生存时间得到显著延长。但前列腺癌的治疗仍然需要面对诸多悬而未决的挑战,前列腺癌内分泌治疗的潜力值得进一步挖掘。

第一节 │ 传统内分泌治疗与演进

自从 1941 年 Huggins 和 Hodges 首次发现手术去势加雌激素能够延缓前列腺癌的进展,前列腺癌内分泌治疗策略一直围绕着"去势"和"抗雄"两方面来进行。

"去势"是指通过雄激素剥夺疗法(ADT)将血清睾酮维持到一定水平以下,进而使前列腺癌失去生长"动力"而出现凋亡,各类指南推荐的去势水平是指将血清睾酮水平维持到 50 ng/dl(1.7 mmol/L)以下。传统的去势方法包括手术去势和药物去势两大类,手术去势是指通过睾丸切除的方式去除体内睾酮产生的源头来达到降低血清睾酮的目的,研究证实睾丸切除可降低 90% 以上的睾酮水平,如再联用雌激素可使 60%～70% 的晚期前列腺癌患者的病情得到以控制。由于手术去势联合雌激素治疗会对患者造成心理上和生理上的双重打击,药物去势的方法便应运而生。促性腺激素释放激素类似物(LHRH-α)是目前常用的 ADT 方法,其作用机制是通过持续刺激垂体 LHRH 受体来诱发其表达下调,从而促使 LHRH 激动腺垂体释放 LH 的作用减弱,因其对晚期前列腺癌的治疗效果与手术去势效果相当,已逐渐取代手术去势成为目前最常用的 ADT 方法,常用的 LHRH-α 包括戈舍瑞林、亮丙瑞林和曲普瑞林等,三者控制睾酮水平的能力相当,通常 3 周内便可使睾酮维持达到去势水平。相对于手术去势,这种化学去势方法是可逆的,停药 6～9 个月后因血清低睾酮所致的不适症状便可得到缓解,极大地降低了去势所造成的心脏毒性、性功能减退等不良反应。初次注射 LHRH-α 后 3 周左右会出现血清睾酮一过性升高,引起包括性欲减退、潮热、骨痛、认知功能障碍、疲劳等在内的多种副作用,严重的会出现肿瘤病情进一步恶化和脊髓压迫等并发症。因此,欧洲泌尿外科协会推荐在注射 LHRH-α 的前 2 周或当天开始进行抗雄激素治疗，以防因睾酮一过性升高造成的病情恶化，并将其作为晚期激素敏感性前列腺癌的标准治疗方案。LHRH 受体拮抗剂是近年来新的去势药物，相对于 LHRH-α 副作用较少，可在 3 天内将睾酮水平控制到去势水平，其降低血清 PSA 和睾酮的能力与 LHRH-α 大致相当，甚至在延长无进展生存期(PFS)方面要优于 LHRH-α，有望取代 LHRH-α 成为常规 ADT 的主要方法。目前常用的有短效阿巴瑞克和长效地盖瑞克两种，是利用化学分解 LHRH 的方法得到的。

"抗雄"是另一大内分泌治疗策略，传统的抗雄药物包括两大类，一类是甾体类抗雄药物，包括醋酸甲地孕酮、醋酸环丙孕酮(CPA)等，因副作用大已经很少运用于临床；另一类是非甾体类抗雄药物，包括比卡鲁胺、氟他胺和尼鲁米特等，不良反应相较于第一类少，可单药使用或作为"去势"的辅助治疗，但因其不能完全阻断 AR，且毒性反应相对于药物去势多，目前更多的是作为二线治疗方案。从分子生物学的角度而言，"抗雄"策略相较于"去势"阻断 AR 信号通路更为彻底，因此寻找毒副反应较小的抗雄药物一直是内分泌治疗的努力方向。

第二节 | "去势"与"抗雄"的挑战与应对

虽然传统 ADT 在延缓前列腺癌进展方面取得了不错的效果，但仍存在部分血清睾酮浓度维持在去势水平却发生 PSA 进行性升高、影像学进展的前列腺癌患者，称其为去势抵抗性前列腺癌(CRPC)，这也是晚期前列腺癌治疗所面临的最大挑战。根据雄激素-AR 信号通路与前列腺癌进展关系的变化，我们将前列腺癌分为以下 4 个阶段：①雄激素和 AR 依赖阶段：前列腺癌肿瘤细胞生长依赖内分泌雄激素；②内源性雄激素和 AR 依赖阶段：循环雄激素虽维持在去势水平，但肿瘤细胞依靠细胞旁分泌或自分泌的内源性雄激素支持下生长；③雄激素非依赖和 AR 依赖阶段：雄激素-AR 信号通路在无雄激素结合的情况下，被其他通路(如 HER2/NEU、IL-6、scr 激酶和配体非依赖性的 AR 剪接变体变异)持续活化；④雄激素非依赖性和 AR 非依赖性阶段：依赖雄激素-AR 激活的配体-受体模式被完全废除，肿瘤生长在其他致癌信号驱动下生长。第①阶段的前列腺癌之所以能够被 ADT 所抑制，主要是因为这个阶段的前列腺癌依赖循环雄激素的支持来维持生长，ADT 能够抑制大部分肿瘤外雄激素的释放，进而使其失去生长动力；而第②、③阶段的前列腺癌可在瘤体内源性雄激素驱动下甚至无雄激素激动的情况下便能使 AR 表现为持续的激活状态，通过抑制内分泌雄激素很难抑制该阶段的前列腺癌的进展。以多西他赛为主的化疗是该阶段的主要治疗方法，传统的 ADT 仅作为化疗的辅助方法来起到延缓病情发展的作用。但是该阶段的前列腺癌依旧是依赖雄激素-AR信号的驱动,更为彻底的"去势"与"抗雄"方法有希望抑制肿瘤的进展。

研究发现 CRPC 瘤体内的睾酮、DHT 和雄激素代谢相关的酶的浓度明显高于未受任何治疗的 ADT 敏感的前列腺癌,因此内源性雄激素是 CRPC 形成的重要原因。从生化角度看,在 HSD3B1 和 CYP17A1 酶的催化下,胆固醇经一系列反应生成的睾酮和双氢睾酮的过程是内分泌、旁分泌和自分泌途径产生雄激素的共同路径。阿比特龙是近年来在这个背景下产生的更为彻底的 ADT 药物,阿比特龙是雄激素合成酶 CYP17A1 的特异性抑制剂,其不光能抑制睾丸内分泌的雄激素,还能抑制肾上腺内分泌、瘤体内旁分泌和自分泌雄激素。AFFIRM Ⅲ期临床试验发现与服用安慰剂相比,服用阿比特龙的多西他赛抵抗型 CRPC 患者的中位生存时间普遍要延长 3.9 个月。美国食品药品管理局(FDA)已于 2011 年批准将阿比特龙用于多西他赛化疗失败的 CRPC 患者,2012 年又将适应证扩大到各阶段的 CRPC 患者,2016 年阿比特龙在中国获批上市,使中国的 CRPC 患者生存期明显获益。新英格兰杂志发表的 LATITUDE 临床试验显示,对于那些发生转移,但对传统 ADT 敏感的前列腺癌患者,在 ADT 治疗基础上联用阿比特龙可将 PFS 时间由 14.8 个月延长到 33 个月,因此,未来有必要将阿比特龙的适用人群进一步扩大到去势敏感性前列腺癌患者。阿比特龙最常见的不良反应是因继发性盐皮质激素升高引起的高血压和低血钾,故常需与泼尼松联用。

针对雄激素受体的第一代抗雄药物由于毒性反应,常作为 ADT 的辅助治疗方法,随着第二代抗雄药物恩杂鲁胺成为 CRPC 的一线治疗药物,"抗雄"策略逐渐达到了与"去势"策略同等的地位。恩扎鲁胺同样是通过与雄激素竞争结合 AR 的配体结合区(LBD)发挥作用的,其结合能力是一代抗雄药物的 5～8 倍,同时无继发性盐皮质激素升高的副作用。AFFIRM Ⅲ期临床实验显示,与安慰剂组相比,多西他赛治疗失败的 CRPC 患者在服用恩扎鲁胺后生存期要延长 4.8 个月左右,FDA 已分别于 2012 年、2014 年批准将其用于化疗治疗后、未经化疗的 CRPC 患者。

除了阿比特龙和恩扎鲁胺外,有更强"去势""抗雄"能力或更少毒副作用的新一代内分泌治疗药物已处于临床试验中,如 TOK-001 除了与阿比特龙一样能够抑制 CYP17A1 的活性外还有潜在抑制 AR 的能力;ARN-509 是一种与恩扎鲁胺结构类似的 AR 抑制剂,但与恩扎鲁胺相比,有着完全无内在 AR 激动活性和中枢系统相关的毒性的优点;而 ODM-201 是在结构上与恩扎鲁胺完全不同的 AR 抑制剂,而与恩扎鲁胺和 ARN-509 相比,其竞争 AR 结合能力更高;与以上竞争结合 AR 的抑制剂不同，ASC－J9® 是第一个能够降解 AR 的药物，已经被证实能够抑制前列腺癌的进展。目前上述雄激素－AR 通路相关的内分泌治疗新药，有的已经进入 II 期临床研究，相信在未来，这些新的内分泌治疗药物会使更多 CRPC 患者受益。

阿比特龙和恩扎鲁胺已经为既往 ADT 抵抗的 CRPC 患者提供了除多西他赛化疗以外的新选择，然而依然有约 33％、25％ 的患者对阿比特龙、恩扎鲁胺天然抵抗，即使那些对阿比特龙或恩扎鲁胺敏感的 CRPC 患者也会随着内分泌治疗的进行而再次发生耐药。目前已经得到证实的抵抗机制包括：AR 突变、拷贝增加和剪接体变异；雄激素生物合成相关酶表达上调；在不依赖 AR 激活情况下，下游信号被其他传导通路激活；糖皮质激素受体上调；AR 共刺激因子的上调和共抑制因子的下调；自噬增加；免疫逃逸等等。其中 AR 变异是耐阿比特龙和恩扎鲁胺 CRPC 的重要机制之一，这些变异的 AR 在失去了配体结合能力的同时具有驱动转录的能力，进而使 CRPC 在不依赖雄激素的驱动下发生生长和转移。突变是 AR 变异的重要形式之一，常规的 ADT 治疗后有高达 8％～25％ 患者发生 AR 突变。原因是我们常用的"去势"和"抗雄"治疗可看作为对前列腺癌瘤体内各突变亚群的筛选过程，在内分泌治疗的压制下去势敏感的突变亚群虽然被显著抑制，但去势抵抗的突变亚群则快速扩增。LBD 是 AR 常见的突变区域，该区域的突变可引起 LBD 的结构发生改变，使其能够被孕激素、雌激素、糖皮质激素甚至于雄激素拮抗剂所激活。发生在该区域常见突变有对恩扎鲁胺产生耐药的 F876L 突变和对阿比特龙产生耐药的 H874Y、T877A 突变。研究表明，在循环肿瘤细胞检测到相关的 AR 突变会预示更差的临床结局。AR 剪接体变异是阿比特龙和恩扎鲁胺抵抗的另一重要机制，这些剪接变异体会随着前列腺癌的进展和 ADT 的进行表达逐渐升高。剪接体变异能编码缺少 C－末端(CTB)LBD 的截短 AR，这种截短的 AR 虽不具备 LBD，但保留了具有转录活性的 N 末端(NTD)，无需雄激结合便能与雄激素反应原件(ARE)结合来促使生长相关基因的表达，因此，AR 竞争性抑制剂恩扎鲁胺失去了作用位点而造成"脱靶"效应，引起对恩扎鲁胺耐药的 CRPC 发生。常见的剪接体变异有 ARV－7 和 ARV－567，类似地，循环肿瘤细胞高表达 ARV－7 的患者提示对阿比特龙和恩扎鲁胺的治疗反应相对较差。因此未来寻找特异性对抗 AR 各种变异的药物可以为 CRPC 患者开辟新的治疗途径，如杀虫剂氯硝柳胺具有潜在 ARV7 的抑制能力，其具有通过蛋白酶体途径降解 ARV7 蛋白和阻碍 ARV7 与 ARE 结合，阻碍其转录的能力。

第三节 | 个体精准化治疗和组合治疗

目前针对 CRPC 的标准治疗方案是在 ADT 的基础上运用阿比特龙抗雄激素合成和恩扎鲁胺竞争结合 AR,在这种强力的雄激素- AR 信号压制下,大部分前列腺癌的生长会得到抑制,然而不幸的是,大多数患者在 1～2 年后仍然会发生抵抗而最终治疗失败,这提示,当前的内分泌治疗策略依旧存在不足。究其原因,前列腺癌是由多种基因变异引起的复杂疾病,单纯的抑制雄激素- AR 信号尚不足以完全杀灭肿瘤细胞。除了常见的 AR 相关的变异外,大约 50%～79% 的前列腺癌患者存在 *TMPRSS2 - ETS* 融合基因的表达,像 TP53 突变(3%～47%)、丢失(2%～15%)、PTEN 突变(2%～14%)、APC 突变(3%～10%)、ATM 突变(5%)这样的基因改变也十分常见,另外我们也要考虑到由纤维细胞、免疫细胞、血管内皮细胞等构成的复杂肿瘤微环境对肿瘤的进展也同样起着至关重要的作用。然而针对不同的前列腺癌患者,我们通常采用统一的治疗方案却未将患者之间的个体差异考虑在内,虽然目前已有多种内分泌治疗相关药物投入到临床运用当中,实际上供患者选择的方案还十分有限。随着近年来生物大数据的迅猛发展,越来越多的新关键致病基因被挖掘出来,利用生物信息学的方法可以发掘出不同预后的分子亚型,通过具体的分子亚型可以进一步预测肿瘤未来的生物行为,并据此为患者制定个体精准化治疗方案。

经验告诉我们,同一种药物在不同的患者之间有着不同治疗反应,对于 CRPC 患者,ADT 联合阿比特龙或恩扎鲁胺相较于 ADT 联合多西他赛取得了明显的效果,但仍有 30% 的患者对该方案天然耐药。第④阶段的前列腺癌已经不再依赖雄激素- AR 信号通路维持就能发生生长和转移,"去势"和"抗雄"的治疗策略已经不能完全抑制肿瘤进展,此时肿瘤内存在如 EGFR、PI3K/Akt/mTOR 等通路异常激活,肿瘤在缺少雄激素- AR 信号刺激依旧能够生长。除了常见的放化疗与内分泌组合治疗方案外,在内分泌治疗的基础上联用 PI3K/Akt/mTOR 通路的抑制剂如广谱 PI3K 抑制剂 BKM120、PI3K/mTOR;双靶点抑制剂 BEZ235 和 TORC1 抑制剂依维莫司等多靶点治疗已经处于临床试验当中,并取得了不错的效果,相信未来会有更多以内分泌为基础的组合治疗方案涌现出来。

第四节 | 总结

本章介绍了以手术或药物传统去势方法来治疗晚期前列腺癌,阐明了 CRPC

的分子生物学机制和新一代内分泌治疗药物阿比特龙和恩扎鲁胺的具体作用机制,面临耐阿比特龙和恩扎鲁胺的 CRPC 的严峻挑战,介绍了为不同患者制定个性化治疗方案、多通路组合治疗方案。

(祝 宇 蒋 文)

· 参考文献 ·

[1] 孙颖浩,杨悦.前列腺癌内分泌治疗的现状与展望[J].实用医院临床杂志,2017,6:1-4.
[2] 曾浩,种铁,贺大林,等.去势抵抗性前列腺癌最新指南解读——暨中国西部专家共识[J].现代泌尿外科杂志,2017,2:85-94.
[3] Buttigliero C, Tucci M, Bertaglia V, et al. Understanding and overcoming the mechanisms of primary and acquired resistance to abiraterone and enzalutamide in castration resistant prostate cancer [J]. Cancer Treat Rev, 2015,41(10):884-92.
[4] Karantanos T, Evans C P, Tombal B, et al. Understanding the mechanisms of androgen deprivation resistance in prostate cancer at the molecular level [J]. Eur Urol, 2015,67(3):470-9.
[5] Delre M, Biasco E, Crucitta S, et al. The detection of androgen receptor splice variant 7 in plasma-derived exosomal RNA strongly predicts resistance to hormonal therapy in metastatic prostate cancer patients [J]. Eur Urol, 2017,71(4):680-7.
[6] Bambury R M, Rathkopf D E. Novel and next-generation androgen receptor-directed therapies for prostate cancer: Beyond abiraterone and enzalutamide [J]. Urol Oncol, 2016,34(8):348-55.
[7] Antonarakis E S, Lu C, Wang H, et al. AR-V7 and resistance to enzalutamide and abiraterone in prostate cancer [J]. N Engl J Med, 2014,371(11):1028-38.
[8] Barbieri C E, Bangma C H, Bjartell A, et al. The mutational landscape of prostate cancer [J]. Eur Urol, 2013,64(4):567-76.
[9] Ciccarese C, Massari F, Iacovelli R, et al. Prostate cancer heterogeneity: Discovering novel molecular targets for therapy [J]. Cancer Treat Rev, 2017,54(68-73).
[10] Bitting R L, Armstrong A J. Targeting the PI3K/Akt/mTOR pathway in castration-resistant prostate cancer [J]. Endocr Relat Cancer, 2013,20(3):R83-99.

〉 延伸阅读 〈

在这个"水晶球"里,我们将看到起码有三个方面的挑战仍需要去设法解决。即:①从药理学方面改善雄激素去势治疗。②改善细胞内的去势。③根据基因型确定雄激素治疗不同反应类型的患者。

一、从药理学方面改善雄激素去势治疗

C. Huggins 有关雄激素剥夺治疗的精液研究工作是建立在外科去势、和运用雌激素的基础之上的。黄体生成素释放激素(LHRH)激动剂已经逐步取代了外科去势手术。现在,1、3、6,甚至 12 个月黄体生成素释放激素激动剂药理学作用已经十分明确,并广泛应用于临床。从商业的角度出发,支持广泛使用黄体生成素释放激素的,现在开始被患者较好的接受,这些意见也

经常被错误地认为是"心理学上的"的优势。值得注意的是，这种优势对长期治疗好像忽然消失，特别是在每月一次地重新注射黄体生成素释放激素激动剂之后，尤其如此。我们常常忘记的是黄体生成素释放激素的激动剂使用较去势疗法优越在于可逆性。虽然，这种可逆性的作用有时很慢，而且不可预知，但临床已经允许作为辅助性的治疗，特别是对于放疗，以及间歇性的睾酮抑制。

　　然而，去势疗法，包括黄体生成素释放激素（LHRH）激动剂，是与外科去势雄激素治疗（ADT）不同的，至少在药理学的峰值方面是这样。正如前面所提到的，首次使用黄体生成素释放激素（LHRH）激动剂后，减少了激增的血清睾酮水平，第 1～3 天，平均水平在 500～600 ng/dl。如果实行了雄激素去势疗法，就会引起了睾酮在低水平有一段持续性延缓，一般在进行治疗的 21 天之前不能完成。另外一方面，黄体生成素释放激素（LHRH）分解之后，产生促卵泡激素（FSH）和持续性地促进促卵泡激素（FSH）的逃逸。促卵泡激素的激增和逸出的临床评价仍未明了。初期睾酮激增的结果可能会使症状变得更加糟糕。显著的副反应是尿路梗阻、脊髓受压，以及淋巴性水肿。此外，有一点目前已非常清楚，这就是睾酮的水平在外科去势之后所达到的水平，远远低于那些用黄体生成素释放激素激动剂之后所达到的水平。采用一种新一代的运载系统，如缓释给药系统（atrigel）后反复给药的缺点可被避免。近来的药理学研究主要关注于黄体生成素释放激素激动剂更稳定的传递系统的发展。

　　多年以来，我们接受了这些"药理学异常情况"，且把它作为对可逆性的和有益于患者的代价。实际上，外科去势雄激素治疗（ADT）最佳的药物，应该是在依然完全可逆时，能减少迅速和严重的睾酮的抑制。在将来，黄体生成素释放激素（LHRH）受体拮抗剂，可以完成这个任务。事实上，它们直接结合黄体生成素释放激素（LHRH）的受体没有引起促性腺激素的释放。而且，这样在没有初始的激增，便达到迅速地睾酮的抑制。现在可得到的黄体生成素释放激素（LHRH）受体拮抗剂，是经化学改变之后的黄体生成素释放激素（LHRH）的分解产物，而且包括短效的阿巴瑞克和长效的地盖瑞克。地盖瑞克是一种可溶的黄体生成素释放激素（LHRH）受体拮抗剂。与阿巴瑞克相比，它不减少组织胺释放，而且因此并不减少过敏反应。两个Ⅱ期试验和一个Ⅲ期试验已经产生用一个月的地盖瑞克的公式化表达方法。值得注意的是，在 3 天的治疗之后，95％的患者达到低水平的睾酮状态，并在用药期间长期维持这种睾酮的低水平。地盖瑞克看起来与外科去势对睾酮的抑制的速度和范围方面相似。它是否对黄体生成素释放激素（LHRH）受体激动剂导致显著性改善，这还有待以后更深入的研究。

　　最后，进一步的研究工作将以当黄体生成素释放激素（LHRH）的激动剂治疗后，睾酮的恢复情况为目标。Kaku 等人进行了一项有 32 位患者参加的研究，这些人都是接受黄体生成素释放激素（LHRH）激动剂治疗超过 24 个月的。结果显示，虽然黄体酮水平在 3 个月之内重新恢复到正常，但睾酮恢复到正常的时间是 24 个月。这个报告另外指出，恢复时间在各个体之间有非常大的差别，那些年纪≥65 岁需要更长的时间才能恢复。这个负面结论影响了外科去势雄性激素治疗（ADT）的辅助调节，也影响了间歇现象。正如所认为的那样，短暂的给药的好处是在延长恢复时期时，副作用可以消失。

二、改善细胞内的去势

有趣的是，有关黄体生成素释放激素(LHRH)激动剂所做的多数工作，都集中在睾酮水平方面。然而，最近的资料明确地指出，需要完全地控制细胞内的睾酮水平，以避免雄激素受体的活性反应。这可以通过维持可能最低的睾酮血清水平来完成。饶有趣味的是，Wright 等论证了啮齿动物的模型。即在睾酮血清水平非常低时出现前列腺增生。在去势的动物中，最低的睾酮血清量增加了睾丸酮血清水平，而前列腺湿重的问题，DNA 的含量，和分泌活性稳步增加，然后达到一个高剂量的平台水平。在睾酮水平为 36 ng/dl(对照人类的浓度大约是 50 ng/dl)，或者是比此更低，最大的半量反应在所有的三个研究中已经出现。这证实睾酮抑制的价值开发新的黄体生成素释放激素(LHRH)的激动剂成为必要，这远远高于开始去完成灭活前列腺细胞的活性的需要。

然而，这可能是相当不够的。事实上，不断积累的证据也提示，尽管能用医学方法进行雄激素去势，但即使这样残留的雄激素在前列腺内仍然是存在的，而且能够达到激活雄激素受体(AR)的水平，以致细胞的残存或增殖可以得到维持和改善。Montgomery 等人研究了雄激素的水平和雄激素的调节基因表达，这是在临床短期(1 个月)去势雄激素的试验中，用一个黄体生成素释放激素(LHRH)拮抗剂，运用不同的技术对使用安慰剂的健康男性的前列腺样本进行比较。医学去势减少了组织雄激素水平的 75%，而且减少几个雄激素调节基因(NDRG1、FKBP5 和 TMPRSS2)的表达。然而，许多雄激素响应基因，包括激活雄激素受体(AR)和前列腺特异抗原(PSA)，在短期去势或者在新的辅助外科去势治疗(ADT)9 个月之后，并未受到控制。这个最显著的部分需要更好地控制细胞内雄激素的路径，并且重新唤醒对以下几个方面的兴趣：结合黄体生成素释放激素(LHRH)激动剂的完全雄激素拮抗剂(CAB)、非甾体抗雄激素，或使用更具有技术水准的雄激素去势方法。

增加阻滞雄激素受体作为前列腺癌激素因子(HRPCa)为主要靶向，其潜在好处被从醋酸阿比特龙(abiraterone，一种雄激素拮抗药)所获得的初步结果得到进一步肯定，醋酸阿比特龙(abiraterone)是一个口服和可逆的细胞色素 P(CYP17)的拮抗剂，它降低睾酮和双氢睾酮的水平，使之达到不能被测出的水平。21 例用前列腺癌激素因子化疗的患者在 I 期研究中每天进行一次治疗，并连续用醋酸阿比特龙。醋酸阿比特龙的用药与增加肾上腺皮质激素和类固醇激素与上游的细胞色素 P(CYP17)水平有关，而且与所有的患者血清睾酮的抑制，向下游雄激素和雌二醇有关。前列腺特异抗原增加水平的>30%、50%和 90%分别在 14%(66%)、12%(57%)、6%(29%)的患者中获得，并且持续在 69～>578 天。放射学检查病灶缩小，乳酸脱氢酶的正常，以及相关的症状改善与减少止痛剂的使用也可作为其引证，用药增加细胞内的阻断的稳定性。

不幸的是，所有我们的努力去最大化雄激素受体(AR)阻断仍是不适合对旁路激素阻滞的，这确实是有可能的。因此，对药物在细胞死亡减少方面需要制定一个标准，如同化疗，免疫治疗和直接的作用于靶细胞的毒性药物一样。

三、根据基因型确定雄激素治疗不同反应类型的患者

外科去势疗法(ADT)通常对患者进行统一的方式用药,而且对鉴别患者对外科去势治疗(ADT)不同的敏感性,包括药物敏感性和睾酮细胞内抑制的活性类型两个方面,都没有直接影响,这可能在将来会发生改变,如 Ross 等人所认为的那样。他最近指出,在雄激素旁路的遗传变异,是与患前列腺癌(PCa)的男性外科去势治疗(ADT)的效应相关的。一组 529 例的使用外科去势治疗(ADT)治疗且患有严重的前列腺癌(PCa)患者,他们的基因特点是与雄激素代谢有关的 129DNA 多形性分布式的,而且有 20 个基因发生交叉的基因型。这显示,分离基因(CYP19A1、HSD3B1、T 和 HSD17B4)的 3 个多形性与在外科去势治疗(ADT)中的程序时间(TTP)有显著性相关($P<0.001$)。个体携带多于一个多形性的基因与促进程序时间(TTP)用药对治疗的反应方面,比个体携带零个或一个多形性要更好一些($P<0.0001$)。

这样基因型也有助于确定患者在副作用方面的主要风险,以至于预防检测可以在治疗过程非常早的时期就能着手进行。确实,在患者中,雄激素通过大量基因的活性作用控制着骨骼,肌肉和脂肪组织的动态平衡,结果不同的细胞型对外科去势治疗(ADT)有不同的反应,甚至当所有这些反应被相同的细胞内雄激素受体(AR)介导时也是如此。一项最近的研究发现了一些这样的例子,例如,多形性在雄激素受体(AR)的基因突出性瘤中是 GGN 和 CAG 的重复,它们分别在男性和异常脂蛋白血症的女性中与胰岛素抵抗有相关的作用。其他研究发现,雄激素受体(AR)的基因 CAG 的重复长度,与青春期的严重抑制发生亦有相关关系。

外科去势疗法(ADT)的产生及其发展过程的有关资料,不少都汇集在本书之中。这对于以后进行系统治疗有一定的指导作用,但也难免仍存在着一些异议。我们正期待着,在将来这一方面会有更进一步的研究成果问世。

(张朝晖　李苏华　苏元华)

━━━━━━━━●　参考文献　●━━━━━━━━

[1] Potosky A L, Reeve B B, Clegg L X, et al. Quality of life following localized prostate cancer treated initially with androgen deprivation therapy or no therapy [J]. J Natl Cancer Inst, 2002,94: 430 - 437.

[2] Kaku H, Saika T, Tsushima T, et al. Time course of serum testosterone and luteinizing hormone levels after cessation of long-term luteinizing hormone-releasing hormone agonist treatment in patients with prostate cancer [J]. Prostate, 2006,66: 439 - 444.

[3] Schally A V, Varga J L, Engel J B. Angaonists of growth-hormone-releasing hormone: an emerging new therapy for cancer [J]. Nat Clin Pract, 2008,4: 33 - 43.

[4] Ross R W, Oh W K, Xie W, et al. Inherited variation in the androgen pathway is associated with the efficacy of androgen-deprivation therapy in men with prostate cancer [J]. J Cli Oncol, 2008,26: 842 - 847.

第十九章　前列腺癌生物学标志物的最新进展

前列腺癌(prostatic cancer，PCA)作为全球男性第二常见的恶性肿瘤,据统计2012 年全球的新发患者数量约达 1 100 000 人,且有逐年上升趋势。近年来,由于血清 PSA 监测的普及,越来越多的 PCA 患者被发现,其中西方国家的 PCA 发病率居于首位。在美国,PCA 作为男性最常见的恶性肿瘤,仅在 2018 年美国新发PCA 患者数量约 164 690 人,且仍存一定数量的 PCA 患者未被临床发现。Klotz指出,50%～60%新发 PCA 患者的临床病情表现为低风险临床进展,故不少学者将 PCA 归类为惰性肿瘤,指出早期 PCA 患者在临床上存在一定程度的过度诊治。

PCA 作为一类典型的异质性肿瘤,在临床演变上存在较大差异性,从惰性肿瘤发展至去势抵抗型 PCA(Castration-Resistant Prostate Cancer，CRPC),具有不同的临床表现。除了临床症状差异性,PCA 患者在各治疗阶段中也存在具有特异性的临床副反应,这使得 PCA 患者的个体治疗方式选择至关重要。目前认为,对于前列腺穿刺病理为 Gleasonscore6 分、PSA<10 μg/L 且穿刺癌组织占比低的PCA 患者,采取主动监测可有效减少过度诊治所致的负面影响,仅当患者出现明确临床进展证据时采取相对应的治疗方案。

目前临床上为了评估 PCA 患者的预后情况,各类前列腺癌风险评估工具相继推出并应用于临床,其中包括了 D'Amico 分级系统、前列腺癌风险评估系统(Cancer of the Prostate Risk Assessment，CAPRA)、国家综合癌症网络(National Comprehensive Cancer Network，NCCN)风险分类系统等。研究发现,各评分系统均普遍提示前列腺癌穿刺病理 Gleasonscore≤6 分的 PCA 患者的疾病进展风险较低、肿瘤临床转移风险极低,仅在病理学上具有恶性肿瘤特征,使得不少学者甚至认为 Gleasonscore6 分的 PCA 患者不应被标记为癌症患者。

在 PCA 的生物分子学研究方面,肿瘤异质性的分子学研究是近年来的研究热点。Rubin 对 426 例接受根治性前列腺切除术的早期 PCA 患者研究发现,Gleasonscore 较高的患者存在一定程度的特定基因扩增和缺失,以及非同义突变位点。Lapointe 采用一项涉及 26 000 个基因数据的 cDNA 微阵列分析技术得出了 3 类 PCA 分子亚型,为 PCA 患者预后预测及临床干预奠定了基础。而来自癌症基因组 Atlas 研究网络(The Cancer Genome Atlas Research Network，TCGA)的专家研究则提出了 7 类分子亚型来阐释 PCA 的异质性,涉及 74% 的 PCA 分子类型,其亚型包括 ERG 基因融合(46%),ETV1/ETV4/FL11 基因融合或过表达(分别占 8%、4%、1%),以及 SPOP(11%)、FOXA1(3%)和 IDH1(1%)基因突变。

生物学标志物为临床提供有价值的 PCA 确诊和预后预测信息,为 PCA 患者选择主动监测或根治性切除术提供了重要的临床依据。近年来随着基因组技术的快速发展,越来越多的高敏感性 PCA 生物标记物相继被发现,如 *TMPRSS2*：*ERG* 融合基因、微小 RNAs(miRNAs)和循环肿瘤细胞(CTCs)和 PTEN 等;组织学生物标志物为肿瘤侵袭性提供准确的评估;而雄激素受体剪接变异体-7(AR-V7)为晚期 PCA 患者治疗选择提供重要依据。

在本章节中,我们结合近年来 PCA 的个体化诊治,来对 PCA 的生物学标志物的研究进展进行阐述。

第一节 | PSA 衍生的 PCA 生物学标志物

前列腺特异性抗原(prostate specific antigen，PSA)作为人类组织激肽释放酶家族中的一类,是一种由 237 个氨基酸组成的丝氨酸蛋白酶,相对分子质量 33 kDa。在进入血循环之后,大部分 PSA 迅速与蛋白水解酶抑制物结合,其中主要与 α-1 抗糜蛋白酶和 α-2 巨球蛋白结合,称之为结合 PSA(tPSA),同时还有一小部分不与蛋白结合的被称之为游离 PSA(fPSA)。对于 PCA 患者,由于 fPSA 在 PSA 的所占比(%fPSA)明显降低,故临床上将%fPSA 用于指导前列腺穿刺活检。

研究发现,fPSA 包含异构体 PSA(isoforms benign PSA),完整 PSA(Intact PSA)和 pro-PSA(一种 PSA 的前体)。其中 pro-PSA 目前被用于 PCA 的监测,而[-2]pro-PSA 作为最稳定的一类 pro-PSA 前体,已被 Beckman Coulter 公司开发用于 PCA 的自动免疫分析检测,称之为 p2PSA 试剂盒。

一、前列腺健康指数

前列腺健康指数(prostate health index，PHI)是一项结合 tPSA、fPSA 和 p2PSA(一类 PSA 的分子衍生物)的数学公式(p2PSA/fPSA)×√tPSA,于 2012 年被美国食品和药物管理局(FDA)批准用于年龄大于 50 岁、PSA 4～10 ug/L,且直肠指诊(DRE)无异常男性的 PCA 筛查。

PHI 相比 tPSA 和%fPSA 具有更高的灵敏性,可用于辅助制定临床决策,尤其是临床前列腺穿刺。2013 年的一项 meta 分析指出,PHI 的 ROC 曲线下面积 (AUC)在 0.703~0.77,对 PCA 的预测具有一定准确性,此后有学者对 PSA 2~10 ug/L 患者的首次前列腺穿刺结果与 PHI 进行相关性研究,得出 PHI 与%fPSA 的 AUC 分别为 0.74 和 0.53,指出 PHI 具有更高的准确性,也有同类研究得出 PHI 与%fPSA 的 AUCs 分别为 0.748 和 0.70,亦证实 PHI 的预测能力优于 %fPSA。除此之外,也有研究对 PHI 与前列腺体积间的相关性进行研究,发现前列腺体积≤35 ml、36~50 ml 和>50 ml 的 PHI 诊断 AUC 分别为 0.818、0.716、0.654,Tosoian 通过研究进一步明确了前列腺体积与 PHI 的相关性,得出 PHI 的密度变化具有更高的 PCA 预测敏感性(AUC 0.84),要比 PHI(AUC 0.76)、 %fPSA(AUC 0.75)更高。

此外,PHI 还可用于预测 PCA 的临床进展性。研究发现,Gleason score≥7 分的 PCA 患者比 Gleason score 6 分者 PHI 更高,在 T2~T3 期具有一定的预测价值。De la Calle 的一项研究证实,较高的 PHI 与 PCA 病理 Gleason score≥7 分存在显著相关性,PHI 预测进展性 PCA 的诊断 AUCs 为 0.815,具有较高的准确性。相比 PHI 预测进展性 PCA 的较高敏感度(95%)和特异性(36%),tPSA 和 fPSA 的预测特异性仅 17%和 19%。

二、4K 评分系统

4K 评分系统(Four-Kallikrein Panel)是由 tPSA、fPSA、Intact PSA 和激肽释放酶相关的基肽酶 II(Hk2)所组成的一套 PCA 预测评分系统。在一系列研究中发现,4K 评分系统的 PCA 预测能力要优于单独的 tPSA 检测,其诊断 AUCs 在 0.674~0.832。对于高分级 PCA 患者(Gleason score≥7 分),DRE 联合 4K 评分系统具有更高的预测能力,对于初筛后 PCA 患者的诊断 AUCs 在 0.798~0.873, 对于非筛选患者在 0.837~0.903。

Opko Diagnostics 公司现已将 4K 评分系统应用于前列腺肿瘤的预测,称为 4K score 检测。4K score 联合了 4K 评分、年龄因素、DRE 和既往前列腺穿刺病理,主要应用于高级别 PCA 患者的风险评估及穿刺决策,可减少临床上过度的前列腺穿刺活检。一项涵盖 1 012 例前列腺穿刺患者的多中心前瞻研究证实了 4K score 的临床价值,指出 4K score 可准确区分 Gleason score≥7 分和 Gleason score <7 分的 PCA 患者,诊断 AUCs 为 0.821。研究还发现当 4Kscore 设定 6%为临界值(cut-off value)可有效避免临床上 30%的穿刺活检,但也使得约 1.3%的高级别 PCA 患者被漏诊,有学者在使用 4K score 的 6%cut-off value 时,减少了临床 17% 的临床前列腺穿刺,但却使得 208 例高级别 PCA 患者中的 8 例(占 3.8%)被漏诊。

Braun 对 749 例 PSA$\geqslant$3.0 $\mu g/L$、%fPSA$\leqslant$20%且 DRE 异常的男性患者行前列腺穿刺,穿刺前均采取 4K 评分系统评估,发现可有效降低临床前列腺穿刺率。另外,也有研究者进一步设计联合有年龄因素、4K 评分系统及 DRE 的 PCA 诊断模型,得出该模型的诊断 AUCs 为 0.784。

此外,4K 评分系统还可用于预测 PCA 患者的远处转移,Stattin 通过 4K 评分系统对 50~60 岁的 PCA 患者进行危险分层,并对这些患者发病后 20 年间的肿瘤转移进展率进行随访研究,研究证实了 4K 评分系统和 PCA 患者远处转移之间的相关性,同时 Stattin 指出 4K 评分系统也能为 PSA 轻度异常患者行前列腺穿刺提供临床决策。

Lin 在总结 9 个医疗中心的 718 例 PCA 患者的主动监测资料后得出,4K 评分系统对高级别 PCA 患者有一定预测能力。研究发现,相比与 PSA 相关的 PCA 预测模型(AUCs 0.740),4K 评分系统的临床预测模型(AUCs 0.784)可显著提高患者首次穿刺时准确性($P=0.043$),但在随后的重复穿刺中,两种预测评估模型的 PCA 预测上却没有明显统计学差异(AUC 0.754 vs 0.755,$P<0.05$)。

三、PSA 糖链异质体

研究发现,PSA 作为一类糖蛋白在 LNCaP 细胞株中存在 PSA 糖基化的特异性变化,同样在 PCA 患者与健康男性间也存在不同的 PSA 糖基化,而这些变化可在人血清中检测出。目前发现,在 PSA 分子的糖基化改变中最具特征性改变的是 α2 - 3 唾液酸和核心岩藻糖。Ohyama 报道,PCA 患者的 α2 - 3 唾液酸水平明显高于良性前列腺增生患者。Llop 指出,血清 α2 - 3 唾液酸含量可用于预测进展性 PCA 以及患者 Gleason score,取 α2 - 3 唾液酸水平 30%为 Cut-Off Value 可有效区分高风险 PCA、低-中风险 PCA 和 BPH,其诊断敏感性和特异性分别为 85.7%和 95.5%,该检测方式的诊断 AUCs(0.966)高于 tPSA AUCs(0.865)和 fPSA AUCs(0.562)。另有研究发现,PCA 患者的 PSA 核心岩藻糖含量明显高于正常对照组与 BPH 患者,同样与 Gleason score 有重要相关性。

目前,PCA 的糖蛋白组学领域仍存在重重挑战,其主要原因在于研究仪器的检测差异性,以及缺少对照研究,这使得各中心的研究结果存在较大差异。近年来糖蛋白组学采取的主要研究方法是凝集素相关研究法,而其他一些分析技术也被独立或联合使用,如高效液相色谱分析、毛细管电泳测定法及质谱分析等。在未来,PSA 的糖蛋白组学分析应用将更会贴合临床,为 PCA 提供更为精准的诊断方式。

第二节 | 生物学分子标志物

一、PCA3

近年来,长链非编码 RNAs(lncRNA)的功能不断被科学家所揭示,而其中 lncRNA 的细胞癌变调控机制更是成了广大学者的研究热点。目前发现,PCA 中存在一定的 lncRNA 功能失调,主要包括 PCGEM,PCAT-1 和前列腺癌基因 3 (PCA3)等。

PCA3 作为目前研究较为成熟的 PCA 相关 lncRNA,过去被称之为 DD3 (differential display code 3),最早于 1999 年被 Bussemakers 发现,该基因在前列腺癌组织中的表达远高于正常前列腺组织。PCA3 定位于人染色体 9q21-22,包括 4 个外显子和 3 个内显子,其中在外显子 4(exon 4)中存在 3 个不同的选择性聚腺苷酸化位点(4a、4b、4c),对应 3 种不同的转录过程进行调控,而最近又有研究发现了 PCA3 的 4 个额外的转录起始位点和 2 个新的剪接外显子(2a、2b)。关于 PCA3 的调控机制,目前认为 PCA3 通过插入至调控癌变基因(PRUNE2 或 BMCC1)的内含子中表达,也有研究指出 PCA3 通过形成双链 RNA 来调控 PRUNE2 的表达水平。

目前临床上通过收集患者前列腺按摩后的尿液来获取足量 PCA 细胞,并采用实时荧光定量 PCR 技术(qRT-PCR)来对 PCA3 mRNA 进行测定。有研究在患者 PCA3 mRNA 测定的同时对 PSA 相关 mRNA 也进行测定,发现 PCA 细胞与正常前列腺细胞存在表达相关性,为此有学者提出 PCA3 mRNA 与 PSA mRNA 比值相关的 PCA3 评分体系。一项由 Hologic 公司开发的 Progensa PCA3 检测技术现已被广泛应用,该技术通过使用 DTS 系统来对 PCA3mRNA 和 PSA mRNA 进行分离、扩增、杂交和定量分析,来对 PCA 进行预测。Progensa PCA3 检测技术最早于 2006 年通过欧洲合格评定,并于 2012 年通过美国 FDA 许可,目前主要用于 50 岁以上且既往存在 1 次或数次前列腺穿刺阴性的男性患者 PCA 检测。

不少研究通过 ROC 曲线和多元 Logistic 回归模型对 PCA3 的 PCA 预测敏感性、特异性进行评估,证实 PCA3 优于 PSA 和%fPSA。一项涵盖 46 项研究的 Meta 分析表明,在病例对照研究组中,PCA3 的敏感性、特异性及 AUCs 分别为 0.63、0.88、0.82,在前瞻性研究组分别为 0.65、0.73、0.75,在该 Meta 分析中 26 项研究的 PCA3 的 cut-off value 设定为 35。目前对于 PCA3 评分的 cut-off value 选择仍有争议,FDA 指出 PCA3 评分<25 可能会降低前列腺穿刺活检阳性率。

Roobol 发现,PCA3 评分 cut-off value 设定为 35、20、10 的 PCA 检测敏感性分别为 68%、84%、97%,但当 cut-off value 设定为 35 时有 26% 的进展性 PCA 患者被漏诊。但也有研究者提出 PCA3 评分也会导致一定的假阳性率,对 PCA3 评分≥100 患者行前列腺穿刺,其中约 69% 的患者穿刺结果呈阴性。

目前,对于 PCA3 评分与进展性 PCA 间的关系仍有争议,尽管不少证实了 PCA3 与进展性 PCA(如前列腺癌的 Gleason score)之间的相关性,但也有研究者持不同意见。

二、*TMPRSS2*：*ERG* 融合基因

过去认为基因重组仅常见于恶性血液病,但近年来不少研究发现基因重组也可发生于实体肿瘤,如 PCA。肿瘤基因组计划(the cancer genome atlas, TCGA)的一项研究证实,在 PCA 的分子学分类中,E26 转录因子(ETS)基因重组作为最常见的 PCA 分子亚型,涉及约 58% 的 PCA 患者。

研究者通过留取 PCA 患者前列腺按摩后的尿液标本,利用 qRT - PCR 技术检测其中的 *TMPRSS2*：*ERG* 基因的重组表达,通过 TMPRSS2：ERG 的 mRNA/PSA mRNA 的检测结果来得出 *TMPRSS2*：*ERG* 评分。研究指出,*TMPRSS2*：*ERG* 评分联合 PCA3 评分可显著提高前列腺穿刺的阳性预测率。有研究者将 PCA3 评分联合 *TMPRSS2*：*ERG* 评分来提高高危 PCA 患者的预测率,AUCs 可达 0.779。

Leyten 发表的一项多中心研究发现,TMPRSS2：ERG 评分与欧洲前列腺癌筛查随机研究(European Randomized Study of Screening for Prostate Cancer, ERSPC)的 PCA 风险计算器存在一定相关性,研究者指出,通过联合 *TMPRSS2*：*ERG* 评分系统可提高 ERSPC 风险计算器的 PCA 预测率,AUCs 从 0.799 提高至 0.842。另外有报道指出,TMPRSS2：ERG 评分与 PCA 患者的前列腺穿刺病理 Gleasonscore 及 PCA 临床分级存在一定相关性。Tomlins 的一项前瞻性研究将 PCA3 评分和 TMPRSS2：ERG 评分加入至前列腺癌预防试验(prostate cancer prevention trial, PCPT)风险计算器中,发现 PCPT 风险计算器的预测 AUCs 从 0.639 提高至 0.762。

McKiernan 开发的 ExoDx 前列腺智能尿液外泌体检测技术通过测定 PCA3、SPDEF 和 ERG 基因来得出相对应基因评分,该检测方式可有效预测高危 PCA 与低危 PCA 患者,诊断 AUCs 为 0.74,当进一步联合其他指标(如血清 PSA、年龄因素、种族因素和家族史等)预测时,可将预测 AUCs 提高至 0.77,从而避免不必要的临床穿刺活检。

三、MicroRNA

在人类基因组中,90%的基因被转录 mRNA,其中仅 2‰mRNA 最终翻译为蛋白质,而余下 98% 则为非编码 RNA,包括小核仁 RNA、小干扰 RNA、piRNA、长非编码 RNA 和 miRNA 等。其中,miRNA 是一类内生的、长度为 20~24 个核苷酸的单链小 RNA,主要作为转录后的基因调节因子。研究发现,miRNA 参与并调控一系列重要的细胞分子活动,如细胞分化、增殖、凋亡等过程,在癌变过程中也起到重要作用。近年来开展的研究发现了许多有临床意义的 miRNA 相关的肿瘤学标志物。

研究表明,包括 PCA 在内的一些恶性肿瘤通常均存在异常的 miRNA 表达谱,累积结果(cumulative results)显示 miRNA 参与 PCA 发生发展过程中绝大部分步骤,主要涵盖细胞增殖与分化。例如 miR - 34 家族成员和 Let - 7 家族成员可在 PCA 的肿瘤干细胞中起调控作用,而其他 miRNAs 则主要参与调控 PCA 细胞的凋亡过程,如 miR - 21 的表达上调可介导不同靶位点(如 PTEN)来抑制细胞凋亡。研究还发现,一些 miRNA 可通过抗凋亡蛋白 BCL2 的调控作用来介导细胞凋亡的抑制,如 miR - 15、miR - 16、miR - 205 和 miR - 34 家族。

另一方面,miRNA 作为上皮细胞间质转型(epithelial-mesenchymal transition,EMT)和间质细胞-上皮细胞转化(mesenchymal-epithelial transition,MET)过程中的调节因子,参与关键蛋白的调控。在 EMT 过程中,PCA 细胞具备强大的迁移、侵袭和抗凋亡能力,可穿透淋巴管壁及血管壁的能力,从而侵袭转移至人体其他组织。而通过 MET 机制,转移的癌细胞也可获得上皮细胞特征,使其生物习性也类同于原发肿瘤细胞。

近年来,miRNAs 测定技术的精准化和标准化已显著提高了 PCA 诊断效率,研究者通过 miRNA 微阵列杂交技术可获取各类型恶性肿瘤的特异表达谱。对于 miRNA 的测定,目前最常用技术为 qRT - PCR,而近年来出现的数字 PCR(Digital PCR, dPCR)可更为直接地从样本组织中测定极低量的 miRNA,相比 qRT - PCR 具有更高的检测灵敏度和精准度。

有学者对 30 项 PCA - miRNA 研究进行汇总分析,发现了 74 个可作为 PCA 标准物的 miRNA,其中 25 个 miRNA 在超过 1 项研究中涉及,3 个 miRNA 在超过 10 项研究中涉及,为 miR - 141、miR375 和 miR21。对此,Mihelich 研究提出了一项涉及 14 个 miRNA 的 PCA 预测模型,用于预测 PCA 患者 Gleasonscore 及行根治术后的生化复发率,以建立了一个能够准确分类并管理低复发风险 PCA 患者的 miRNA 风险评分系统。Al-Qatati 研究发现,miR - 16、miR - 148a、miR - 195

与 Gleasonscore≥8 有着显著相关性,指出这些 miRNA 可用于区分中、高危 PCA 患者的 Gleasonscore,也证实了这些 miRNA 异常调控常导致 PCA 进展、抵抗和转移。Salido-Guadarrama 在对 73 例高危 PCA 患者与 70 例 BPH 患者的尿液分析发现,尿液 miR100/200b 检测的 PCA 预测 AUCs 为 0.738,PCA 患者尿液中 miR - 21、miR - 141 和 miR - 375 明显上调,miR - 214 呈下调。

四、CTC

近年来,循环肿瘤细胞(circulating tumor cells,CTC)在肿瘤的转移过程中的作用逐渐被揭示,由于 CTC 具备了穿透血管壁、进入人体循环能力,使其能够在人体循环中被检测到。在人体内,CTC 的含量极低,通常仅在存在远处转移的恶性肿瘤患者中具有较高比例,故临床上对 CTC 检测技术的敏感性要求很高。除了含量极低的特性外,CTC 还存在一定的异质表型,主要表现为原发瘤和转移瘤之间的异质性,研究发现 CTC 的异质性与 PCA 患者的治疗抵抗性密切相关,也进一步表明了 CTC 在癌症的发生发展和基因表型改变中充当着重要角色,可用于指导患者的临床诊疗决策。

Janssen Diagnostics 公司的 CELLSEARCH 系统作为 FDA 批准的首个 CTC 检测系统,现已用于转移性乳腺癌、结肠癌和 PCA 的 CTC 检测,该检测系统基于免疫磁珠捕获技术,具备高敏感性的 CTC 检测能力。2017 年 Maas 提出,尽管 CTC 检测技术在晚期转移型 PCA 的评估方面已应用广泛,但在局限性 PCA 患者研究中仍较缺乏,尚不能证实 CTC 在局限性 PCA 中的预测价值。在 PCA 晚期阶段,雄激素剥夺疗法(ADT)作为减缓 PCA 进展的主要临床策略,在治疗初期常具有较好的有效率,但患者最终均会出现治疗抵抗,发展为 CRPC,故在此严峻的背景下,研究者们开始探究 CTC 在 CRPC 患者的总生存率和治疗有效率中评估作用,其中就包括了 III 期临床试验(SWOS0421 和 COU - AA - 301)。研究发现,CTC 阳性检测超过 5 CTC/7.5 ml 预示 PCA 患者总生存率较低,可用于作为评估 CRPC 患者疗效的生物学标记物。

五、雄激素受体

雄激素受体(androgen receptor,AR)作为雄激素依赖型 PCA 和 CRPC 中的重要角色,在 PCA 的治疗早期,抑制 AR 信号轴的相关治疗有效率高达 $80\%\sim90\%$,但在此后几乎所有 PCA 患者均会发展为 CRPC。研究发现,不少 miRNA (miR - 21、miR - 31、miR - 34、miR - 124 等)可作用于 AR 靶点,而 AR 也可调控一些 miRNA 的表达水平(miRNA - 27、miR - 34、miR - 125b、miR - 221、

Let-7等),这表明miRNA与CRPC的发生发展存在密切关系,为此,有研究者将这些miRNA作为潜在的PCA分子标志物及治疗靶点。而在所有的PCA分子亚型中,研究者发现SPOP和FOXA1基因突变型的AR信号轴活性最高。

AR转录因子作为CRPC发展的主要驱动因子,近年来与之相关的药物(如阿比特龙、恩扎鲁安)也不断被提出,但仍有小部分CRPC患者属于非AR驱动型。在CRPC发展过程中,AR的再激活作为重要分子机制主要包括AR基因扩增和过表达、AR突变和AR-Vs(雄激素受体剪切变异体)的持续表达。

其中,AR-Vs作为CRPC中较为常见的调控分子而被广泛研究。研究发现,AR-Vs是一种截短的AR-FL(全长雄激素受体),AR-Vs所编码的蛋白质同AR-FL一样在N-端都具有NTD和DBD结构域,但在C-端缺少LBD结构域,代之以不同的隐藏外显子所编码的氨基酸结构,由于缺少LBD结构域,雄激素无法与AR-Vs结合,也正因为这样,AR-Vs对于针对AR信号途径的传统ADT治疗没有反应,同时,由于AR-Vs仍保留有DBD结构域,仍能与基因组DNA结合,调控下游靶基因的表达,因此AR-Vs可能是ADT抵抗和CRPC进展的重要机制之一。尽管AR-Vs患者通常表现出阿比特龙和恩扎鲁安等药物的抵抗,但研究发现紫杉烷类药物化疗对这类患者有一定疗效。由于AR-V7能够在CRPC患者的组织或CTCs中检测到,故已被Epic公司开发并运用于转移性去势抗性前列腺癌的检测,称为OncotypeDxAR-V7 Nucleus Detect。

六、PTEN

PTEN作为一类抑癌基因,位于染色体10q23,主要调节磷脂酰肌醇3激酶通路(phosphatidylinositol 3-kinase pathway, PI3K)的活性,涉及一系列细胞功能(如细胞生长、分化、增殖、活动和存活)。研究发现,17%的PCA患者存在明确的PTEN基因缺失或突变,尤其在ERG融合基因阳性患者中更为常见。

目前,对PTEN基因缺失的检测主要依靠免疫组化技术与荧光原位杂交技术,其中荧光原位杂交技术主要用于免疫组化不能明确或存在PTEN蛋白缺失时的确诊试验。研究发现,在前列腺穿刺病理Gleasonscore6分的PCA患者中,若存在PTEN基因缺失则提示患者的术后病理Gleasonscore有进一步提升的风险。一项合并10项单中心队列研究,涉及PTEN表达患者2 154例、PTEN缺失患者1 006例的Meta分析指出,PTEN的缺失与PCA患者根治术后生化复发密切相关。另有研究表明,对于使用阿比特龙治疗后的进展性PCA患者,其生存时间的缩短也与PTEN基因缺失存在一定相关性。

第三节 │ 预后相关的生物标志物

过去认为,Gleason score 是评估 PCA 预后最有价值的因子,临床上对前列腺穿刺病理 Gleason score≥7 的高风险 PCA 患者,通常采取根治性治疗,包括前列腺癌根治术或根治性放疗。而对于穿刺病理 Gleason score6 分的 PCA 患者,由于疾病进展风险较低,临床上可选择主动监测。目前,不少学者将 Gleasonscore 与其他 PCA 危险因子(如血清 PSA 水平、PSA 密度、穿刺针数阳性率、穿刺癌组织占比等)联合评估,来对需要采取主动监测的 PCA 患者进行筛选。随着近年来前列腺肿瘤标志物的不断发现,如前列腺特异膜抗原(PSMA)、高分子量细胞蛋白(CK34βE12)、P63、α-甲酰基辅 A-消旋酶(AMACR)、PCA-24、端粒酶和端粒酶逆转录酶(hTERT)、钙磷脂结合蛋白Ⅲ(Annexin A3)以及谷胱甘肽 S 转移酶 P1(GSTP1)等。

2016 年由 Myriad Genetics 和 Genomic Health 公司分别开发的 Prolaris 检测和 Oncotype DX 检测现已被批准用于 PCA 的危险分层,NCCN 指出,这些检测方式可协助临床医师为预期寿命大于 10 年的极低与低风险 PCA 患者作出临床决策,关于采取主动监视或根治性治疗的临床时机。其中 Prolaris 检测作为主要的进展性 PCA 评估模型,共涉及 31 个癌细胞增殖周期相关的基因(FOXM1、CDC20、CDKN3、CDC2、KIF11、KIAA0101、NUSAP1、CENPF、ASPM、BUB1B、RRM2、DLGAP5、BIRC5、KIF20A、PLK1、TOP2A、TK1、PBK、ASF1B、C18orf24、RAD54L、PTTG1、CDCA3、MCM10、PRC1、DTL、CEP55、RAD51、CENPM、CDCA8、ORC6L)和 15 个管家基因(RPL38、UBA52、PSMC1、RPL4、RPL37、RPS29、SLC25A3、CLTC、TXNL1、PSMA1、RPL8、MMADHC、RPL13A;LOC728658、PPP2CA、MRFAP1),有学者研究证实 Prolaris 检测技术对 PCA 患者 10 年肿瘤特异性死亡率预测的准确性。而 Oncotype DX 检测作为一种定量的 RT-PCR 检测方法,对 5 个管家基因(ACTB、GAPDH、RPLP0、GUSB、TFRC)和 4 条生物学通路的 12 个 PCA 相关基因(雄激素信号:AZGP1、FAM13C1、KLK2、SRD5A2;细胞增殖:TPX2;细胞组织:FLNC、GSN、GSTM2、TPM2;基质反应:BGN、COL1A1、SFRP4)检测评估,该检测为 PCA 患者提供了基因评分,用于预测根治性治疗术后且病理分型不良患者的肿瘤复发。

而 2015 年由 Metamark 公司研发的 PROMKEL 检测技术作为一种多重免疫荧光标记技术,涉及 8 类肿瘤侵袭相关蛋白,可有效预测进展性 PCA 患者及其不良预后,并且该检测结果不受前列腺癌组织标本中病理级别影响,可避免 PCA 患者异质性及穿刺样本差异所致的误差。

第四节 | 总结

相比以传统临床病理学为基础的 PCA 风险分类系统,如今基因组和蛋白组学分析已显著提高了 PCA 风险预测能力。在现临床治疗过程中,这些分子组学可协助 PCA 患者选择个体化治疗方案,为患者采取前列腺穿刺术提供临床依据。既往文献表明,相比传统 tPSA 和%fPSA 检测,PCA3 评分、PHI 和 4K 评分能够显著减少不必要临床穿刺。但实际上,对于既往前列腺穿刺阴性的患者出现血清 PSA 持续升高,是否需重复穿刺仍是一个临床难题。数据表明,对 PSA 2~10 μg/L 的患者采取初次前列腺穿刺,约有 75% 的患者为阴性结果,这其中存在一定程度的前列腺癌漏检率(10%~20%),因此临床上对患者选择重复穿刺时机具体重要意义。目前公布的研究数据表明,联合应用 PCA 生物学标志物可显著提高 tPSA 和%FPSA 在预测重复穿刺患者中 PCA 患者的预测准确性。除此之外,现有研究还证实了 PHI 和 4K 评分预测高级别 PCA 风险的准确性,也指出了 PCA3 评分与进展性 PCA 之间的相关性尚不明确。

目前,miRNA 及相关基因表达谱在 PCA 的筛选中的存在较高的研究成本,但随着生物信息学的日益发展,尤其是生物信息学工具与第二代测序技术的不断完善,实现了临床上 PCA 患者基因组表达谱检测的临床应用,并提高了这些高尖检测技术的普及性。而方法学的不断改进使得临床医师能够更为精准地检测和评估 PCA 患者的特异 miRNA 和循环肿瘤 DNA,为患者提供更为准确的预测信息。

总而言之,相比过去的肿瘤标志物,目前新兴的生物学标志物已正逐渐改变临床上对早期 PCA 患者的干预措施,同时为临床提供更为精准的诊治路径,而未来也需要更多的临床研究来进一步探究和证实这些新兴标志物在 PCA 检测及预后分析中的实际价值。

(夏 宇)

● 参考文献 ●

[1] Xavier F, Fernándz-Galán Esther, Fernández Bonifacio Rosa, et al. Emerging biomarkers in the diagnosis of prostate cancer [J]. Pharmacogenomics & Personalized Medicine, 2018, 11: 83 - 94.
[2] Siegel R L, Miller K D, Jemal A. Cancer statistics, 2018 [J]. CA Cancer J Clin, 2018, 68(1): 7 - 30.
[3] NCCN Prostate Cancer Guidelines [webpage on the Internet]. Version2. 2017. Available from: https://www. nccn. org/professionals/physician _ gls/pdf/prostate _ core. pdf. Accessed March

15,2018.

［4］ Tosoian J J, Druskin S C, Andreas D, et al. Prostate Health Index density improves detection of clinically significant prostate cancer ［J］. BJU Int, 2017;120(6): 793 - 798.

［5］ Lin D W, Newcomb L F, Brown M D, et al. Canary Prostate Active Surveillance Study Investigators. Evaluating the Four Kallikrein Panel of the 4K score for prediction of high-grade prostate cancer in men in the Canary Prostate Active Surveillance Study ［J］. Eur Urol, 2017;72(3): 448 - 454.

［6］ Al-Qatati A, Akrong C, Stevic I, et al. Plasma microRNA signature is associated with risk stratification in prostate cancer patients ［J］. Int J Cancer, 2017,141(6): 1231 - 1239.

［7］ Foj L, Ferrer F, Serra M, et al. Exosomal and non-exosomal urinary miRNAs in prostate cancer detection and Prognosis ［J］. Prostate, 2017,77(6): 573 - 583.

［8］ Scher H I, Graf R P, Schreiber N A, et al. Phenotypic heterogeneity of circulating tumor cells informs clinical decisions between AR signalinginhibitors and taxanes in metastatic prostate cancer ［J］. Cancer Res, 2017,77(20): 5687 - 5698.

［9］ Maas M, Hegemann M, Rausch S, Bedke J, et al. Circulating tumor cells and their role in prostate cancer ［J］. Asian J Androl, Epub 2017 Aug 22.

［10］ Xie H, Xie B, Liu C, et al. Association of PTEN expression with biochemical recurrence in prostate cancer: results based on previous reports ［J］. Onco Targets Ther, 2017,10: 5089 - 5097.

第二十章　性激素与前列腺癌的中医学认识

第一节 ｜ 祖国医学对于性激素的认识

下丘脑-垂体-性腺轴的功能与中医学的肾藏精、主生殖的作用相似。下丘脑-垂体-性腺轴是目前被普遍接受的生殖生理解释，即男性生殖功能通过由下丘脑、垂体和睾丸组成的三级组织结构组成的生殖轴来调控。下丘脑和垂体均能产生促使下一级组织分泌促性腺激素或性腺激素的内分泌信使分子，位于视交叉前区的下丘脑神经元轴突延伸到正中隆起，分泌促性腺激素释放激素（GnRH）进入垂体门脉系统，即下丘脑垂体回路。垂体促性腺物质分泌两种促性腺素是黄体生成素（LH）和卵泡刺激素（FSH）。这两种促性腺素进入血液，送达睾丸，分别用于合成睾酮（T）和促进精子发生。睾酮和其代谢产物 E2（雌二醇）通过 GnRH 神经元和促性腺物质抑制分泌活动。中医理论中肾藏精，藏生殖之精和脏腑之精。肾精气充盛，则生殖能力强。《素问·上古天真论》："女子七岁，肾气盛，齿更发长。二七而天癸至，任脉通，太冲脉盛，月事以时下，故有子……丈夫八岁，肾气实，发长齿更。二八肾气盛，天癸至，精气溢泻，阴阳和，故能有子……"系统地讲述了生殖发育过程。

多数研究表明，男性肾虚证患者性腺轴各激素的含量改变，血清或血浆 T 下降、E2 和 E2/T 比值升高。男性肾虚证患者性腺功能出现不同程度的减退。男性肾虚证血清促性腺激素水平伴随性激素水平均有一定程度的改变。肾阴虚者 FSH 多低于正常，E2、T、LH 基本正常，LH 有少数低于正常；肾阳虚者 T 多低于正常，E2 高于正常，FSH 基本正常，LH 有高有低；肾阴阳两虚者 T 多低于正常，E2 高于正常，FSH、LH 或高或低于正常，部分 PRL 高于正常，肾阳虚 FSH、LH、E2 水平高于肾阴虚，T 水平低于肾阴虚。对肾阳虚患者同时做下丘脑-垂体-性腺轴、甲状腺轴和肾上腺轴系统测定的平行观察，显示这三个轴上都可能发生不同环节、不同程度的功能紊乱，这种功能紊乱并非是靶腺轴相互之间的影响所致。结合肾阳虚患者在各轴上起主要调控作用的下丘脑具有功能减退并累及其以下部位的实验依据,推论肾阳虚的主要发病环节在下丘脑(或更高中枢),其性腺轴上的功能改变也提示是以下丘脑功能减退为主的多环节功能损害。由于性腺轴的老年性改变与肾阳虚改变甚为类似,因此说肾阳虚患者下丘脑-垂体-性腺轴上有一定程度的早衰,即肾阳虚的本质之一是生殖内分泌功能的提前衰老;换言之,自然衰老的机体可视为"生理性肾虚"。补肾法对老年人下丘脑和性腺轴各环节功能的改善作用,以药物验"证"的方式肯定了这一认识。这一发现证实了中医"肾"的涵义中包括了现代医学的生殖内分泌功能,为祖国医学"肾主生殖"的理论提供了客观依据;同时也为肾虚动物模型的选择、肾虚证发生机理和补肾中药的作用机理以及补肾延缓衰老的研究提供了有意义的线索。

肾虚与下丘脑-垂体-精(卵)巢轴功能的关系。通过对不同年龄阶段各种生殖系统疾病和其他疾病中肾虚与精(卵)巢轴功能的关系及补肾中药的疗效和作用的研究,证实中医"肾"与下丘脑-垂体-精(卵)巢轴的功能活动有密切关系。与睾丸轴相同,肾虚时也存在卵巢轴各环节不同程度的功能紊乱,补肾中药对精(卵)巢轴各水平的功能具有调节作用。

从下丘脑-垂体-性腺轴对肾的研究基于肾主生殖与性腺轴调控生殖功能二者原理的相似性。

沈自尹院士运用中西医结合的方法研究由"肾"本质步入到"证"本质的进程,经过不懈探索将肾阳虚证的调控中心定位在下丘脑,得出肾阳虚证患者下丘脑-垂体-靶腺(肾上腺、性腺、甲状腺)轴存在着不同水平、不同环节的功能紊乱。

多数研究表明,男性肾虚证患者性腺轴各激素的含量改变,血清 T 值下降、E2 和 E2/T 比值升高。男性肾虚证患者性腺功能出现不同程度减退。男性肾虚证血清促性腺激素水平均有一定程度的改变。肾阴虚患者 FSH 多低于正常,E2、T、LH 基本正常,LH 有少数低于正常;肾阳虚者 T 多低于正常,E2 高于正常,FSH 基本正常,LH 有高有低;肾阴阳两虚者 T 多低于正常,E2 高于正常,FSH、LH 或高或低于正常,部分 PRL 高于正常,肾阳虚 FSH、LH、E2 水平高于肾阴虚,T 水平低于肾阴虚。对肾阳虚患者同时做下丘脑-垂体-性腺轴、甲状腺轴和肾上腺轴系统测定的平行观察,显示这三个轴上都可能发生不同环节、不同程度的紊乱。结合肾阳虚患者在各轴上起主要调控作用的下丘脑具有功能减退并累及其以下部位的实验依据,推论肾阳虚的主要发病环节在下丘脑(或更高中枢),性腺轴上的功能改变也指向以下丘脑功能减退为主的多环节功能损害。由于性腺轴的老年性改变与肾阳虚改变类似,因此说肾阳虚患者下丘脑-垂体-性腺轴有一定程度的早衰,表明肾阳虚之本质之一是生殖内分泌功能的提前衰老,自然衰老的机体可理解为生理性"肾虚"。补肾法对老年人性腺轴各环节功能的改善作用,以药物验"证"的方式肯定了这一认识。这一发现证实了中医"肾"的涵义中包括了现代医学的生殖内分泌功能,为祖国医学"肾主生殖"的理论提供了客观依据;同时也为肾虚动物模型的选择、肾虚证发生机理和补肾中药的作用机制以及补肾延缓衰老的研究提供了有意义的线索。

从临床"证"入手,观察肾虚时性腺轴功能和结构的改变,进而选用相应的动物模型,以药物验证的方式进一步阐明了补肾药的作用机理和肾虚发生的机理,深化了中医藏象学说的研究。其中近来研究认为中药中具有类植物雌激素作用的药物有:补骨脂、川牛膝、红花、丹参、菟丝子、当归、泽泻、川芎、牡丹皮、桂枝、熟地黄、白芍、当归、淫羊藿、肉苁蓉、补骨脂、香附、葛根、覆盆子、白芷等;具有类雄激素样作用药物:鹿茸、淫羊藿、肉苁蓉、海马、蛇床子(有毒)、仙茅(有毒)、海龙、紫河车(具强壮作用)、人参(具强壮作用)。此外据报道一些传统中医疗法如围刺耳穴贴压疗法和耳穴贴压疗法可以降低血清睾酮等人体激素水平。

第二节 │ 祖国医学对于前列腺癌的认识

一、中医病因病机研究

虽然中医学中无"前列腺癌"这一病名的记载,但是根据其症状来看却有类似的记载与描述,一般可总结归纳到中医的"肾岩""血证""癃闭""淋证""尿血""积聚""癥瘕"等范畴。而骨转移可以归于"骨痹""痛证"的概念,其形成原因较为复杂,按照传统医学理解前列腺位于会阴部,上承膀胱,下接玉茎,前有耻骨,后邻魄门,其位置处下焦"中央交通要地",有足厥阴肝经、足太阴脾经、足少阴肾经脉循行期间,早有医家提出,前列腺即是内丹学派所说的"下丹田"。故现代中医学界认为其病位在肾、膀胱,与肝、脾、肾密切相关。中医认为前列腺癌的发生是内因、外因相互作用的结果,包括"风""暑""湿""燥""寒""火"之六淫外邪侵袭、饮食劳逸(房劳、体劳等)所伤、精神情志(怒、喜、思、悲、恐、忧、惊)太过因素及脏腑(肝、心、脾、肺、肾)功能失调等。由于病因不一、病机不同,加之临床症情复杂、变化多端,所以常常几种病机相互关联,而临床表现出虚实夹杂之证。目前国内中医药界尚对此没有公认。表现出百家争鸣之势:张亚强认为前列腺癌病机属于正虚邪实。正虚主要来自房劳肾虚,或素体不足,或久病体虚,或瘀血败精,共同结而致病。邪实则主要包括痰、瘀、火、湿、毒等因素。痰、湿、瘀缠绵互结,郁久而生热;湿、瘀、痰、火往往相互搏结,酿成癌毒,从而引起前列腺肿瘤的发生;湿痰瘀热诸毒还流注脏腑、贯注经络从而导致肿瘤的转移。李日庆认为前列腺癌是由于六淫、七情、饮食不节引起,肾虚是发病因素。郭军等研究显示郁闷暴怒可导致肝气不疏成邪,反复对前列腺形成不良刺激。抑或性欲过亢,相火旺盛致使前列腺充血反复。因此情志也是前列腺癌的一大病因。彭煜整理彭培初教授观点认为前列腺癌有内因与外因两种发病原因:外因是六淫之邪凝结或嗜食辛辣膏腴;内因为正气不足。李恒山等认为肾虚是前列腺癌变及骨转移的主要基础,加之痰瘀互结,乘虚而停于前列腺,雍塞水道,运行不畅,酿成癌肿。林飞等认为前列腺癌病因包括六淫外邪的侵袭、饮食劳逸所伤、精神情志因素等失调,是各种原因综合作用的结果。以上百家争鸣,但似乎以肾虚,阴阳失调,气化不利为主要的"本虚"和以湿热蕴结、瘀血阻滞、痰浊内阻三型为代表的"标实",为各家所普遍认同。相信此应为今后主要研究方向。

二、中医辨证论治临床研究

在我国,临床前列腺癌患者早期发现率仍较低,大部分患者发现时已过了早期。晚期前列腺癌往往有较广泛的骨及多部位的远处转移,预后较差。对于前列腺癌,由于没有公认的病因病机规律可遵循,故治疗亦呈现多样化。张亚强等运用扶正解毒活血的前列消瘀汤对激素非依赖型前列腺癌患者进行治疗,基本方为炙黄芪、蛇舌草、莪术、贝母、炙黄精、生米仁、猪苓等药物。结果 PSA、临床大部分症状都能得到改善。李承功总结了周智恒治疗临床治疗前列腺癌的用药,常规使用生黄芪、熟地、山慈姑、炮山甲、潞党参、全当归、天龙、炙鳖甲龟板、甘草等。认为辨证辨病相结合,通过益气扶正、滋阴益肾、解毒软坚等中药能降低患者体内雄激素并维持一定恒定水平。而提出治疗除了改善症状外还应使药效能最大限度降低体内雄激素水平,才能提高治疗效果。厉将斌认为前列腺癌治疗原则当以治本为先结合标本兼顾并可以中西结合,其参考现代医学影像学报告前列腺大小质地以及临床症状来进行加减。基本方药为:生首乌、女贞子、龙葵、生蟾皮、菟丝子、补骨脂、夏枯草等。如影像学报告前列腺质地硬韧体积较大者,加用皂刺、三棱、穿山甲等;临床伴有排尿不畅、滴沥明显者,可酌情加入小茴香、车前子等;伴尿频急痛等症状者,可加川黄柏、土茯苓、广地龙等;腰痛乏力明显者,加肉桂、枸杞等;如检查发现合并骨骼转移者,可加金狗脊、自然铜等。

郑伟达依据临床经验分为四型治疗前列腺癌,即:①湿热蕴结方用八正散合解毒汤加减。②痰凝湿聚治以温阳搜风祛湿。③痰瘀闭阻方选下淤血汤加减。④气血亏虚方用神功内耗散。

邵梦杨等则认为前列腺癌临床辨证应分三型,当从瘀血阻滞、湿热下注及肾气亏虚为主要施治原则:①湿热下注,萆薢湿汤加减。②瘀血阻滞方选抵当丸加减。

③肾气亏虚方用济生肾气丸。李辅仁教授认为肝肾阴虚、脾肾阳虚两型为治疗前列腺癌患者去势术后诸症的主要辨证思路,气郁、瘀血、痰湿同时兼顾。治疗上调整肾的阴阳兼顾气血。基本方为生熟地、山萸肉、枸杞子、女贞子、黄精、浮小麦、泽泻、菟丝子、甘草、杭白菊、茯苓。并依据伴发症状加减。

李日庆教授对自己经验作了系统总结将前列腺癌分为三型:①湿热下注,用龙蛇羊泉汤加减。②肝肾阴虚,扶正抗癌方加减。③气阴两虚,治以补益气血方用十全大补汤加减。周道红等总结李昌源教授病症合参治疗前列腺癌心得方用大补元煎为主具体结合临床加味(炙黄芪、仙茅、生白术、山萸肉、益智仁、巴戟天、太子参、丹参等),效果显著。

赵映前总结了临床上常用的方药:①野葡萄根、白花蛇舌草、半枝莲及菝葜,水煎服,日服三次。②三棱、莪术、海藻、昆布、当归、赤芍及丹皮,水煎服,日服三次。具有减轻患者痛苦,缓解症状,延长生存时间等作用。侯成饮等发现前列腺癌患者多有体倦、不思饮食、口渴等症状,根据前列腺癌病居下焦自拟成方扶正除湿饮,基本药物有黄柏、苍术、人参、龟板等,减轻以至消除通过控制症状达到抗癌的目的。王涛对目前治疗前列腺癌的常用中药包括穿山甲、草河车、石见穿、石打穿、白花蛇舌草、白英等进行总结,从中医辨证论治邪实和正虚进行分型治疗;并对辨病治疗常见症状的方剂进行归纳,同时配合针灸及练功等综合治疗提高疗效。

骨转移方面冯利等应用补肾壮骨,化癖解毒的治则组方用药能够改善提高临床患者满意率。朱良春大师认为,肾虚治疗为骨转移癌之本,痰瘀为标,标本共治,方可症消痛止。彭煜等运用益气养阴法结合雄激素阻断治疗前列腺癌:方用熟地、知母、黄柏、龟版、玄参等泉安方。结果相比于西药对照组益气养阴法对雄激素阻断治疗的患者有一定的辅助疗效。牛维认为,本虚邪实是导致骨转移癌的主要原因,补肾壮骨、行气活血是其主要治法,并因骨转移癌属中医顽重疾证,故而处方用药时,适当加用虫类之品,如水蛭、全蝎、蜈蚣等会取得不错疗效。有学者总结李恒山临床经验提出应用补肾活血化痰散结中药治疗前列腺癌晚期转移灶治疗效果颇佳,方用生黄芪、鹿角胶、穿山甲、制川军、枸杞子、熟地黄、土茯苓、制鳖甲等。刘凤星等以寒性凝滞主痛,"寒胜则痛"的理论,重用温阳散寒之法治疗癌性骨痛。李忠等将临床治癌痛总结为行气、清热、补虚、散寒、活血、化痰、安神、固涩止痛等八大方法分别治疗。陈孟溪等治疗癌性骨转移疼痛采用阳和汤加减,疗效确切。谭晓云教授治疗骨转移癌疼痛的临床常用方为《医林改错》的身痛逐瘀汤加味,也有不错的疗效。

但总的来说,朱晓光认为目前国内治疗前列腺癌现状是众多医家的辨证方法不一,证型和治法各异,没有公认的规范可以遵循。国内个案或小样本的单方、验方、草药治疗较多,且治疗周期、治疗手段不统一、治疗疗程长、药物多样化故而临床疗效难以准确评价,有待于严格设计的前瞻性、大样本、多中心临床研究证实。

三、中医药防治前列腺癌基础研究

对前列腺癌的基础研究主要在分子基础研究方面,研究内容主要集中在对前列腺癌细胞内 PSA 水平和释放量;诱导肿瘤细胞凋亡和抑制增殖;减少雄激素受体数目和结合能力几个方面,中医药研究主要以复方研究和单药提取物两方面为主。

1. 复方研究方面　张亚强等研究发现前列腺癌 C57 小鼠在使用前列消癥汤后移植具有抑制作用;特别对于 AIPC 小鼠模型体内肿瘤生长,该抑制作用明显。国外研究认为研究认为 PC - SPES(中药复方)的醇提物可抑制包括前列腺癌细胞在内的多种人肿瘤细胞株的生长。Hsieh 研究发现 PC - SPES 对激素依赖前列腺癌细胞 INP 有时效和量效的影响关系。Taille 等认为 PC - SPES 可呈剂量依赖性诱导 INPCa、PCI - 3 和 DUI45 等前列腺癌多种相关细胞凋亡。

2. 中药单药提取物研究方面　刘雪莉发现莨菪亭具有对抑制人前列腺癌 PC3 细胞增殖的作用,他是一种枸杞子 50%乙醇提取物中分离出的单体化合物;杨磊等研究发现姜黄素能有效抑制 LNPCa 细胞增殖,诱导 LNPCa 细胞凋亡;邓刚等研究发现,姜黄素能呈有时效相关性显著抑制 PC - 3 细胞的增殖。王英俊等研究发现甘草提取物甘草甜素能诱导前列腺癌细胞株 DU145 凋亡等。顾正勤等发现黄芩苷能在体外诱导前列腺癌细胞凋亡,并明显抑制前列腺癌细胞增殖,具有直接杀灭肿瘤的作用。

3. 中医药治疗前列腺癌的中药提纯制剂研发　中药的提纯制剂药研究也是目前前列腺癌防治的另一研究热点,早到 20 世纪 80 年代末开始在美国开始使用一种名为 PC - SPES,到后来国内同类产品的紫金龙都表明其对前列腺癌有抑制作用。

近年来,为了努力提高中药的现代化,中药的剂型改进,提取使用中药针剂静滴给药治疗前列腺癌也取得相当进步。鸦胆子油注射液即是治疗前列腺癌的有效药物,南勋义等采用中药鸦胆子油乳局部或静脉注射疗法治疗中晚期前列腺癌经验是鸦胆子油静滴能使前列腺癌肿硬结缩小,PSA 降低,疗效好且无不良反应,短期内起到促使前列腺癌从高期向低期转化的作用。郁超等前期研究也发现与单纯睾丸切除和放疗相比,鸦胆子油乳注射治疗中、晚期前列腺癌近期疗效满意,且无毒副作用。另外还有康莱特注射液、大豆异黄酮、槲皮素等亦对前列腺癌细胞有抑制作用。

4. 海派中医治疗前列腺癌的特色 1——"分期辨证"论治前列腺癌理论的形成与实践 在前列腺癌病因病机上,我们上海市周智恒名中医工作室查阅了与前列腺癌临床治疗相关的 78 篇医学论文后发现目前由于前列腺癌病因复杂,潜伏期长,临症表现又千差万别,故国内外中医药界尚对此没有统一的公论。也正是由于没有公认的病因病机、辨证施治可遵循规律也少之又少,故治疗亦显出其多样化。从已出版的前列腺癌中医药治疗经验相关文献来看,国内名家陈志强、张亚强、厉将斌、郑伟达、李辅仁、李日庆、赵映前、李恒山等百家争鸣,吕志国对 1994 年至 2005 年中医药治疗前列腺癌的文献进行回顾性研究,参照中华人民共和国国家标准《中医临床诊疗术语·证候部分》,得出前列腺癌文献记录的常见证型 11 种,或曰阳虚、或指阴虚、或倡补肾、或重肝脾;痰、瘀、湿、虚、毒;内外因、情志都当侧重,但却是反映出国内众多医家或因地域不同、或因流派不同而导致的辨证方法各异,证型和治法不一,没有公认的规范供临床医生遵循的尴尬。周智恒教授认为中医本身就没有前列腺一说,何况当癌症时病机更加复杂,故其疾病辨证应当结合现代医学临床治疗分期,宏观分期辨病,佐以微观分型辨证,加一个时间轴的前提,才能辨证准确,故提出"分期辨证"的前列腺癌治疗理论。具体临床实践为我们在中医辨证前先大致了解一下他的前列腺癌病程、治疗和 PSA 情况,大致先分成三期:早期(痰湿瘀毒型)患者病程较短,刚采用去势(手术或药物)抑雄治疗,大致属于激素依赖型前列腺癌阶段,经过长期观察发现,周师认为属于正气未损,邪浊初盛之时,人到老年,脏腑虚衰,气血津液运化失司,或卫外无能,外感邪毒乘虚内侵:或湿热、或痰浊,或气滞或血瘀,"积聚"、"癥瘕"乃成。正如《诸病源候论》所论述"积聚者,由阴阳不和、脏腑虚弱、受于风邪,搏于脏腑之气所为也"。《灵枢·九针论第十七》中论述:"四时八风客于经络之中,为瘤病者也";患者往往有痰、湿、瘀各种表现治疗当以去邪为主要辨证思路,解毒、利湿、化痰、活血佐以当时具体微观辨证;中期(肝肾亏虚型)此时患者往往现代药物治疗已有一段时间,临床大致属于激素非依赖型前列腺癌阶段,肿瘤的消耗症状和西药抑雄的一些副作用开始显现,如表现为乏力倦怠,少气懒言,排尿不畅或较困难,潮热汗多,腰膝酸软失眠多梦,下腹会阴胀痛,舌淡或暗,苔薄脉沉弱或沉弦等症状,"邪之所凑,其气必虚",周师认为此期应当扶正与去邪并重,在补益肝肾的同时具体再结合具体微观辨证;晚期(气血亏虚络阻气滞型),此时患者往往处于疾病的后期,大致相当于转移期(≥M1 期)人体经受癌毒长时间袭扰,正气本已严重耗伤。加之现代医学的放化疗药物在杀灭癌细胞的同时,又不可避免的损伤了人体的正气,癌毒久郁化火伤阴,阴阳互根,阴损及阳,阳损及阴,最终导致人体阴阳失调,阴阳两虚。治疗当尊《内经》"正气存内,邪不可干"之义,以补益气血正气为先,同时具体再结合微观辨证兼顾痰瘀湿等毒邪。如此中西结合,在辨证前先有一个分期的宏观的分期思路,再结合具体情形微观辨证,往往能增加疗效。此观点在我工作室使用现代方法对前列腺癌证型和疗程的聚类分析后得到一定证实,以此理论指导临床,我科前列腺癌中医治疗率逐渐提高。

5. 海派中医治疗前列腺癌的特色 2——"类雌负阴"用药特色　周智恒教授认为前列腺为多血之脏,痰瘀毒邪易于闭阻,壅塞尿路。或先天秉赋不足,易受外邪,积聚内生或劳欲过度,肾气不足,调节失衡,或脾胃失于运化濡养,而至血瘀精败,聚于下焦发于尿道周围,导致前列腺组织异常增生,变为癌瘤。前列腺癌患者多为老年男性,中医理论认为"年过五十而阴气自半",中老年男性本身已经是阴气亏虚,加之不幸罹疾,癌肿日久,患者经历手术、药物副作用、疾病转移灶等诸多阶段后经常会有耗气伤阴的症状;再者由于内分泌治疗带来的长期极低雄激素水平状态使患者多有严重的类似于男性更年期(雄激素缺乏综合征)的症状,故临床可多见乏力倦怠,排尿不畅,潮热盗汗,口干少津,腰膝酸软,失眠心悸等症,周师在治疗晚期前列腺癌病患时尤其注重辅助患者阴液,课题组在前期的研究中也已经证实使用滋阴补肾中药可以明显改善男性雄激素缺乏综合征的疗效;另外资料显示一些纯补肾壮阳中药如鹿茸、淫羊藿等多有类雄激素样作用,具体应用补肾药味时应尽量避免使用,而补肾又是前列腺癌治疗的常用治法;善补阳者,必于阴中求阳,使用滋阴补肾的药物很早就已成为周教授治疗前列腺癌的特色。另一方面周智恒教授在 40 余年中西医结合治疗前列腺癌的经验中体会到:结合前列腺癌疾病本身性质,治疗中无论一线或二线内分泌治疗,抑制雄激素始终是其基本原则,雌激素的使用在前列腺癌的治疗中也是一种常用治疗方法。药理互通,中西互参,采用富含类雌激素样中药对于前列腺癌患者亦会有所疗效,周教授在二十年前即对此进行临床尝试,提出治疗除了改善症状外还应通过中药能最大限度降低体内雄激素水平,才能提高治疗效果。而滋阴益肾、解毒软坚等类雌激素样中药能降低患者体内雄激素并维持一定恒定水平。据于此周智恒名中医工作室在长期周师经验总结的基础上,在对前列腺癌有效临床治疗复方进行分类和筛选,结合统计软件聚类分析后,总结出数味富含雌激素样的中药结合益气养阴的药物共同组成我科治疗晚期前列腺癌的协定处方前列负阴方,方名取自《道德经》四十二章"万物负阴而抱阳……"方名中的"阴"即指类雌激素样中药显示出的现代中药药理特性,又涵盖了方中加入的益气养阴的药物组成。方中补骨脂、益母草、甘草等在最新的中药药理研究文献中证实富含类植物雌激素的植物黄酮,这些无论对于前列腺癌疾病病理性质特征治疗,还是对于晚期癌症转移灶的局部中医症状治疗都尤为符合。参考国外的研究发现,曾经风靡一时的 PC-SPES 也是一种非常有效的雌激素,它能降低雄激素依赖性前列腺癌患者血清中睾酮和前列腺物异抗原的水平,Halicka 等报道 PC - SPES 的醇提物可抑制包括前列腺癌细胞在内的多种人肿瘤细胞株的增殖。这也是从一个侧面进一步支持了类雌激素样中药治疗前列腺癌的有效性。"类雌负阴"是上海市名中医周智恒治疗前列腺癌的一大特色创新。以此小复方为主加入到正常辨证论治的中药复方中治疗临床各型前列腺癌(激素依赖型、非依赖型),取得不错疗效,现已申请上海市名中医经验保护名录。

(郁　超)

◆ 参考文献 ◆

[1] 沈自尹.有关证与神经内分泌免疫网络的研究[J].中医药刊,2003,21(1):10-11.

[2] 耿春丽.老年男性不同肾阳虚程度与性激素水平关系的研究[D].山东中医药大学,2014.

[3] 李日庆.实用中西医结合泌尿男科学[M].北京:人民卫生出版社,1995:186-190.

[4] 张惠娟,郭军.前列腺癌危险因素配比病例对照研究[J].预防医学情报杂志,2009,15(1):9.

[5] 彭煜,彭培初.泉安方治疗晚期静列腺癌骨转移痛仞探[J].中国男科学杂志,2004,18(4):46-49.

[6] 李恒山,杨玉霞.中医药治疗晚期前列腺癌12例报告[J].四川中医,2004,22(5):48-50.

[7] 林飞.前列腺癌的中医治疗近况[J].中国中西医结合外科杂志,2004,10(2):120.

[8] 厉将斌,王沛,那彦群,等.前列腺癌中医药治疗的经验与思路[J].中国中西医结合杂志,2002,22(6):425.

[9] 刘猷枋,张亚强.中西医结合泌尿外科学[J].北京:人民军医出版社,2007.

[10] 邵梦扬.王守章中西医结合临床肿瘤内科学[M].天津:天津科技翻译出版公司,1994:321-329.

[11] 张剑.李辅仁治疗前列腺癌睾丸摘除术后诸症的经验[J].中医杂志,2008,39(2):83.

[12] 周道红,徐学义,袁金声,等.学习李昌源教授病症合参治疗前列腺癌的心得[J].贵阳中医学院学报,1996,l8(1):15.

[13] 赵映前.试论前列腺癌的中医学研究思路与方法[J].中医药研究,2010,16(3):2-6.

[14] 侯成饮,陈素嫣.扶正除湿饮治疗晚期前列腺癌5例疗效观察[J].山东中医杂志,1996,15(增刊):28.

[15] 王涛.前列腺癌的中医药治疗[J].光明中医,2004,2:31-33.

[16] 冯利,闫秀峰,王芳,等.益肾骨康汤改善肿瘤骨转移癌患者生存质量临床研究[C].北京:首届全国中西医肿瘤博士及中青年医师论坛论文集,2009.

[17] 罗海英,徐凯,陈达灿,等.朱良春教授治疗骨转移癌痛32例分析[J].中医药学刊,2004,22(6):987.

[18] 牛维,吴万垠.骨转移癌的中医药治疗进展[J].中医研究,2001,14(2):53.

[19] 郭军,时秀华,邱鹏,等.中药解痛酊治疗癌性疼痛的疗效研究[J].中国中医基础医学杂志,2005,11(11):870.

[20] 李忠.浅述癌性疼痛的中医论治八大法[J].中国临床医生,2000,28(9):40.

[21] 陈孟溪,黄立中,何英红,等.复方蟾酥散外敷治疗癌痛60例临床观察[J].湖南中医学院学报,2004,23(3):37.

[22] 谭晓云,罗文娟.身通逐瘀汤加味治疗骨转移癌疼痛28例[J].陕西中医,1998,19(11):486.

[23] 朱晓光.晚期前列腺癌的中医药治疗现状[J].现代中西医结合杂志,2006;15(11):1552-1553.

[24] 张亚强,林飞.前列消癥汤对前列腺癌C57小鼠移植瘤的抑制作用[J].中国中西医结合外科杂志,2005,11(6):505

[25] Halid~a H D, Altelt B, Juan Q, et al. Aoptosis and cell cycle effects induced by ext_Pacts of the Chinese herbal preparation Pc SPES [J]. Int J Oncol 1997;11:437-448.

[26] Hsieh T'Chen S S, Wang X, et al. Regulation of androgen receptor(AR)and prostate specific antigen

(PSA) expression in the androgen-resposive human prostate LNCaP cells by ethanolic extracts of the Chinese herbal preparation, PC-SPES [J]. BiochemMol Biol Int, 1997,42：535－544.

[27] 刘雪莉,张亮,钱伯初,等.枸杞子抑制人前列腺细胞增殖活性成分的提取与分离[J].中国中药杂志, 2000,25(8)：481.

[28] 杨磊,张莲英,陈蔚文.姜黄素对前列腺癌细胞 LNPCa 增殖的影响[J],中国病理生理杂志,2006,22 (11)：2194－2197.

[29] 邓刚,余建华,叶章群,等.姜黄素对雄激素非依赖性前列腺癌细胞 PC－3 及血管内皮生长因子的影响 [J].中华男科学杂志,2008,14(2)：116

[30] 王英俊,刘方州,侯勇谋.甘草甜素诱导前列腺癌细胞株 DU145 凋亡的体外研究[J].基础研究,2007,4 (11)：145－146.

[31] Shally E J, Frohlich, Bok R, et al. Prospective trial of the herbal supplement PC-SPES in patients with progressive prostate cancer [J]. J Cain Oncol, 2000，18：3595

[32] 师长进,俞莉章,那彦群,等.中药紫龙金对转移性前列腺癌体外增殖及侵袭能力的影响[J].中华外科 杂志,2003,41(6)：473－476.

[33] 南勋义,贺大林,党建功,等.鸦胆子油乳治疗中、晚期前列腺癌疗效观察[J].临床泌尿外科杂志,1998, 13(12)：531

[34] 张秉鸿,郭旻,王庆堂,等.中药鸦胆子对前列腺癌细胞超微结构及 PSA 水平的影[J].西南国防医药, 2007,17(7)：402

[35] 郁超,陈磊,周曾恒.鸦胆子油乳注射液联合去雄药物治疗中晚期前列腺癌[J].中国中西医结合外科杂 志,2009;15(6)：575－578.

[36] 包三裕,张洪.康莱特注射液作用机理及临床应用研究[J].长春中医药大学学报,2011,27(1)：139－ 140.

[37] 吕志国.扶正抑瘤法对前列腺癌 D2 期骨转移患者生存质量及 PSA、骨转移灶的影响[J].广东省中医药 大学博士学位论文,2007.

[38] 中华人民共和国中医药行业标准－中医病证诊断疗效标准[M].南京：南京大学出版社,1994：1－8.

[39] 郁超,陈磊,何晓锋.杞贞滋阴合剂治疗中老年男子部分性雄激素缺乏综合征的临床研究[D].江苏中医 药,2010,42(3)：25－27.

[40] 高瞻,邵魁卿,沈建武.前列腺癌的中医药辅助治疗概况[J].北京中医药大学学报,2011,18(3)：37.

[41] 牛建昭,赵丕文,补骨脂,等.5 种中药植物雌激素活性的实验研究[J].北京中医药大学学报,2008,31 (10)：676－681.

[42] 张雯.植物雌激素样活性中药[J].中国现代实用医学杂志,2005,4(7)：50－51.

[43] 张娴,彭国平.益母草属化学成分研究进展[J].天然产物研究与开发,2003,15(2)：162

[44] 郁超,陈磊.前列负阴方联合西药治疗晚期前列腺癌的临床研究[J].上海中医药杂志,2013,47(4)： 46－48.

专业名词缩略语

缩略语	英文全称	中文全称
3DCRT	3-dimensional conformal radiotherapy	三维适形放射治疗
5 - ARI	5α-reductase inhibitor	5α-还原酶抑制剂
5 - AR	5α-reductase	5α-还原酶
ADT	androgen deprivation therapy	雄激素剥夺疗法
AF	activation function	活化功能区
AHT	adjuvant hormonal therapy	辅助内分泌治疗
AIPC	androgen independent prostate cancer	雄激素非依赖性前列腺癌
AKAP4	a-kinase anchor protein 4	蛋白激酶 A 锚定蛋白 4
AM - ACR	alpha-methylacyl-CoA racemase	α-甲基酰基辅酶消旋酶
ARE	androgen response element	雄激素反应元件
ARV	androgen receptor splice variants	雄激素受体剪接变异
AR	androgen receptor	雄激素受体
BMD	bone mineral density	骨密度
BPH	benign prostatic hyperplasia	良性前列腺增生
CAB	complete androgen blockade	完全雄激素阻断
CAPRA	cancer of the prostate risk assessment	前列腺癌风险评估系统
CETRUS	contrast-enhanced transrectalultra-sound	经直肠超声造影
CIC	cancer initiating cell	启动细胞癌
CI	confidence interval	置信区间
CPA	cyproterone acetate	醋酸环丙孕酮
CP	clinical progression	临床进展
CRPC	castration-resistant prostate cancer	非激素性前列腺癌（去势抵抗性前列腺癌）
CSS	cause-specific survival	死因存活率
ctDNA	circulating tumor DNA	循环肿瘤 DNA

CUA	China Urological Association	中国泌尿外科学会
CUOG	Canadian urological oncology group	加拿大泌尿肿瘤学组
CYP	cytochrome P	细胞色素 P
DBD	DNA binding domain	DNA 结合区
DES	diethylstilbestrol	己烯雌酚
DEXA	dual-energy X-ray absorptiometry	双能 X 线骨密度
DHT	dihydrotestosterone	双氢睾酮
DRE	digital rectal examination	直肠指检
EAU	European Association of Urology	欧洲泌尿外科学会
EBRT	external beam radiation therapy/radio-therapy	体外放射治疗/放射疗法
ED	erectile dysfunction	勃起功能障碍
EGF	epidermal growth factor	表皮生长因子
EMT	epithelial-mesenchymal transition	上皮细胞间质转型
EPC	early prostate cancer	早期前列腺癌
ERE	estrogen response element	雌受体反应元件
ERG	Ets related-gene	Ets 相关基因
ERSSPL	european randomised study of screening for prostate cancer	欧洲随机研究筛查前列腺癌研究
ER	estrogen receptor	雌激素受体
ETS	erythroblast transformation specific	幼红细胞改造的具体
ETV	Ets variant	Ets 变异体基因
FAP	fibroblast activation protein	成纤维细胞激活蛋白
FFS	failure-free survival	失败生存率
FGF	fibroblast growth factor	成纤维细胞生长因子
FRAX	fracture risk assessment tool	骨折风险评估工具
FSH	follicle-stimulating hormone	卵泡刺激素
GF	growth factor	生长因子
GPER 1	G protein-coupled estrogen receptor 1	G 蛋白偶联雌激素受体 1
GPR30	G protein-coupled receptor 30	G 蛋白偶联受体 30
GST	glutathiones transferase	谷胱甘肽 S 转移酶
IGF	insulinlike growth factor	胰岛素样生长因子
IHT	intermittent hormonal therapy	间歇内分泌治疗
LBD	ligand binding domain	配体结合域
LEDGF	lens epithetium derived growth factor	晶状体上皮源性生长因子

LHRH	luteinising hormone releasing hormone	促黄体激素释放激素
LH	luteinising hormone	促黄体激素
lncRNA	long non-coding RNA	长链非编码 RNA
LUTS	lower urinary tract symptoms	下尿路症状
MAB	maximal androgen blockade	最大限度雄激素阻断
MAD	maximum androgen deprivation	最大雄激素剥夺
MALAT - 1	metastasis-associated lung adenocarcinoma transcript 1	肺腺癌转移相关转录因子 1
MET	mesenchymal-epithelial transition	间质细胞-上皮细胞转化
mHSPC	metastatic hormone sensitive prostate cancer	转移性激素敏感性前列腺癌
MPA	medroxy progesterone acetate	甲孕酮
MRC	medical research council	医学研究理事会
MRI	magnetic resonance imaging	磁共振成像
mRNA	messenger ribonucleic acid	信使核糖核酸
NADPH	nicotinamide adenine dinucleotide phosphate	还原型烟酰胺腺嘌呤二核苷酸磷酸
NCCN	National Comprehensive Cancer Network	美国国家综合癌症网
NCIC	national cancer institute of Canada	加拿大国家癌症研究所
NE	neuroendocrine cell	神经内分泌细胞
NLS	nuclear localization sequence	核定位序列
NLS	nuclear localization signal	核定位信号
NTD	N-terminal domain	氨基末端结构区域
OS	overall survival	总生存
PCa	prostate cancer	前列腺癌
PCPT	prostate cancer prevention trial	前列腺癌预防试验
PDES	phosphodiesterase 5	磷酸二酯酶 5
PFS	progression-free survival	无进展生存期
PI3K	phosphatidylinositol 3-kinase pathway	磷脂酰肌醇 3 激酶通路
PIA	proliferative inflammatory atrophy	增生性炎症萎缩
PIN	prostatic intraepithelial neoplasia	前列腺上皮内瘤
PrEC	prostate epithelial cell	前列腺上皮细胞
Pr	progesterone receptor	孕激素受体

PSAdt	PSA doubling time	前列腺特异性抗原倍增时间
PSA	prostate specific antigen	前列腺特异性抗原
PSCA	prostate stem cell antigen	前列腺干细胞抗原
PSMA	prostate specific membrane antigen	前列腺特异性膜抗原
RANK	receptor activator of nuclear factor	受体激活核因子
RCT	randomised controlled trial	随机对照试验
RP	radical prostatectomy	前列腺癌根治术
RR	relative risk	相对危险度
RTOG	radiation therapy oncology group	放射治疗肿瘤学组
RT	radiation therapy/radiotherapy	放射治疗/放射疗法
RU	androgen responsive units	雄激素应答单元
SERM	selective oestrogen receptor modulator	选择性雌激素受体
SEUG	South European Urological Group	南欧洲泌尿组
SFD	serum-free of salvage hormones	血清激素的免费救助
SF	survival factor	生存因子
TA	transit amplifying	过境放大
TCD50	tumour control dose 50%	肿瘤控制剂量50%
TMPRSS 2	transmembrane protease serine 2	跨膜丝氨酸蛋白酶2
TRUS	transrectal ultrasonography	经直肠超声
TTP	time to progression	进展时间
VEGF	vascular endothelial growth factor	血管内皮生长因子
XAGE-1b	X antigen family member 1b	X抗原家族成员1b

（张朝晖　苏元华　周文龙）

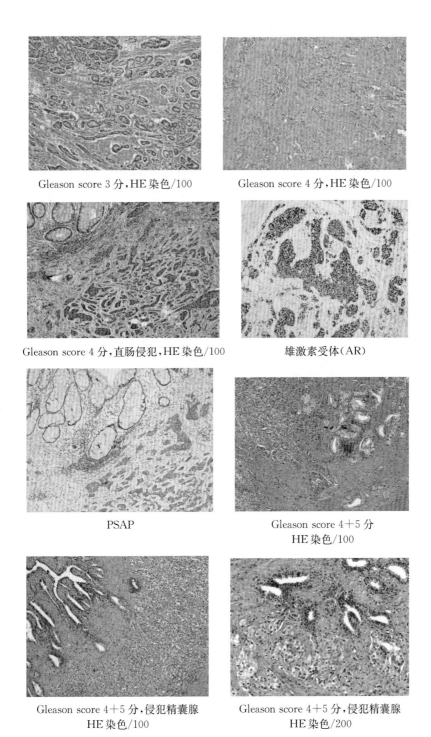

Gleason score 3 分，HE 染色/100 　　　　Gleason score 4 分，HE 染色/100

Gleason score 4 分，直肠侵犯，HE 染色/100 　　　　雄激素受体（AR）

PSAP 　　　　Gleason score 4＋5 分
HE 染色/100

Gleason score 4＋5 分，侵犯精囊腺
HE 染色/100 　　　　Gleason score 4＋5 分，侵犯精囊腺
HE 染色/200

彩图 3-1　分级标准（图片由上海交通大学医学院附属瑞金医院病理科袁菲主任医师提供）

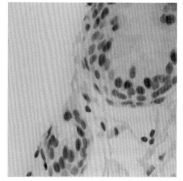

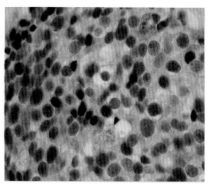

良性前列腺增生　　　　　　　　　　　复发的前列腺癌

彩图 6-2　雄性激素受体在良性前列腺增生症(BPH)和复发的前列腺癌中表达,显示出的通过组织免疫化学标记的雄性激素受体(棕色)。引自 van der TH. Androgen receptors in endocrine therapy-resistant human prostate cancer. Int J cancer,1991,48:189-193.

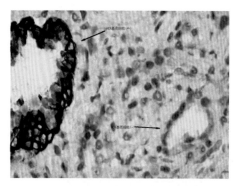

彩图 8-2　HCK 左侧正常,基底细胞(+),腺癌(-),Envision 法/400

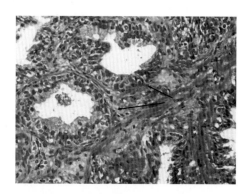

彩图 8-3　HGPIN HE 染色/200

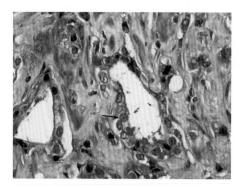

彩图 8-4　前列腺癌腺泡较小,大小不等,可见明显核仁,HE 染色/400

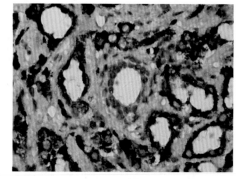

彩图 8-5　P504S 腺癌,中央正常腺体(-) Envision 法/400

(彩图 8-2~8-5 由上海市第一人民医院松江分院病理科杨道华医师提供)

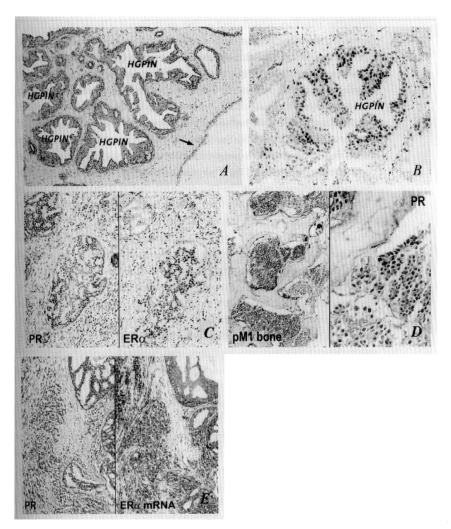

彩图 8-1　雌性激素 α 受体(ERα)、孕酮受体(PR)在 HGPIN(A、B)和前列腺癌(PCa)(C、D)中不同的表达。ERα 在时,是局限于正常的前列腺上皮细胞基底细胞中(A,箭头方向),在 HGPIN 时,ERα 基因的表达延伸到腔细胞中(A),HGPIN 伴有 ERα 的表达中蛋白质水平(B),前列腺癌(PCa)伴有内部扩散(Gleason 分级 4+4)和 ERα 及孕酮受体(PR)核表达(C),骨转移伴扩散并有强的(PR)表达(D),雄性激素非依赖性前列腺癌(PCa)伴有 PR 和 ERα 在 mRNA 水平的表达(E)。引自:Fixemer T. et al. Differential expression of the estrogen receptor beta (ER beta) in human prostate tissue, premaligmant changes, and in primary, metastaitic, and recurrent prostatic adenocarcinoma, prostate, 2003, 54: 79 - 87.

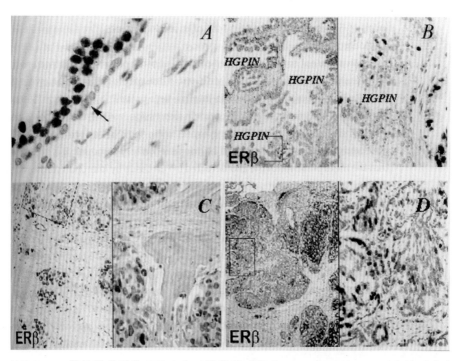

彩图 8-6　雌性激素受体（ERβ）在正常的前列腺中（A）、在 HGPIN（B）和前列腺癌（PCa）（C，D）中不同的表达。ERβ 在正常的前列腺上皮细胞腔细胞中高水平表达，而在基底细胞中表达较少（A，箭头方向），在 HGPIN 时严重丧失 ERβ（B），骨转移伴扩散并有强的 ERβ 表达（C），对去势有耐受的前列腺癌（PCa）有部分丧失 ERβ（D）。引自：Fixemer T，et al prostate 2003；54：79－92